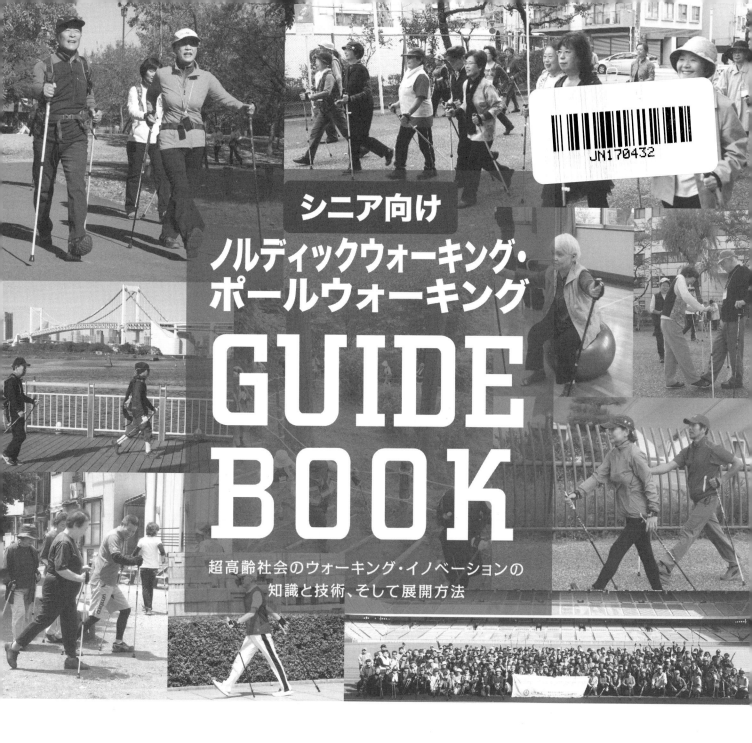

シニア向け
ノルディックウォーキング・ポールウォーキング
GUIDE BOOK

超高齢社会のウォーキング・イノベーションの
知識と技術、そして展開方法

歩行機能をダイレクトに高め、
ソーシャルキャピタルづくりにも最適！

指導者・行政担当者必携!!

■監修／企画
ノルディックウォーキング・ポールウォーキング推進団体連絡協議会

■執筆／協力
日本ノルディックウォーキング協会 伊藤義昭
日本ポールウォーキング協会 杉浦伸郎
日本ノルディックフィットネス協会 三浦望慶
全日本ノルディック・ウォーク連盟 芝田竜文
みんなの元気学校代表／ノルディックウォーキング・ネットワーク主宰 校條諭
順天堂大学大学院 谷津祥一
東京医療保健大学 山下和彦
東京都健康長寿医療センター研究所 桜井良太、藤原佳典
大阪大学名誉教授 多田羅浩三 ほか

ライフ出版社

はじめに

―ノルディックウォーキング・ポールウォーキングのすすめ―

わが国の健康づくり、医療制度の根本的な課題

　わが国の65歳以上人口は、2025年には約3,700万人、このうち75歳以上の後期高齢者は2,200万人にもなると推計されています。わが国は、まさに超高齢社会を迎えるわけです。

　1986年、わが国は男女ともに平均寿命世界一の記録を達成しました。男75.23年、女80.93年でした。このような記録達成の背景には、高度経済成長、そして1961年に達成した国民皆保険体制の存在があったのが大きかったと思われますが、この平均寿命の記録は、言うまでもなく、人々の死亡率が顕著に減少したことによって達成されたものです。1980年、1990年、2000年のわが国の全死因の年齢調整死亡率を見ますと、この20年間に顕著な減少が見られます。しかし、悪性新生物（がん）の年齢調整死亡率には、減少が見られません。この事実は、何を意味しているのでしょうか。また国民医療費の推移を見ても、1980年に11兆9,805億円、1990年に20兆6,074億円、2000年に30兆1,418億円と10年間にほぼ10兆円、つまり1年間に1兆円高騰しており、この増加ペースにも変化が見られません。これらの推移を見ると、国民の健康づくり、人々が元気で長生きすることが今日、国家や国民の深刻な課題になっていることがわかるのではないでしょうか。

　国民皆保険体制を基盤とした医療体制の充実、老人保健法を基盤にした市町村の保健事業の推進は、死亡率の減少には貢献したものの、国民の医療との関係においては影響が見られていません。つまり、医療は国民の死亡との闘いには一定の優れた効果を生んでいる一方で、健康の向上という点ではほとんど貢献していないという現実をこれらの結果は示しています。このことは人々が深く信頼している医療制度に根本的な課題があることを示唆しているのかもしれません。

西洋医学の限界、そして保健指導体制の発足

　今日の医療は、西洋医学を基盤に進められてきました。ヒポクラテスを祖とする、その西洋医学は「症状」の観察からはじまるという基本的な特徴があります。そのため、現在の健康保険制度では、「症状」の存在が制度利用の前提になっています。「症状」がなければ利用できない現行の健康保険制度では、健康診断は給付の対象として認められていませんが、多くの生活習慣病、とくに悪性新生物（がん）は「症状」が現れてからでは手遅れです。だとすれば、現在の健康保険制度は、生活習慣病、とくに悪性新生物（がん）の増加には対応できない、ということになります。その結果として、悪性新生物（がん）の死亡率の減少が見られないという現実が生まれたと考えられるのです。

　わが国の医療がこのような課題に直面しているということが認識されてきた頃、アメリカにおいて「Healthy People 2000」が発表され、国民の健康づくりに向けて、具体的に次のような目標が発表されました。「1．冠疾患による死亡率を2000年に人口10万対100未満にする」、「2．

脳卒中による死亡率を2000年に人口10万対20未満にする」、そのために「5．過去2年以内に血圧測定を行ったことがあり、自分の血圧が正常か、高血圧か、述べることのできる成人の割合を少なくとも90％に増加させる」。

「正常か、高血圧か、述べることができる」という表現には、自分の「健康状態を認識している」という概念が含まれています。つまり、「症状は頼りにならない」という認識に立った健康づくりの方向が示されたのです。飛びつくように、これに学んだわが国の厚生省（当時）は、「健康日本21」を発表しました。そして2002年には、健康増進法が制定され、「自らの健康状態を自覚すること」が国民の責務とされました。

そうして迎えた2010年の年齢調整死亡率では、悪性新生物（がん）の死亡率にようやく減少が見られました。しかし医療費の推移を見ると、依然として高騰の傾向に変わりは見られませんでした。国民の医療依存の傾向に変化が見られない。つまり、健康日本21の推進や健康増進法の制定にもかかわらず、国民の健康増進は進んでいない、という現実が明らかになって、しかも2025年には75歳以上の人口が2,000万人を越えることが発表されました。

このような事態を打開すべく制定されたのが2008年の「高齢者の医療の確保に関する法律」であり、これによって、75歳以上の高齢者のための医療制度の創設と、国民の生活習慣病の上流にある症候群の予防に向けた取り組みを「メタボリックシンドロームへの挑戦」によって進めるための特定健診・保健指導の実施が定められました。すなわち、特定健診を入り口として、保健指導を人々の健康への挑戦の舞台とする体制が構築されたのです。

これにより、1961年の国民皆保険によって「医療保険」、1983年の老人保健事業によって疾病の早期発見・早期対応を担う「健康診査」、2008年の特定健診・保健指導の実施によって「疾病予防」の基盤がそれぞれできた、ということになります。また、特定健診・保健指導に示された予防重視の考えは、2000年に発足した介護保険事業の一環として、2006年からスタートしていた「介護予防」の事業にも大きく影響したと思われます。

「ポールを持ったウォーキング」への期待の高まり

わが国では、こうして超高齢社会のための制度、仕組みがつくられてきたわけですが、ここで大事なことは、高齢者は支えられるのではなく、高齢者自身が自ら健康づくりの主役にならなければならない、ということです。その場合、高齢者が自ら主役になって実践できる、そのような健康増進、介護予防のメニューは、ポールを持ったウォーキングしかないのではないか、と私は思っています。ポールを持ったウォーキングには、次のような特徴があるからです。

ポールを持って歩くことの第一の特徴は何より、楽しく歩くことができるということです。例えば、子どもたちはボールを持つと、楽しい気持ちになります。そして投げてみたくなります。あるいは蹴ってみたくなります。だから、野球やサッカーをしたくなるのです。同じように、ポールを持つと、楽しい気持ちになり、それを使ってみたくなります。だからこそ、健康づくりの運動を自発的に長く続けることができるのです。第二の特徴は、ポールを持って歩けば、仲間意識が生まれ、仲間のみんなと一緒に健康づくりに取り組めるということです。そして第三の効果は、ポールを持って通りを歩くことによって、高齢者が仲間と一緒に健康づくりに挑戦しているという姿を社会に向け、デモンストレーションでき、誇らしい気持ちで、健康づくりに取り組

むことができるということです。さらに第四の効果は、ノルディックウォーキング・ポールウォーキングは、歩く人の運動機能や前向きの気持ちの向上をもたらし、それぞれの生活の活性化という点において優れた成果を有するということです。そのエビデンスは、これまでの科学的な調査・研究によって、すでに詳細に報告されています。

　このような観点から、ノルディックウォーキング・ポールウォーキングは、わが国の高齢者や歩くことが難しい人たちの健康づくりの主役を担うという、大きな役割を果たすことを期待できると私は確信しています。

超高齢社会を担う"新しい文化"の息吹きが生まれて欲しい

　こういった理解にもとづいて、これまでわが国でノルディックウォーキング・ポールウォーキングの普及推進に取り組んできた4つの指導者資格認定団体、すなわちNPO法人日本ノルディックウォーキング協会、一般社団法人日本ポールウォーキング協会、NPO法人日本ノルディックフィットネス協会、一般社団法人全日本ノルディック・ウォーク連盟の関係者が一致して、互いに連携を深め、情報の交換を行い、総力を挙げて事業の推進、普及に当たらなければならないのではないか、という認識に達し、2014年にノルディックウォーキング・ポールウォーキング推進団体連絡協議会が設立されました。

　その目標は、ノルディックウォーキング・ポールウォーキングの普及を通じ、高齢者や歩くことが難しい人たちの楽しい運動、交流の場をつくることです。連絡協議会では、その実現に向けて、全国のすべての市町村にポールを持ったウォーキングが普及することを目指したいと考えています。

　その目標達成に向けてこのたび、株式会社ライフ出版社のお力添えによって、本書が出版されることになりました。これほど意義深く、時宜に適したことはないでしょう。ポールを持ったウォーキングの世界を舞台に、平均寿命世界一の超高齢社会を担う"新しい文化"の息吹きが生まれて欲しい、と切に願っています。ノルディックウォーキング、ポールウォーキングの推進、普及によって、人びとの健康づくりの舞台である保健指導、健康増進、介護予防において優れた実績が達成されるよう、ノルディックウォーキング・ポールウォーキングを愛する全国のみなさんの支援、協力、連携を、お願いする次第です。

2015年3月吉日
ノルディックウォーキング・ポールウォーキング推進団体連絡協議会座長
一般財団法人日本公衆衛生協会会長
大阪大学名誉教授
多田羅浩三

もくじ

はじめに —ノルディックウォーキング・ポールウォーキングのすすめ— ……… 2

第1章 ノルディックウォーキング・ポールウォーキングとは!?
ノルディックウォーキング・ネットワーク主宰／NPOみんなの元気学校代表理事　校條 諭 ……… 7

★COLUMN　ユニバーサルエクササイズツールとしての使命
国際ノルディックウォーキング連盟(INWA)公認ナショナルコーチ　順天堂大学大学院　谷津祥一 ……… 21

第2章 なぜ今、シニア向けノルディックウォーキング・ポールウォーキングなのか!?
株式会社ライフ出版社　徳田 武 ……… 26

第3章 シニア向けノルディックウォーキング・ポールウォーキングの基本

§1　超高齢社会におけるノルディックウォーキング・ポールウォーキングの価値と効果 ……… 37

§2　シニア向けノルディックウォーキング・ポールウォーキングの基本 ……… 47

§3　シニア向けノルディックウォーキング・ポールウォーキングの実際 ……… 55

★COLUMN　高齢者に対する運動指導時の注意点
東京都健康長寿医療センター社会参加と地域保健研究チーム(理学療法士)　桜井良太 ……… 61

§4　シニア向けの身体活動の考え方と目的、そしてその目安 ……… 68

§5　シニアのためのポールエクササイズ—ポールを活用した下肢筋力の筋トレ・エクササイズ実践例 ……… 79

第4章 地域における先進的取り組み事例

§1　多様な主体による展開——地域特性を踏まえた高齢者対策として

地域包括支援センターが高齢者を「ポールdeウォーク」教室へ誘い、元気づくりや仲間づくりをサポート ……… 87
大田区地域包括支援センター入新井　保健師　後藤陽子

認知症予防教室にポールウォーキングを取り入れて—— ……… 95
鋸南町保健福祉課福祉支援室(地域包括支援センター)保健師　櫻井好枝

若い世代のメタボ対策として導入し、高齢者対策に拡大する戦略が奏功 ……… 104
愛知県大口町健康福祉部健康生きがい課・保健師　松井昌子

参加高齢者の「歩幅」が改善したほか、自主グループ活動に発展し、事業後もノルディック・ウォークを継続 ……… 109
全日本ノルディック・ウォーク連盟常務理事・本部長　木村健二

デイサービスにポールウォーキングを取り入れ、一般高齢者にも開放!! ……… 112
運動特化型デイサービス「ポールケアあるく」所長　大林正雄

個別性に配慮した声掛け、仲間づくりの視点が効果をもたらす ……… 115

日本ノルディックウォーキング協会副理事長　長谷川佳文

運動器の障がいや歩行不安を持つ人向けのノルディックウォーキング教室 ……… 118
　全日本ノルディック・ウォーク連盟指導部技術委員関東ブロック長、アメリカスポーツ医学会ヘルスフィットネススペシャリスト、健康運動指導士　芝田竜文

ポールでつながる笑顔の輪・人の輪東日本大震災の被災地をノルディックウォーキングで元気に！ ……… 121
　北海道ノルディックウォーキング赤十字奉仕団委員長、INWA（国際ノルディックウォーキング協会）ナショナルコーチ　藤田隆明

被災地・福島におけるポールウォーキングを核とした健康づくり支援活動 ……… 125
　一般社団法人日本ポールウォーキング協会代表理事、株式会社コーチズ代表取締役　杉浦伸郎

大学等と連携した中高年者のノルディックウォーキング実践活動 ……… 130
　日本ノルディックフィットネス協会会長　竹田正樹

§2 地域で展開する際の手順と体制──大田区を例として

高齢者を把握している地域包括支援センターと深く連携すれば、参加者探しや体制づくりは苦労しない！ ……… 133
　大田区地域包括支援センター入新井センター長（社会福祉士）　澤登久雄

第5章　シニア向けノルディックウォーキング・ポールウォーキングの効果
東京医療保健大学医療保健学部教授　山下和彦 ……… 148

★COLUMN　関節の可動域を広げ過ぎてはいけないケースもある ……… 163
　東京医療保健大学医療保健学部教授　山下和彦

第6章　知っておきたい！身体活動と高齢者のカラダとココロ
東京都健康長寿医療センター研究所 社会参加と地域保健研究チーム　桜井良太
東京都健康長寿医療センター研究所 社会参加と地域保健研究チーム研究部長（テーマリーダー）　藤原佳典 ……… 165

第7章　知っておきたい!!わが国における主要4団体のスキル・指導方法の特色

日本で最初に設立されたノルディックウォーキングの普及団体 ……… 178
　特定非営利活動法人日本ノルディックウォーキング協会（JNWA）　伊藤義昭

メタボ予防、介護予防、そして地域人材の有効活用も視野に ……… 184
　一般社団法人日本ポールウォーキング協会（NPWA）　杉浦伸郎

世界とともにノルディックフィットネススポーツの普及を目指す ……… 196
　特定非営利活動法人日本ノルディックフィットネス協会（JNFA）　三浦望慶

★COLUMN　歩行スピード、歩き方をもとにした均質な「グループ編成」のための私案 ……… 201
　特定非営利活動法人日本ノルディックフィットネス協会名誉会長　三浦望慶

前着きと後着きを採用し、すべての人々の健康増進を目指す ……… 203
　一般社団法人全日本ノルディック・ウォーク連盟（JNWL）　木村健二

★COLUMN　COPDをはじめとする呼吸リハビリテーションとしてのノルディック・ウォーク ……… 209
　市立吹田市民病院呼吸器・アレルギー内科部長　辻文生

おわりに ……… 212

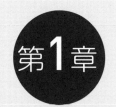

第1章
ノルディックウォーキング・ポールウォーキングとは!?

—— 2本のポールを持って歩く その歴史・方法、
超高齢社会で期待される指導者の役割

●ノルディックウォーキング・ネットワーク主宰／NPOみんなの元気学校代表理事　校條 諭(めんじょう)

2本のポールを持って楽しむ
ノルディックウォーキング・ポールウォーキング

　2本のポールを持ってウォーキングを楽しむ人の姿を目にする機会が以前にもまして増えてきました。とりわけ、高齢の人々が知り合い同士や夫婦で、いきいきと歩く様子が目にとまるようになりました。

　このように近年、急速に普及のスピードを上げているノルディックウォーキング、あるいはポールウォーキングとは、どのようなものなのでしょうか。指導者にとっては既知のことが多いかもしれませんが、高齢者支援や介護予防などの仕事に携わっている方々には、まだまだ未知のエクササイズであると思われるので、ここではその歴史や方法論、相違点などを紹介しつつ、基本的な整理をしたいと思います。

　2本のポールないしストックを使うウォーキング（walking-with-pole）の名称には、「ノルディックウォーキング」「ノルディック・ウォーク」「ポールウォーキング」「ストックウォーキング」などさまざまなものがあります。

　しかし、歩き方や歩く目的に照らすと、大きく2つに分けることができます。1つは、ポールによって後方の地面を押し、推進力を生み出して、運動効果の増大を狙ったウォーキングです。もう1つは、ポールを身体の前方に着地することにより、安定的にバランス良く歩くことを基本としたウォーキングです。本章では、前者をノルディックウォーキング、後者をポールウォーキングと呼ぶこととします。

　ここでは、この2つの方法論の特徴や歴史、活動を概説します。

ノルディックウォーキング・ポールウォーキングの歩行法とその効果

歩き方の比較

ノルディックウォーキングとポールウォーキングの歩き方の違いを、単純化して図示すると、図1-1のようになります。

"推進力"のノルディックウォーキング

ノルディックウォーキングは、2本のポールを交互に身体の後方に着地し、腕の力を利用して地面を押すようにして、足と合わせた4点駆動によって推進力を発揮するものです。典型的には、図1-2のようにポールを鋭角に着地するため、歩幅がそれに合わせて広くなり、歩行速度も速くなるのが通例であることから、上半身を含む全身運動を可能とし、効率的な有酸素運動を実現します。

1997年にフィンランドのExel(エクセル)社が発表し、欧州の多くのメーカーが踏襲しているノルディックウォーキング専用ポールは、この考え方にもとづいており、後方で手を開いても、ポールが離れないように、握り部には手に巻き付けるストラップが装備されていたり、先端のゴムパッドが着地する地面に合わせて斜めにカットされているなどの工夫が施された形状となっています。

"4点支持"のポールウォーキング

一方、ポールウォーキングは、駆動は主に2本の足にゆだね、2本のポールを持つことで安定的にバランス良く歩く方法をとります。すなわち図1-3のように、ポールは、ノルディックウォーキングのように後方に押すのではなく、前方に垂直に近い角度で着地するスタイルをとっています。これが、大きな特徴です。ノルディックウォーキングがポールを使った4点駆動であるのに対して、ポールウォーキングは足による2点駆動とポールによる

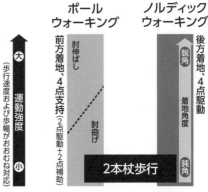

図1-1　2本のポールを持つウォーキングの2種類

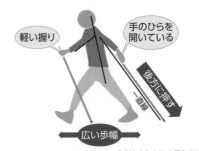

図1-2　ノルディックウォーキングの典型的フォーム

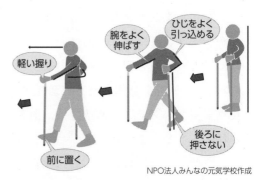

図1-3　ポールウォーキングの典型的フォーム

2点着地（2点補助）を合わせた4点支持という言い方ができます。

4点支持であるためにポールウォーキングは、とくに歩行に不安を覚えるようになった人の歩行支援に向いています。そのため、虚弱高齢者と呼ばれるような歩行困難者であっても、2本のポールで安定的に歩けるようになることが多いのが特色で、この点に着目して自治体や介護保険事業所などが介護予防ツールなどとして採用するケースが多くなっています。

ポールウォーキング用のポールは、ノルディックウォーキング専用ポールと異なり、着脱しやすく、手から簡単に放せるように配慮された握り部となっており、先端のゴムもポールを垂直に着地させるスタイルを踏まえ、丸い形状になっているのが一般的です。

先ほど、推進力を発揮するのがノルディックウォーキング、ポールを用いて転倒リスクを解消し、バランスを保持しながら歩くのがポールウォーキングという説明をしました。しかし、ノルディックウォーキングにおいても、ポールの着地角度を垂直に近づけると（鈍角にすると）、低い運動強度で歩くことができ、ポールウォーキングのスタイルに近づきます（**写真1-1**）。その場合には当然、ポールの巻き付け型ストラップも必要なくなります。

一方、ポールウォーキングもフォームにより、ノルディックウォーキングと同等のハイレベルの運動強度を実現できます。具体的には、足の運びに合わせて、一方の腕を思いきり前方へ振り出して着地し、その腕を体の後方にしっかり引くという動作を左右交互に繰り返すことによって、歩幅を広くとりながら歩くことができます（**写真1-2**）。これは、健脚の人が歩行バランスを維持しながら歩くフィットネスウォーキングをするのに向いています。

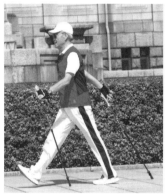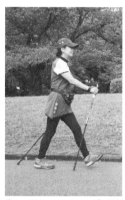

写真1-1 高い運動強度でのノルディックウォーキング（写真左）の例（モデル：福澤盛吉さん。85歳当時）と、低い運動強度でのノルディックウォーキングの例（写真右）

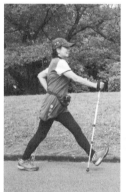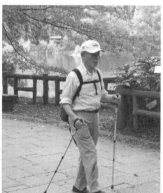

写真1-2 高い運動強度でのポールウォーキング（写真左）の例（モデル：田村芙美子さん）と、低い運動強度でのポールウォーキングの例（写真右）

注）田村さんは日本ポールウォーキング協会マスターコーチ、日本ノルディックフィットネス協会ベーシックインストラクター、日本ノルディックウォーキング協会インストラクターの3種の指導資格を取得している。

期待される効果

ノルディックウォーキングは、ポールを用いた4点駆動となることから、通常のウォーキングに比べて負担感が少なく、比較的容易に全身運動を実現し、有酸素運動効果を発揮します。運動強度やフォームにもよりますが、消費カロリーは通常のウォーキングよりも2割増し程度になると言われています。そのため、メタボリックシンドロームに起因する生活習慣病の予防や、姿勢

良く四肢を鍛えることによるロコモティブシンドローム予防といった効果が期待できます。中高年層にとって大きな課題である生活習慣病予防や介護予防の切り札とも言え、健康寿命の延伸につながります。

ポールウォーキングも、四肢を動かす全身運動ということでは共通しているため、ノルディックウォーキングと同様、メタボリックシンドローム予防の効果が期待できます。また、ポールウォーキングの場合、とくに足腰に不安がある人でも姿勢の良い歩行を無理なく維持・継続しやすいので、転倒予防をしながらロコモティブシンドローム予防がはかれるという特徴があります。現代人は、たとえ歩行困難とまで自覚していなくても、「立つ」とか「歩く」という動作に問題がある人が潜在的に多くいるので、手軽に街歩きできるポールウォーキングは良い姿勢で歩く習慣をつけるためのツールとして最適と言えます。

ノルディックウォーキングであれ、ポールウォーキングであれ、ポールという道具を持つことにより、従来のウォーキング以上の効果をねらいながらも、無理なく楽しく歩くことをサポートしてくれます。その結果として、身体能力の拡張（augmentation）がはかられると同時に、ポールをうまく駆使するという技能向上の目標も持つことができ、それ自体も励みになります。

以上のような効果を期待して近年、体験会やイベントなどに参加する人が増え、仲間と一緒にポールを持って楽しげに歩く光景が各地で見られるようになっているのは喜ばしいことです。

ノルディックウォーキング・ポールウォーキングの誕生と歴史

ノルディックウォーキング（後方押出し型）の歴史

ノルディックウォーキングの原型はスキー

ノルディックウォーキングの原型は、スキーにあります。ノルディックウォーキングは、1930年代に北欧でクロスカントリースキーの選手が夏場の訓練として行っていたものを源流としています。夏場の訓練ツールとしては、2本のポールによるウォーキングだけでなく、ローラースケートや小さな車輪付きの短いスキー板に乗って走る運動も行われており、それらはスキーのようにポールで後方の地面を押し、推進力を加えて前に進むという点で共通しています。

フィンランドで誕生し、世界へ普及

そうした中、フィンランドの体育教師リーナ・ヤースケライネンLeena Jääskeläinenは1966年、スキーポールを使って生徒を歩かせ、全身の約90%の筋肉を動かす効果を実証しました。やがて、2本のポールによるウォーキングが健康法として注目されるようになりました。1986年には早くも、日本で村雲二郎氏が「ストックで歩行力を推進する運動法」の特許を出願し、独自に工夫し

たポールまで提案され、またアメリカにおいてもTom Rutinという人が同じ頃にExerstriderと称するポールを開発して、健康増進のための運動として紹介されるようになりました。

1990年代に入ると、アメリカやフィンランドなどで2本のポール（ただしその形状は一律ではない）による歩行の運動効果や健康上の効果についてのさまざまな研究が行われるようになりました。それらの研究を踏まえて、1997年にフィンランドの研究者らによって「ノルディックウォーキング」という呼称が提唱され、同国のスキーポールメーカーExelが専用ポールを発表するに至ります。そして2000年には、INWA（国際ノルディックウォーキング協会。のちに連盟に改称）がヘルシンキを本部に設立され、その後、フィンランド政府の健康政策で推奨されたことも後押しとなって、フィンランド発の「ノルディックウォーキング・モデル」がドイツ、オーストリア、オーストラリア、ニュージーランド、カナダ、アメリカなど世界各国に広がっていくことになりました。

ヨーロッパでは、2001年にドイツ有数の登山・スキー用品メーカーLEKI（レキ）がノルディックウォーキング専用ポール（当初の名称は「ヘルストレック」）の発売を開始し、その後も次々にメーカーが参入してノルディックウォーキングの普及拡大を後押ししました。ドイツはやがて、ノルディックウォーキング参加人口世界一（約400万人）となり、都市部の公園を中心にノルディックウォーキング愛好者が多数見られるようになっています。

日本での展開と推進団体の設立

この流れは、日本にも波及しました。はじめて多くの人の目に触れる形でノルディックウォーキングの体験会が開催されたのは1999年6月8日、北海道の大滝村（現伊達市大滝区）でした（**写真1-3**）。これを企画したのは、大滝村教育委員会（当時）の藤田隆明氏でした。フィンランドから大滝村にスポーツインストラクターとして滞在していたクロスカントリースキーヤー、トピ・サルパランタ氏（当時22〜23歳）を講師として起用しました。この日は、平日だったこともあり、参加者は村内の女性約10人だったそうです。その体験会はフィンランドのExel社から寄贈された12セットのポールを使って行われ、晴天の芝生の上で参加者たちは楽しそうに学んでいたそうです。藤田氏とサルパランタ氏のコンビは日本にノルディックウォーキングをもたらした先駆者だと言えましょう。

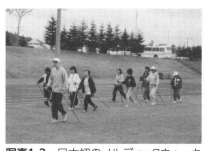

写真1-3 日本初のノルディックウォーキング体験会の様子（1999年6月8日。大滝ノルディックウォーキング協会提供）

その翌年、大滝村に日本初のノルディックウォーキング推進団体である大滝ノルディックウォーキング協会（当初、名称に「大滝」は付いていない）が設立され、2002年にはINWA公認の指導者養成講習会も開催されました。それが契機となって、日本ノルディックウォーキング協会（JNWA）の設立（2003年）につながり、JNWAはINWAの公認団体として認定されるに至っています。

その後、日本ノルディックフィットネス協会（JNFA）の前身の団体が2005年に設立されることとなり、2007年にINWA公認団体はこちらに移り、その年に日本ノルディックフィットネス

協会が正式に発足しました。これに尽力した一人が、フィンランドに長期間滞在してノルディックウォーキングを習得したクロスカントリースキーヤー高橋直博氏（現在、日本人でただ一人のINWA公認インターナショナルコーチ）であり、INWAをバックに持つ強みを生かして、日本各地で指導的な役割を果たしました。

ポールウォーキング（前方着地型）の歴史

起源は古来の杖!?

一方、前方着地を基本とするポールウォーキングの起源は、見方によっては、世界中で古くから用いられている杖ないしステッキに求められます。杖によって下肢への荷重を軽減し、転倒を予防して、歩行のバランスをとるという働きは、今日のポールウォーキングの機能に踏襲されていると言えます。

杖には、日常生活の中で用いられている歩行杖のほか、お遍路や巡礼のときに用いる遍路杖があります。歩行杖は、体の脇に持って体重をかけて歩くのが主流であり、主として足が不自由になった場合の補強の役割を果たします。後者の巡礼杖や金剛杖とも呼ばれる杖は、前方に腕を出して着地させて歩くのが基本です。これは通常1本で使用しますが、その着地のさせ方から2本で歩くポールウォーキングの原型と見ることもできるでしょう。

登山において用いるトレッキングポールも、ポールウォーキングに似ています。急な坂道を昇り降りする際に足（とくに膝）にかかる荷重を軽減したり、不安定な足場でもバランスを取りやすくする役割を果たします。トレッキングポールは、早くから2本で使う方法が普及しています。

2006年に日本独自の前方着地メソッドが誕生

杖の話から、本題に戻しましょう。

前述のように大滝村での初のノルディックウォーキング体験会が開催された直後の1999年9月、山形県鶴岡市の湯野浜温泉で日本ウオーキング協会によるイベント「第1回国際ノルディック・ウォーク」が開催され、約240人が参加しました。このイベントは、宮下充正氏（東京大学名誉教授、のちに全日本ノルディック・ウォーク連盟会長に就任）が欧州でのノルディックウォーキングの動向を見て、鶴岡市に進言して開催が実現したものでした。このときには、スキーのストックが使われ、後方着地による推進力で歩くノルディックウォーキング方式ではなく、安定歩行と転倒防止を意識して前方にポールを着地させる方式が奨励されました。

一方、ポールウォーキングは、いわば杖やトレッキングポールの歩行補助機能を継承、発展させて、ゆったりとバランスよく歩く2本杖的なスタイルを基礎としつつ、さらに従来のフィットネスウォーキングにポールを持たせたフォームを取り入れました。すなわち、ゆったりとした安定歩行に加え、前方に腕を大きく振り出して比較的大きな運動強度で

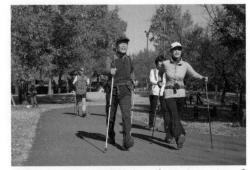

写真1-4 高めの運動強度のポールウォーキングの例

歩く歩行法（**写真1-4**）までをカバーしたところに特徴があり、古来からの杖歩行や欧州発のノルディックウォーキングにない独自性があります。

そのような特性のポールウォーキングは2006年、整形外科医・スポーツドクターである安藤邦彦氏と運動指導者の杉浦伸郎氏によって考案、体系化され、専用ポールを開発すると同時に、推進団体としての日本ポールウォーキング協会（NPWA）も設立されました。

日本における4つの指導者資格認定団体とノルディックウォーキング・ポールウォーキング融合の動き

前述の日本ノルディックウォーキング協会（JNWA）、日本ポールウォーキング協会（NPWA）、日本ノルディックフィットネス協会（JNFA）に続いて、2009年には日本ウオーキング協会の内部組織が独立し、全日本ノルディック・ウォーク連盟（JNWL）が設立されました。これにより、日本で指導者を養成、公認する団体が4つになりました。

全日本ノルディック・ウォーク連盟の特徴として、「ノルディック・ウォーク」の名称を用いて、ノルディックウォーキングとポールウォーキングを包含する路線を掲げている点が挙げられます。同連盟では、ポールを後方に押出す前者のことを「アグレッシブ・スタイル」、ポールを前方に着く後者を「ディフェンシブ・スタイル」と呼んでいます。

前述の湯野浜温泉の1999年のイベントは、同連盟のいわば源流であり、後のポールウォーキング（ディフェンシブスタイル）を重視した路線につながっていると言われています。ちなみに、このイベント自体は、1999年以降も毎年開催されていましたが、組織的かつ本格的に指導・普及活動に乗り出したのは、2007年に日本ウオーキング協会の中につくられたノルディック・ウォーク専門部会での準備を経た、2009年の同連盟の正式発足以降のことになります。

なお全日本ノルディック・ウォーク連盟では、関連団体として、学術的な蓄積を共有しようと日本ノルディック・ウォーク学会を設立し、2012年から毎年学術大会を開催しています。

ノルディックウォーキング・ポールウォーキングの普及の進展

普及初期における先導者たち

北海道大滝村（当時）がノルディックウォーキングの道筋をつくって以来、日本各地で少しず

つ指導者や愛好者による普及の輪が広がっていきました。大滝村での講習会でINWA公認の資格を取得した人は、2002年の第1回から2006年の第5回までに118人を数えます。受講者は当初、道内の人が過半数を占めましたが、神戸、京都、大阪、長野、神奈川、東京、韓国などからの参加もあり、これらの人たちが地元に戻って初期における普及の先導者となりました。

2004〜2005年頃になると、新たな指導者や愛好者の広がりも見えはじめました。例えば、大田千賀子氏（看護師）は、デンマークの人からノルディックウォーキングを教わり、琵琶湖のほとりで愛好者サークル「クラブサンタクロース」を2005年に結成。フィンランドのINWA本部に所属していた前述の高橋直博氏を招いて講習会を開催しました。同クラブでは、同年からノルディックウォーキング大会と呼ばれるイベントを毎年開催しています。

一方、ポールの輸入販売会社キャラバンによるノルディックウォーキング体験会も、2004年に皇居周回コースではじまりました。普及初期には、こうしたポールメーカーや販売者が果たした役割が大きいと言えます。

また、健康運動指導士として活動していた畑顕治氏は、2004年にノルディックウォーキングの存在を知り、ノルディックウォーキングを健康運動指導の柱に据えて、鎌倉市を皮切りに茅ヶ崎市、横浜市、福岡市などにコミュニティづくりを広げていきました。

なお2003年には、この年に施行された健康増進法を根拠として健康づくりなどに寄与しようと、日本ストックウォーキング協会が設立されました。ストック（ポール）を使ったウォーキングを科学的に研究しようという学際的な集まりとして、普及初期にオピニオンリーダーとしての役割を担いました。

2005〜2006年以降は、前方着地型のポールウォーキングの普及も始まり、全国各地でノルディックウォーキングやポールウォーキングのさまざまな担い手が登場して、愛好者クラブ・サークルが続々と誕生しました。それに伴い、皇居周りをはじめ、隅田川沿い、駒沢公園、多摩川沿い（以上、東京）、大阪城公園、大濠公園（福岡）、横浜山手・みなとみらい（横浜）など大都市の定番コースも定まり、さらに表1-1のような規模の大きな定例イベントも増えていきました。

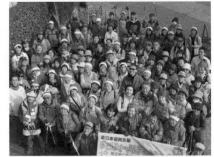

写真1-5 チャリティノルディックウォーキングの様子（2013年）

表1-1 主な定例開催の大会（数百人規模）

大会名	開催地・主催
おおたき国際ノルディックウォーキング	（北海道伊達市大滝区）
ノルディックウォーキング北海道フォーラム	（北海道ノルディックウォーキングネットワーク）
国際ノルディック・ウォークin湯野浜	（JNWL）
ノルディックフィットネスフォーラム	（各地持ち回り、JNFA）
チャリティノルディックウォーキング	（東京、ノルディックウォーキングクラブ関東）
ノルディックウォーキングフェスティバル	（横浜、JNWA）
蒲郡ノルディックウォーキング大会	（愛知県蒲郡市）
ノルディックウォーキング大会	（滋賀県守山市、クラブサンタクロース）

自治体など地域における取り組み

　ノルディックウォーキングやポールウォーキングの普及において、自治体や関連の団体の果たしてきた役割は大きいと言えます。

　フィンランドが国を挙げてノルディックウォーキングを推奨したのは、北欧特有の気候のもとで国民の健康増進が課題となったためでした。街中でさえ2本のポールを持って歩く人がめずらしくないくらいに広く普及したのは、そうした背景があります。

　日本でも近年、ノルディックウォーキングやポールウォーキングの体験会などを開催する自治体（関連団体を含む）が増加しています。自治体が関心を持つ動機は、おもに「健康増進」「介護予防」「観光振興」の3つです。実際には、単一ではなく、これらのうちの2つないし3つの目的が同時に意識されているのが一般的です。

観光振興のために——

　健康と観光の両面を打ち出している典型例としては、森林セラピー基地として認定されている長野県飯山市のツアープログラムが挙げられます。2006年から開始された同プログラムは、1泊ないし2泊で健康食と軽運動を体験し、事前事後のセルフ健康チェックも行うという内容です。運動メニューの選択項目には、ブナ林の散策や森の中でのヨガなどと並んで、ノルディックウォーキングがセットされています。

　観光振興を前面に出した最も早い例としては、先にも触れた山形県鶴岡市におけるイベントが挙げられます。1999年から毎年400人規模の参加者が集まり、湯野浜温泉と羽黒山という観光資源を活かして取り組まれています。

　2005年からノルディックウォーキングに取り組んでいる仙台市の秋保温泉では、イベントを開催するだけでなく、温泉組合の旅館・ホテルがノルディックウォーキング用のポールを常備していて、利用客の希望により適宜、指導も受けられる体制を整えているのが特筆すべき点でしょう。温泉地は、自然の中の適度な勾配があるウォーキングコースを設定しやすく、温泉での休息との相性が良いことから、各地で広がりを見せています。一部を挙げれば、岳温泉（福島県）、草津温泉（群馬県）、川治温泉（栃木県）、五頭温泉郷（新潟県）、鹿教湯温泉（長野県）、有馬温泉（兵庫県）、雲仙温泉（長崎県）などの例があります。

　2006年頃から観光協会が取り組みをはじめた静岡県の伊豆下田では、「海洋浴」のキャッチフレーズで海浜での癒やしをアピールしつつ毎月一回、体験会を開催しているほか、年間を通してポールとコース地図の貸し出しやレクチャーを行っています。愛知県蒲郡市では、商工会議所が主導して「癒やしとアンチエイジングの郷」協議会を結成し、中心メンバーがこぞって指導者資格を取得の上、2009年から毎年2回ペースで大会を開催するようになりました。複合リゾート施設「ラグーナ蒲郡」の傍らに設けた専用コースを会場に、毎回200人規模のノルディックウォーキングの参加者を集めています。同じようなパターンとしては、宮崎県のフェニックス・シーガイア・リゾートに2010年、ノルディックウォーキング専用コースがオープンした例や、2012年に長野県飯綱町の霊仙寺湖畔コースがJNFA公認コースの第1号となった例が挙げられます。

　このほか、茨城県北茨城市や山梨県河口湖町、埼玉県ときがわ町、福岡市なども観光振興を柱

NPO法人みんなの元気学校の活動

NPO法人みんなの元気学校代表理事　校條諭

ノルディックウォーキングとの出会いとネットメディアの立ち上げ

　私がノルディックウォーキングとはじめて出会ったのは、2006年7月。信州斑尾高原でのことでした。森林セラピーツアーのメニューの一つに入っていたのです。スポーツが苦手な私にとって、人と競わずに仲間と一緒にマイペースで歩けるというのが魅力的に映り、また広く健康づくりに役立つ運動だと確信して、すっかりぞっこんになってしまいました。9月にはネットメディア「ノルディックウォーキング・ネットワーク」を立ち上げました。当時、ノルディックウォーキングはまったくと言っていいほど知名度がなかったので、少しでも多くの人に知ってもらいたい、また早くから普及活動に取り組んでいる人たちを盛り立てたいという気持ちで、各地のグループの活動の写真紹介やイベント情報などを柱にしました。

　翌年には、皇居周回コースではじめて体験会も開始し、その後も横浜を中心に多数催してきました。2007年に開催した会に参加した福澤盛吉さん（当時80歳）は、入院・手術の後、歩行困難に陥っていたのですが、ノルディックウォーキングですっかり回復され、今では颯爽と風を切って歩いておられます（本章9ページ参照）。一方、2008年には、ポールウォーキング（前方着地型）との出合いがあり、足の弱った高齢者が実践すると短期間にめざましい効果が現れるのに感動して、これをぜひ社会的に広めたいと思いました。

NPO法人みんなの元気学校の設立と「杉ポ」の開始

　こうした経験を積み重ねた上で2012年、「あしこし元気社会を推進し、活力ある高齢社会を実現する」ことを使命とするNPO法人みんなの元気学校を設立しました。

　それを機に、会社や個人仲間でカバーしてきた活動をNPOに統合してすっきりさせました。ネットメディアとしては、新たに「みんなの元気学校Facebookページ」を運用開始して、ノルディックウォーキング・ポールウォーキングの動向について連日更新してご紹介しています。また、毎月開催している「杉並ポール歩きの会」（杉ポ）は、2013年6月から開始したものです。歩行に問題を抱えている人から、健脚のスポーツ志向の人までを対象に、前方着地型と後方押出し型をともにカバーしてポールを持ったウォーキングを楽しむ会です。

　NPO法人みんなの元気学校代表の私個人は、運動や身体に関してはもともと門外漢で、ネットが"本丸"なのですが、この会を運営していることで参加者のニーズや参加の効果などを肌で感じることができて、ネットメディアの運営にも大いにプラスになっています。

　なお、歩行にまつわるさまざまなテーマについての学びの場「ライブネット＜あし＞塾」（仮称）を構想中です。

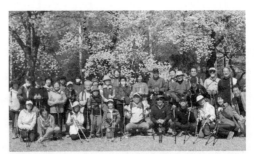

写真　「杉ポ」で行った浜田山花見での集合写真

【参考】NPO法人みんなの元気学校が運営するサイト

◆ノルディックウォーキング・ネットワーク　http://nordic-walking.jp/　2006年創刊
　普及推進団体・愛好者サークル等リンク集、イベント・体験会等開催情報、イベント写真集、入門知識など
◆みんなの元気学校Facebookページ　http://www.facebook.com/genkigakko/
　ロコモ予防やノルディックウォーキング・ポールウォーキングの最新話題を随時掲載

にノルディックウォーキングを取り入れています。

住民の健康増進のために──

主として自治体外から集客することを重視する観光振興に対して、もっぱら地域住民の健康増進のための実践活動として、ノルディックウォーキングやポールウォーキングの体験会などを開催する自治体が2000年代中頃から目立つようになってきました。

大滝村でノルディックウォーキングの初の講習会が行われた北海道では、早くから北海道庁がノルディックウォーキングに注目していましたが、2013年からの健康日本21（第2次）に対応した都道府県計画「すこやか北海道21」においては、具体的に「かろやか・ハツラツ適度な運動！」という合言葉をつけた運動・身体活動という項目の中で、ノルディックウォーキングを推奨しており、「冬期間の運動不足解消の具体的な方法として『ノルディック・ウォーキング』の普及啓発を図ります」と宣言しています。北海道では、「ノルディック・ウォーキング普及推進員」という独自の資格（北海道健康づくり財団）も制度化され、釧路市、深川市、音更町、江差町、浜中町などの自治体がこれを活用しています。

フィンランドの福祉機器などの技術導入の橋渡しをする取り組みをしている仙台市では、2007年に「元気まち仙台」と名づけたイベントを開催し、ノルディックウォーキングを活用して市民の健康増進をはかる方針を発信しました。その後、介護予防の取り組みにもノルディックウォーキングが取り入れられるようになりました。

生活習慣病対策やメタボ対策などの住民の健康増進を狙った自治体の取り組みは、全国に広がりつつあり、このほかにも、青森県おいらせ町、福島県伊達市、東京都港区、東京都青梅市、宮城県塩竈市、川崎市、神奈川県大磯町、愛知県大口町、愛知県一宮市、鳥取県琴浦町などに実績があり、枚挙にいとまがありません。

介護予防を目指して──

今後、要介護高齢者の増大が予想されることから近年、自治体において急速に取り組みが強化されているのが、本書のテーマでもある介護予防です。

東京都大田区の地域包括支援センター入新井が中心になって、シニア層対象に2012年から開始した体験講座「ポールdeウォーク」は、個人のロコモティブシンドローム対策ばかりでなく、保健医療福祉等の各サービスを切れ目なく提供する地域包括ケアのシステムづくり、高齢者同士の仲間づくりや地域全体で高齢者をサポートする超高齢社会仕様の地域づくりなどを柱とした、本格的な介護予防事業です**（本書第4章参照）**。3か月間、週1回、全10回程度にわたるプログラムで、ノルディックウォーキング・ポールウォーキングの指導だけでなく、健康講話やポールエクササイズ、足指力チェックやバランス機能、歩行機能の測定、転ばないためのセルフフットケアの指導も組み合わせて、高齢者が安全にバランス良く歩けて、かつ生活機能を維持して、できるだけ長く地域で暮らせるように、という共通認識を持って実施されています。

千葉県鋸南町でも、高齢化率約41％と県内2番目の高さから、要介護に移行する人を少しでも減らすための介護予防事業を早くから実施し、当初は認知症予防に重点を置きつつも、2012年から、当初はノルディックウォーキング、続いてポールウォーキングを取り入れました。近隣の仲

間と楽しく健康づくりができる場を用意するとともに、海岸沿いの自治体であることから災害時の避難対策としても位置づけており、歩行能力の維持、転倒・骨折の防止を確かなものにすることが目指されています**（本書第4章参照）**。ロコモ対策を軸とした介護予防のためのノルディックウォーキング・ポールウォーキングは、急速に広がる兆しを見せており、今後も医療費・介護費の増大を背景に多くの自治体が採用することが予想されます。

一方、宮崎市では、「ロコモ観光」と呼ばれる新しいヘルスツーリズムが計画されています。ウエルネスプログラムを宮崎大学が作成し、宮崎市青島のホテルなどの観光事業者と連携したプロジェクトで、2015年夏からスタートする予定となっています。具体的には、自然環境に恵まれたホテルに滞在して、健康食とノルディックウォーキング・ポールウォーキングなどの運動に勤しむことによってロコモ対策を進めるという計画です。

被災地支援のために──

もう一つ特筆されるのは、2011年に起こった東日本大震災の被災地への支援です。被災地の避難所や仮設住宅では、被災者の多くが室内に閉じこもりがちとなり、エコノミークラス症候群、生活不活発病が広がりました。

そこで、陸前高田市など岩手県の沿岸地域では、日本赤十字社岩手県支部がノルディックウォーキングによる運動不足解消策に早くから乗り出しました。また、福島県飯舘村の仮設住宅では、2012年からポールウォーキングを取り入れた運動教室が設けられ、ポールを用いたストレッチや筋トレとも合わせて、被災者の生活不活発病の改善が図られています。同県伊達市においても、2013年からポールウォーキングを核にした健康づくりが進められ、元気高齢者を中核にした「だて健幸隊」が活動しています**（以上、本書第4章参照）**。さらに、宮城県七ケ浜町でも、震災後、体調不良や不安感を訴える人が増え、要介護認定の申請が増え続ける中、ポールを手にしたウォーカーのグループが孤立防止や見守りなどに重点を置いた地域づくりの活動を活発に行っています。

ノルディックウォーキング、ポールウォーキングの指導者育成

ノルディックウォーキングやポールウォーキングの愛好者が増えていくためには、エンドユーザーがポールで歩く方法を習得したいと思ったときに、身近なところに適切な指導者がすぐに見つかるような環境が整っているのが理想的です。

現状では、まだその域には達していませんが、指導者育成について、資格認定を行っている4つの団体がそれぞれ熱心に取り組んでいるので、その概要を紹介します。

指導者育成団体

現在、わが国に存在する指導者資格認定を行う4団体（**表1-2**）が制定する指導者資格を列挙すると、**表1-3**のようになります。4団体それぞれが独自名称、独自定義で指導者資格を設定しているので、比較しにくいのですが、おおまかに言って初級と中・上級の資格を用意しています。

また団体によっては、その前段の資格として、技術的指導を行わないアクティビティリーダーなどの呼称で普及促進の役割を持つ資格を認定しているケースもあります。このような啓発的役割を担う"愛好者以上、指導者未満"の人材を増やしていくことも、ノルディックウォーキング・ポールウォーキングの一層の広がりのために重要なことと思います。

表1-2 わが国おける資格者認定団体と公認指導者数

NPO法人日本ノルディックウォーキング協会
略称：JNWA　設立：2003年　本部：東京都
公認指導者：約4,600人

一般社団法人日本ポールウォーキング協会
略称：NPWA　設立：2006年　本部：鎌倉市
公認指導者：約2,300人

NPO法人日本ノルディックフィットネス協会
略称：JNFA　設立：2007年　本部：仙台市
公認指導者：約2,500人

一般社団法人全日本ノルディック・ウォーク連盟
略称：JNWL　設立：2009年　本部：大阪市
公認指導者：約3,100人

注1) 設立順
注2) 人数は2014年前期の概数

今後の指導者に期待される能力

ポールを持って歩くウォーキングについて、各団体の考え方や流儀はやや異なっています。しかし今後、期待される指導者として押さえるべきポイントは、共通であろうと思われます。ここでは、その期待される点について述べたいと思います。

体験会や教室等に参加してノルディックウォーキングやポールウォーキングの指導を受けようとする人は、自分の身体特性や運動能力に合った適切な指導を受けたいと考えるものです。例えば、まだまだ元気でかくしゃくとした高齢者であれば、有酸素運動効果などを目的にしっかりとした運動強度の高い指導を受けたいと考えるでしょう。一方、膝や下肢に痛みがあって転倒の不安を持っている高齢者であれば、それらを解消して、普段の生活を維持できる程度の歩行機能が確保できれば良いので、運動強度が低い指導を受けたいと考えるはずです。指導者は、参加者のそうした特性を的確に把握した上で、その人に合った指導を行うことが求められます。いわば、対象者をアセスメントする能力が欠かせないわけです。

そして、そのような指導を参加者が楽しみながら受けられ、楽しみを仲間とともに共有できる場づくりを行うことも、とくに高齢者を対象とした指導においては求められます。つまり、単に技術の指導を行うばかりではなく、高齢者が人の輪をつくりながら取り組めるような、いわば"コミュニティづくり"の視点を持ったアプローチを行うことも、これからの指導者の重要な役割と思われます。そこでの学習や習得を励みとしつつ、継続への意欲を強く持って取り組む人が地域に広がるようになれば、指導者としても大いに喜びが得られることになるでしょう。

若年層や中年層を中心とした健常ないし健脚の参加者の場合には、運動能力などを考慮したグループ化をした上で対応することが一般的です。それに対して、高齢者や歩行弱者の場合には、少しでも個人個人に目が届くよう、ごく少人数のグループにとどめるなどの工夫をすることが多いのですが、高齢者においては個人差が大きい場合が少なくないため、指導者にとっては悩みどころであり、模索が続いています。

　いずれにしても、ノルディックウォーキングやポールウォーキングについて、広く社会的背景についての視野を持ち、身体や運動についての高い見識を裏づけとして、使命感と情熱をバネに、技術を正確、丁寧に教授できる、そんな指導者の養成をこれからは期待したいと思います**(表1-4)**。

　とくに、急速に高齢化が進展し、大介護時代が到来すると言われている今日、中高年層を対象とした指導者の役割はますます重要になってくるので、養成カリキュラムの不断の見直しも課題となると思われます。

表1-3　各団体の指導者資格

(1) NPO法人日本ノルディックウォーキング協会（JNWA）
①インストラクター
②上級インストラクター
③マスタートレーナー
(2) NPO法人日本ノルディックフィットネス協会（JNFA）
※アクティビティリーダー（JNFA認定）
①ベーシックインストラクター（JNFA認定）
②アドバンスインストラクター（JNFA認定）
③ナショナルコーチ（INWA認定）
④インターナショナルコーチ（INWA認定）
注）フィンランドに本部を置くINWA（国際ノルディックウォーキング連盟）の公認のもと、INWAの指導要領に則った指導カリキュラムを採用している。
(3) 一般社団法人日本ポールウォーキング協会（NPWA）
※パトローラー
①ベーシックコーチ
②アドバンスコーチ
③マスターコーチ
注）関連資格として、スマ歩（スマート歩き）検定官を2014年9月から開始。
(4) 一般社団法人全日本ノルディック・ウォーク連盟（JNWL）
※オピニオンリーダー
①指導員
②上級指導員
③ノルディックウォーク指導部 専門講師・主任講師・講師

注）各団体の指導体系の具体的な説明については、第7章を参照してください。

表1-4　今後、期待される指導者が持つべき視点等

①社会的背景についての理解
②身体や運動に関する理解
③ポールを使うウォーキングの位置づけについての理解
④ポールを使うウォーキングの技術についての理解と習得
⑤体験会・講習会・イベント等の運営についての理解 　安全管理、参加者特性の把握、楽しさの演出、継続への動機付け、運動効果の把握など

COLUMN

ユニバーサルエクササイズツールとしての使命
レベルに応じた「4つのカテゴリー」の確立に向けて

国際ノルディックウォーキング連盟(INWA)公認ナショナルコーチ　順天堂大学大学院　**谷津祥一**

海外で目の当たりにした
健常者等に限定されない状態像に応じた多様な活用法

　フィンランドより北海道大滝村（当時）へ伝わった「北欧のウォーキング」と名付けられた、ポールを持ったウォーキング「ノルディックウォーキング」は、1930年代に北欧のクロスカントリースキー選手のオフシーズントレーニングとして利用されたのがはじまりと言われています。そのため元来、健常者の健康増進ツールとして注目されてきました。

　筆者が所属している国際ノルディックウォーキング連盟（INWA）においても、「ノルディックフィットネススポーツ」（ノルディックウォーキング、ノルディックブレーディング、ノルディックスノーシューイング、ノルディックスキーイング）に包含され、普及が推進されてきました。

　2000年代に入ると、ドイツを中心に100におよぶ「ノルディックフィットネススポーツパーク®」と呼ばれるノルディックフィットネススポーツ専用コースが創設されるようになり、数十キロから百キロにもおよぶコースの性質から、滞在型健康リゾートが形成されて、健康増進型ノルディックウォーキングが発展するようになりました。

　筆者が以前、駐在していたオーストリアにおいても、たくさんの人々がノルディックウォーキングを楽しんでいました。ただし、健常者やアスリートばかりでなく、高齢者や足腰の不自由な方々が二本のポールを頼りにして歩いていたり、雪の日、足場が悪いときにポールを手に歩行したりしている姿も数多く街中で見受けられ、健常者等に限定されない、その幅広い活用法に可能性を感じました。

　そうした光景を目の当たりにした筆者は、イギリスで行われたノルディックウォーキング指導者養成コースを受講したのでした。

メディカルノルディックウォーキングの登場と
多様な患者における健康効果

　そんななか、2009年にドイツで開催され筆者も参加したINWAコンベンションにおいて、「メディカルノルディックウォーキング」と題した発表が行われ、さまざまな疾病に応じたノルディックウォーキングの適応について、Dr. Rüdiger Carlbergから紹介されました。

　その内容は、循環器系、代謝系、整形外科の疾患だけでなく、メンタル系の疾患にまでおよび、どの疾患に対してもノルディックウォーキングは有効であると指摘する一方で、健常者と疾患者のノルディックウォーキングの導入のあり方が同じで良い訳はない、というものでした。Dr. Rüdiger Carlbergはこのとき、各疾患者に対応したノルディックウォーキング指導者の技

術と注意点（**表1**）も示しました。

　ノルディックウォーキングにより、膝・腰痛などの整形外科的疾患、肥満・代謝系疾患、さらに心臓疾患の身体的活動を向上させることに成功し、生活の質（QOL）を向上させることが明らかになったことを受け、筆者は各国におけるノルディックウォーキングの臨床治療的適用を調査してみました。すると、トレッキングポール、ノルディックウォーキングポール、エクサストライダー（Exerstrider®）といった「種々なポールを使用したウォーキングの効果」についての研究発表が1990年代からすでになされていることがわかりました。

　それぞれの研究において使用された「ポール」に着目しながら研究発表を列記すると、次のようになります。

①冠状動脈疾患患者に対してトレッキングポールを使用して行った研究では、心臓リハビリテーションにおいて安全にウォーキングの運動強度を高められた。

②頸椎と胸椎に問題のある人に対してノルディックウォーキングポールを使用して行った研究では、頸椎および胸椎の可動域を改善させ、首や肩周りの痛みを改善させた。

③女性の乳がん患者にエクサストライダーを使用して行った研究では、上半身筋持久力を有意に改善し、家庭に引きこもりがちな術後のライフスタイル（含むQOL）の改善にも役立った。

④生活習慣病を起因として起こる末梢動脈疾患（PAD）患者にエクサストライダーを使用して行った研究では、痛みもなく、歩行可能な距離と速度が改善し、QOLも改善し、全身の動脈硬

表1 各疾患者に対応したノルディックウォーキング指導者の技術と注意点

① 循環器系患者に対するノルディックウォーキングの技術と注意点	② 肩関節疾患者に対するノルディックウォーキングの技術と注意点	③ 股関節疾患者に対するノルディックウォーキングの技術と注意点	④ 膝関節疾患者に対するノルディックウォーキングの技術と注意点	⑤ ノルディックウォーキングの禁忌
・激しい動きは、避ける ・ポールを強く押さない ・できるだけ平坦な場所で行う ・なるべくゆっくり歩く ・心拍モニタ計などを使用する ・歩行中の休憩時間を長めにとる	・ポールの長さを短めにセットする ・身体のローテーションは避ける ・ポールを突くポジションについて注意をする ・腕の前後の動きを抑えるとともに、歩幅も短くする ・ポールに加える力を減らす ・ポールを体側から離さず左右のポールを平行に動かすように注意する ・疾患部を十分にウォーミングアップする ・単独で腕のトレーニングをする ・ストレッチ法に注意を払う	・歩幅を短くする ・脚の軸に気をつける ・脚の軸に気をつけ、可能な限り正しい軸を意識する ・身体のローテーションは避ける ・オーバーロードになるような動きを行わない ・股関節の運動を十分に行う	・歩幅を短くする ・常に膝角度に注意し、膝を真直ぐ伸ばさないように配慮する ・適切な関節の動きに注意しながら足を置く ・足底部のローリングに注意して調整する ・膝関節の損傷後は過度なトレーニングを避ける ・筋力を鍛える運動を平行して行う	・手術後すぐの急性期 ・損傷の直後 ・炎症があるとき ・骨粗鬆症が進行しているとき ・重度な関節症があるとき ・脊髄損傷を起こしているとき ・脊柱側わん症Ⅲ度に達しているとき ・急性感染症 ・熱があるとき ・急性心不全症候群や脳卒中があるとき

化症を改善させる効果があった。
⑤自己免疫疾患の一種であるシェーグレン症候群の患者に対して、ノルディックウォーキングポールを使用したトレーニングを行った研究では、有酸素能力の改善が見られ、心理的にも良い効果が見られた。

これらの研究をレビューした結果から、どのポールを使ったにせよ、ほぼ同じような効果が得られていることがわかりました。ただし、疾患者への適用であることから、各人に合った入手可能なポールを適切な管理の下で用いることが重要であると考えられました。

一方、これらの効果のある研究が発表され、ノルディックウォーキングの参加人口が増えるにつれ、転倒などによる受傷についても報告がなされるようになり、調査も行われるようになりました。それによると、もっとも頻繁に起こるけがは、転倒時にグリップを握ったまま地面に手を突くことによって起こる親指と尺骨の側副靱帯の捻挫です。これは、スキー愛好者の転倒時にも起こりやすい「スキーヤー母指」と同じけがであり、研究者の間では「ノルディックウォーキングサム」と呼ばれるようになりました。

一連の調査報告等においては、運動実施者が「ノルディックウォーキングサム」を熟知し、注意を払うとともに、生産者側もグリップ形状を改良することによって予防する必要があるだろうと述べられており、後に日本でも、グリップの形状を変えたポールが販売されるに至っています。

ユーザーの状態像に応じた4つのカテゴリー分類とわかりやすい体系確立の必要性

国際機関での勤務を終了して帰国した筆者は、故・中野偉夫・静岡大学名誉教授から、杉山康司・静岡大学教育学部教授を紹介され、ノルディックウォーキングの歩き方のカテゴリーに関する調査・研究に携わらせていただくこととなりました。

その過程で明らかになったのは、わが国においては、複数の団体がそれぞれ使うポールを分け、異なるメソッドにもとづく異なる指導法を用いて活動を行っている、という現実でした。このような事態は、これからノルディックウォーキングをはじめようとするユーザーに、どのポールを使い、そのメソッドで、どのような歩き方をすれば良いのか、という面での混乱をもたらしたばかりか、それぞれの団体の指導者、さらには中央競技団体にとっても、ノルディックウォーキングの理解に際し、それぞれの団体が主張するメソッドなどを個別に習得しなければならないという煩わしさを生じさせてしまいました。

これらの問題意識を明確に持たれた前述の静岡大学の杉山教授らは、その著書の中で、ノルディックウォーキングの歩き方のカテゴリーを4つに分類しました。筆者もその取り扱いに賛同しましたので、**表2**にその4つのカテゴリーを参考として紹介します。

このカテゴリー分けは、筆者がオーストリアで日常的に目にした個々の状態に応じたポールの有効利用、そして何よりINWAや国内の各団体が提唱するメソッドとも融合一致しており、また愛好者がそれぞれのステージ・カテゴリーで選択するにあたっての容易さも有していると思われます。

このように、国内外で発表されているさまざまなポールを持ったウォーキングの効果の研究結果、さらには筆者が見てきたヨーロッパでの日常利用、たとえば誰にも教わることなく必要に応

表2　レベルに応じたノルディックウォーキングの4つのカテゴリー

カテゴリー1（サポートレベル）	◎リハビリテーションのためのノルディックウォーキング **対象者**：①運動習慣のない高齢者、②腰部や下肢の関節に不安を感じている人、③病気やけがからのリハビリテーションを考えている人 **内容**：この段階ではポールは、歩きを支える補助用具としての使い方であり、「ゆっくりと歩く」イメージで歩くようにすることが重要である。しかしながら、ポールで身体を支えたり、わずかに前方に押し出したりする筋肉の使い方をすることから、通常のスピードで歩いたときと同等か、それ以上のカロリーを消費することができる。
カテゴリー2（ヘルスレベル）	◎健康志向ノルディックウォーキング **対象者**：①健康な成人、②歩く習慣があり、運動強度を少し上げたいと思っている人 **内容**：ポールの使い方としては、地面を後方に押し出すようにして推進力を得るイメージであるが、グリップを強く握りすぎると、前腕部における極度の筋疲労や血圧上昇などマイナスの効果を引き起こす可能性があるので、グリップ部は強く握り続けないように注意する。
カテゴリー3（フィットネスレベル）	◎体力アップ指向ノルディックウォーキング **対象者**：①歩く習慣があり、ウォーキングあるいはノルディックウォーキング熟練者で、運動強度を高めたいと思っている人、②ウォーキングの熟練者で、さらなる運動効果を得るためにウォーキング速度を上げたくても、すでに速度が限界近くに達している人や、ノルディックウォーキングの熟練者で運動強度を高めたい人。 **内容**：ポールは、振り出し足のかかとが着地する最後まで地面を突いて、力強く推進力を加え続けるように使うことが大切であり、グリップは「緩んだ状態」とし、握らない。
カテゴリー4（アスリートレベル）	◎アスリート指向ノルディックウォーキング **対象者**：①競技者 **内容**：競技者が全身持久力の向上を目標に行うレベル。いわゆる、ポールを用いたランニングである。振り出し足の着地と同時に、その足と反対側のポールを着地足の横に突き、足の蹴りを補助するようにポールで身体を前方に押し出す。

じてトレッキングポールなどを代用している姿、そして杉山教授による4つのカテゴリー分けなどを総合的に考えると、それぞれのポールを利用するユーザーの状態像等に合わせて適切にポール選びを行う、あるいはライフステージに合わせてポールを使用するなど、ユーザーの立場に立ったわかりやすい体系の確立が必要であると考えます。

ニーズに対応できる質の高い指導者育成と付加価値を追加した「日本発」のツールの発信

　わが国へ伝わって十余年、ノルディックウォーキングの普及に携わって来られた方々の努力によって、日本の愛好者にも250万人（2010年）とされるドイツのそれを超えんとする勢いが感じられます。

　とくに今後、日本においてさらなる普及が進むと思われるのは、表2の「カテゴリー1（サポートレベル）」における介護予防、ロコモティブシンドローム予防などでしょう。これらの用途に用いる場合においては、ポールの種類を問わず、対象者の状態や条件に合わせて、適切に指導できる指導者の存在が重要になる、と考えられます。

　前述のDr. Rüdiger CarlbergがINWAコンベンションの発表資料の中で次のように述べていたのは、示唆的です。

　「各疾患に対して適切なノルディックウォーキングを処方するには、ノルディックウォーキングの指導者がその疾患を良く知ることと、疾病者とともにどのようにノルディックウォーキングテ

クニックを高めていくかを計画することが必要である。各種疾患に対する医学的に正確な記述は難しいが、各疾患者に対応したノルディックウォーキング指導者の技術と注意点の一般的な原則はあり得る。このような運動処方は、メディカルノルディックウォーキングトレーナーのもとで行われるべきである」

　このようなニーズに対応できる質の高い指導者を育成していくことが、今後のわが国での発展において急務でしょう。そして、ヨーロッパから伝わったノルディックウォーキングにそのような付加価値を追加した「日本発」のツールとして確立し、これから日本を追うように高齢化を迎える海外へ発信していくことも期待される役割かもしれません。

　なお、この本稿をまとめるにあたって、冨岡徹・名城大学経営学部教授（体育学。INWA公認マスターインストラクター。医学博士）による『ストックを使ったウォーキングの歴史と身体効果の文献的検証』（名城論叢、2008年）、杉山教授らによる『シニアのための転ばぬ先の一歩 ノルディックエクササイズ＆ノルディックウォーキング』（ナップ、2012年）を参考とさせていただきました。また、的確なアドバイスをくださった筆者の恩師である野川春夫・順天堂大学名誉教授にも感謝申し上げます。

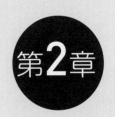

第2章
なぜ今、シニア向けノルディックウォーキング・ポールウォーキングなのか!?

● ライフ出版社　徳田 武

世界中が経験したことがない高齢者の絶対数の多さに挑むニッポン

医療介護リスクの劇的な増大

2025年には高齢者数が3,657万人に達する

　なぜ今、シニア向けノルディックウォーキング・ポールウォーキングなのか、と問われれば、答えは簡単です。私たちの目の前に、世界的にも稀に見る超高齢社会の本格化が待ち構えている

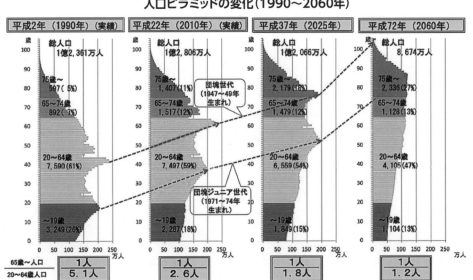

図2-1　わが国の人口ピラミッドの推移

からです**（図2-1）**。世界保健機構（WHO）や国連の定義によると、高齢化率が21％を超えた社会を「超高齢社会」と呼びます。わが国は、そのときを2007年に迎えました。そして、最も大きなボリュームを占める「団塊の世代」（1947年〜51年生まれの1,000万人以上の人たち）が前期高齢者（65〜74歳）に到達する2015年に、高齢者数は3,395万人となり、高齢化率も26.8％に達します。さらに、その団塊の世代が後期高齢者（75歳〜）になる2025年には、その数は3,657万人に膨らみ、うち後期高齢者は2,179万人を占めることになります。

ちなみに、1947（昭和22）年から1949年のわずか3年間に生まれた「真正団塊世代」は約700万人もいるのに、2014年に生まれた赤ちゃんの数は100万1千人で、今後はさらに減少すると見込まれているため、現在では同じ3年間に生まれる人たちの合計人数は、わずか300万人程度となり、団塊の世代の半分にも及ばない計算です。

高齢者を現役世代3人で支える「騎馬戦型」から一人で支える「肩車型」へ

これまでは、高齢化の進展スピードが議論の的になっていました。しかし、2015年を境に問題となってくるのは、その絶対数の多さだ、と指摘されています。そう言われても、ピンと来ないかもしれません。社会保障給付費が109.5兆円に達した2012年、国は、高齢者1人を20〜64歳の現役世代9.1人で支えていた1965年の「胴上げ型」から、2012年に2.4人で支える「騎馬戦型」へ、さらに2050年にはほぼ1人で支える「肩車型」に推移すると説明しました。この説明を聞くと、若い現役世代に対し、高齢者がいかに多くなるかが良くわかります。

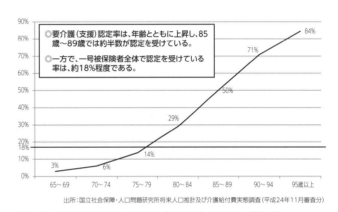

図2-2　年齢階層別の要介護（要支援）認定率（推計）

後期高齢者になると医療介護リスクが高まり、社会保障費を圧迫する

後期高齢者になると、途端に医療・介護リスクが増大します。実際、生涯医療費の推移を見てみると75〜79歳がピークで、生涯に使う医療費の約半分が70歳以降に使われていることがわかり、驚かされます。要介護（要支援）リスクも75歳を超えると上昇し、85〜89歳には、半数が要介護認定を受ける

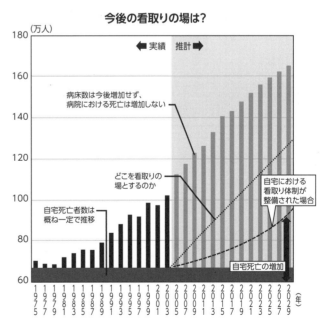

図2-3　年間死亡数の推移

ようになります（**図2-2**）。

　高齢者の絶対数の多さは、2つの大きな問題を引き起こすと言われています。

　1つ目は、高齢者本人にとっての問題です。すなわち、絶対数のあまりの多さに医療、介護ともにベッドが不足する、病院や施設が足りなくなる、という現実です。医療について見てみると、2004年に103万人だった年間死亡者数は、2015年には約140万人（うち65歳以上は約120万人）、2025年には約160万人（うち65歳以上は約143万人）に達すると見込まれており、今のまま療養病床が減らされないとしても、およそ80万人は医療に診てもらえない中で死ぬしかない、と予想されているのです（**図2-3**）。

　2つ目は、社会保障給付費の問題です。前述のように医療介護リスクが大きくなる高齢者が増加することから、厚生労働省は2025年には医療給付費が54兆円、介護給付費も19兆円と医療介護だけで73兆円にまで膨らむとの推計値を出しています。少ない現役世代でたくさんの高齢者を支えなければならず、とても厳しい時代がやってくるわけです。

シニア向けノルディックウォーキング・ポールウォーキングがニッポンを救う！

高齢者の歩行を担保し、認知症等を予防

自立に欠かせない最も基本的な動作「歩行」を改善

　このようなわが国の窮状を救うのが、シニア向けノルディックウォーキング・ポールウォーキングです。

　ノルディックウォーキング・ポールウォーキングは、健脚のスポーツ志向の人にとってはもちろんのこと、歩行に問題が生じている人にとっても極めて有用です。後者が、2本のポールを前方に着地させる方法をとると、体を支えるために床に接している部分「支持基底面」がポールと両足の4点になるために大きく広がり、転倒の不安が減って安心して足を振り出し、強く蹴り出すことができるようになります。その結果、眠っていた下肢筋力やバランス機能が目覚め、ダイレクトに歩行機能が改善します。ポールの支えが転倒リスクを減らすため、高齢者への運動導入に適し、賦活化を図るツールとしてとても優れているのです。

　歩行は、高齢者の自立した生活に欠かせない最も基本的な動作の一つです。買い物に行

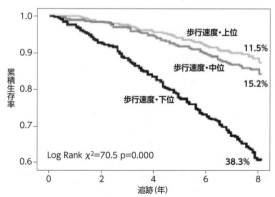

長期プロジェクト「中年からの老化予防・総合的長期追跡研究(TMIG-LISA)」
(東京都健康長寿医療センター研究所)より

図2-4　歩行速度と総死亡

く、友人に会いに出かける、というように年を取っても自分の力で移動できるということは、かけがえのないことです。そのため、転倒が不安だ、足腰が痛むといった理由で徐々に歩行が困難になることは、高齢者の自信を奪いかねません。歩行は、「社会参加」の基盤なのです。

歩行はまた、身体の健康を守る有効な予防動作でもあります。事実、歩行等の身体活動は閉じこもりや寝たきりを予防し、死亡率の低下につながるといった報告がなされています（**図2-4**）。

適度な有酸素運動で生活習慣病等を予防

では、どのような効果が期待できるかというと、**図2-5**のようなものが挙げられるのではないでしょうか。

要介護の原因のトップは相変わらず脳血管疾患ですが、その上流に位置する糖尿病などの生活習慣病やメタボリックシンドロームには、適度な有酸素運動が有効であることは以前から知られています。無理なく、それが行えるというのがノルディックウォーキング・ポールウォーキングの特色の一つです。

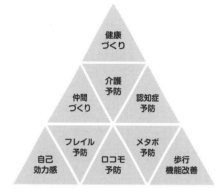

図2-5 シニア向けノルディックウォーキング・ポールウォーキングに期待されること

高齢期の生活習慣病やメタボの予防はもちろんですが、若年壮年期から実践できれば、より抜本的な予防効果も期待できます。

安全な有酸素運動は、激増する認知症の予防にも有効

また、有酸素運動と言えば近年、注目されているのが、認知症の予防効果です。

厚生労働省研究班が2012年に発表したデータによれば、65歳以上の高齢者のうち認知症の人は15％、2012年時点では約462万人と推計され、その前兆である軽度認知障害を含めるとその数は約800万人にも上ります。2014年度に新たに発表された厚生労働省の別の研究班の推計では、2035年には認知症高齢者が約700万人に増えており、軽度認知障害と合わせると1,000万人を超える計算になります（**表2-1**）。

この認知症の予防に有酸素運動が効果的である理由は、全身の血流とともに、脳の血流も良くなるからです。なかでも歩行は、簡便な認知症予防として最近とくに脚光を浴びています。例えば、70～80歳の女性の認知機能テストの成績と運動習慣について調べた研究では、普段良く歩く人はテストの成績が良く、少なくとも1週間に90分（1日あたり15分程度）歩く人はそれ以下の人より認知機能が良い、ということが明らかになっています（**図2-6**）。

東京都健康長寿医療センター研究所では、これらに着目し、歩行が脳内のアセチルコリン神経を活性化して海馬や大脳皮質の血流を増やすのではないかと考え、トレッドミルの上を「遅い」

表2-1 認知症高齢者数の将来推計

	平成24年(2012)	平成27年(2015)	平成32年(2020)	平成37年(2035)	平成42年(2030)	平成52年(2040)	平成62年(2050)	平成72年(2060)
各年齢の認知症有病率が一定の場合の将来推計 人数／(率)	462万人 15.0%	517万人 15.7%	602万人 17.2%	675万人 19.0%	744万人 20.8%	802万人 21.4%	797万人 21.8%	850万人 25.3%
各年齢の認知症有病率が上昇する場合の将来推計 人数／(率)		525万人 16.0%	631万人 18.0%	730万人 20.6%	830万人 23.2%	953万人 25.4%	1016万人 27.8%	1154万人 34.3%

「日本における認知症の高齢者人口の将来推計に関する研究」（平成26年度厚生労働省科学研究費補助金特別研究事業 九州大学 二宮教授）による速報値

「普通」「速い」の3段階に分けてラットを歩かせ、海馬の血流などを測定する実験を行いました。その結果、血圧があまり上がらない程度の歩行のときに海馬のアセチルコリンが増え、海馬の血流が良くなることが明らかになったとしています。そして、老齢のラットでも、若いラットと同様の結果だったことから、「無理せずゆっくり歩くこと」が年齢に関係なく、脳の血流を増加させると指摘しています。高齢者にゆっくりペースで安全にけがなく歩いてもらうには、まさにノルディックウォーキング・ポールウォーキングが最適です。

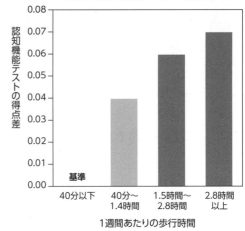

図2-6　歩行の認知症予防効果

ノルディックウォーキング・ポールウォーキングには、手の動きを協調させるという特徴がありますが、複雑な動作と運動の組み合わせも、認知症の予防効果があることがわかってきています。国立長寿医療研究センターでは、「コグニサイズ」と呼ばれる「頭を使いながら運動をして、2つのことを同時に行うことにより、脳を活性化するトレーニング法」を開発し、認知機能の改善で成果を上げています。本書第6章にも、別の事例が紹介されていますが、単調ではない、頭を使うような有酸素運動であれば、運動強度が低くても、認知症予防の効果が期待できるのです。

ノルディックウォーキング・ポールウォーキングはこの点からも、有益な支援ツールと言うことができます。

ロコモティブシンドロームの予防に効く

変形性膝関節症などの関節症を有する高齢者にも歩行補助的に機能する

高齢者にとってもう一つ大きな悩みは、足腰や関節の痛みです。

国レベルでは、すでにメタボ対策は終わり、時代はロコモティシンドローム（運動器症候群）予防の時代に入っているのだそうです。ロコモとは、加齢や生活習慣等を原因とする運動器の衰えや障害により、要介護になるリスクが高まる状態のことで、日本整形外科学会が2007年に提唱した考え方です。人生90年、筋肉や骨、関節、軟骨などの運動器がこれほどまでに長い時間使われ続けることはなかったわけで、その意味では人類が夢見てきた桃源郷にあった意外な落とし穴と言えるかもしれません。

ロコモの代表格で高齢者に多いのが、変形性膝関節症です。主な症状は、膝の痛みで、水がたまる場合があります。発症初期では立ち上がりや歩きはじめなどに痛み、休めば一時的に痛みは弱まりますが、正座や階段の昇降が困難になって、最後には安静時にも痛み、変形が目立ってやがて歩行困難になります。男女比は1：4で女性に多く、東京大学医学部22世紀医療センターの疫学調査によれば、患者は50歳以上の男女合わせて約2,400万人、痛み等の症状を伴う者に限定しても約800万人いると推計されています。症状が軽い場合、痛み止めの内服薬や外用薬、膝関節内へのヒアルロン酸の注射などのほか、大腿四頭筋強化訓練、関節可動域改善訓練などの運動

器リハビリテーションも効果的だそうですが、ノルディックウォーキング・ポールウォーキングも有効と考えられ、当該医療費の抑制に貢献するかもしれません。

高齢者の十数％に見られるサルコペニアの予防にも期待

ロコモと並んで最近とくに懸念されているのが、加齢に伴い筋肉の量が減少していくサルコペニア（筋肉減少症）です。筋肉量が次第に減少し、立ち上がりや歩行が億劫になって歩行困難になることから、活動能力の低下、閉じこもりのリスクとして心配されています。高齢者は、質素な食事を心がけてきた上、加齢に伴い食事の摂取量等が減少し、消化吸収機能も低下するため、筋肉量の減少に拍車がかかる傾向にありますが、さらにホルモンの機能低下などを含めさまざまな原因が作用して、このような状態になると言われています。

大阪府高槻市保健所が地域高齢者4,003人に行った調査によれば、身体機能等も含めたサルコペニアの定義に該当したのは男性13.4％、女性14.9％で、放置しておくと閉じこもりがちになる可能性もあり、心配されます。

しかし、ノルディックウォーキング・ポールウォーキングの前方着地メソッドであれば、ポールを身体の前に接地するので転倒懸念がある程度、払しょくされるため、筋肉を使った強い蹴り出しを実現し、下肢筋力の向上が期待できます。また、屋外で行うエクササイズであることから、サルコペニアの予防に効果があるとされる血中ビタミンD濃度の上昇にも寄与すると考えられます。適度な筋肉への負荷と適度な日光浴を促すノルディックウォーキング・ポールウォーキングは、切り札の一つになるかもしれません。

前出の図2-4に示したように筋力やバランス機能が低下し、歩行速度が落ちると、その予後にも大きな影響を与えることがわかっていますから、シニア向けノルディックウォーキング・ポールウォーキングで歩行機能を維持・増進できれば、いろいろな意味でインパクト大です。

自覚的運動強度が低いため、コミュニケーションが容易

ノルディックウォーキング・ポールウォーキングの特徴の一つは、消費エネルギーが通常のウォーキングより大きい割に、自覚的運動強度が低く、負担感なく実施できる点だろうと思います。

すなわち、教室等にはじめて参加した者同士であっても、会話を楽しみながらノルディックウォーキング・ポールウォーキングを楽しめるため、お互いを知ることができ、比較的早く打ち解けられる、という利点です。これは、隠れた特徴と言って良いかもしれません。

現在、各地で介護予防のための運動が体操等の形で展開されていますが、なかなか長続きしていないのが実情です。介護予防体操などは一旦覚えてしまうと飽きてしまうのか、継続が困難なようですし、一部ではマシンを使った筋トレも行われていますが、マンツーマンでのストイックなマシントレーニングでは、会話の余地もなく、長続きに必要な「楽しさ」が決定的に乏しいため、これも継続参加者が少ないと言われています。

ノルディックウォーキング・ポールウォーキングは、それらとは対照的に負担感も少なく、メソッドをある程度マスターしてしまえば、自然、歴史などとコース設定が無限にできますし、全国各地にノルディックウォーキング・ポールウォーキングのイベントも増えつつあるので、それらに参加することなどを含め、「その先」の展開が豊富にあります。この「楽しい」「自覚的運動

強度が低い」「負担が少ない」「おしゃべりしながらできる」「長続きできる」という点は、今後の介護予防を考える上でとても重要なキーワードです。

一人暮らし高齢者が増加する中、仲間づくりの触媒に！

図2-7は、一人暮らし高齢者の推移を表したものです。高齢化を背景に一人暮らし高齢者数が2025年に668万人に増えます。その中で重要なのが、「ご近所の底力」です。しかし、現実は図2-8のように地域でのつき合いの頻度が少ない人たちも3割程度、存在しています。こうした層は、何か困り事が生じた際に頼れる人が少なく、公的サービスに依存しがちです。

ここにも、ノルディックウォーキング・ポールウォーキングの出番があるように思います。第4章に紹介されている東京都大田区の事例では、指導者や地域包括支援センター職員らのきめ細かく丁寧なサポートも奏功して、そこではじめて接した高齢者同士が友だちとなり、体調不良時にサポートをし合ったり、さまざまな場所に一緒に出掛けるようになっています。まさに仲間づ

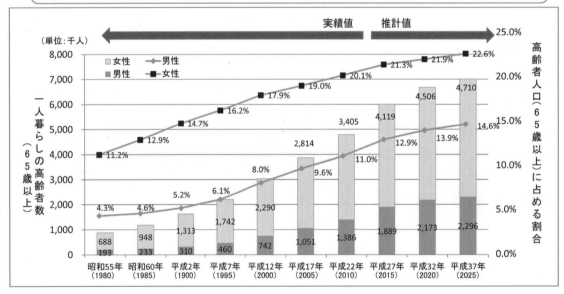

図2-7　一人暮らし高齢者の推移と将来推計

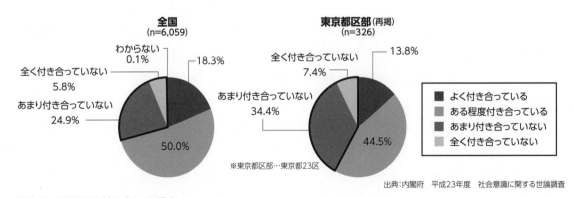

図2-8　近所での付き合いの程度

くりの触媒です。仲間がいれば、孤立せず、困ったときに助け合えますし、わざわざ税金にもとづく公的サービスに頼らずとも、質の高い幸せな暮らしを実現できるはずです。

今後は、ノルディックウォーキング・ポールウォーキングの指導者も、そのような視点を持ち、人と人を結びつける活動をより意識的に展開すべきでしょう。

人と人をつなぐ「社会参加」のエンジン

ポールを持ったウォーキングは、閉じこもりがちな高齢者を社会と結びつける

今述べたような友だちとの関わりも、実は「社会参加」です。

高齢者の社会参加には、一般就労、起業、趣味、健康づくり活動、地域活動、介護・福祉その他のボランティア活動などさまざまなものがあります。車いすの高齢者が子どもたちの登下校の時間に出て行って、見守るだけでも優れた社会参加です。ノルディックウォーキング・ポールウォーキングを契機とし、閉じこもりがちな高齢者を社会と結びつけ、何らかの活動に参画できるようにサポートできたらこんなに素晴らしいことはないでしょう。

介護予防体操そのものが目的になると長続きしにくくなりますが、そこに参加する高齢者同士をつながり、人間関係をつくって、グループで何がしかの取り組みにまで至れば、その活動はきっと長続きします。ノルディックウォーキング・ポールウォーキングで知り合った者同士で「歩く会」をはじめたり、子どもたちの登下校時間にノルディックウォーキング・ポールウォーキングをすることを通じて見守り活動の一端を担ったりすれば、地域住民などからも感謝されるなどし、この時代に生きている実感をより強く感じられるでしょう。そして、期待に応えようと活動も長続きするはずです。生きがいを持ち、ボランティア活動に発展すれば、**図2-9**のように自立も維持できるので、個人レベル、社会レベルともにメリットがあります。

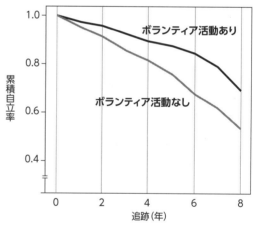

長期プロジェクト「中年からの老化予防・総合的長期追跡研究(TMIG-LISA)」
(東京都健康長寿医療センター研究所)より

図2-9 社会参加と健康寿命

「外出」の機会を増やし、歩行障害や認知機能低下を予防

仮に、ボランティア活動にまで至らなくても、友人がいるなど何らかの社会との関わりがあれば、閉じこもらず、外出するきっかけが増えます。高齢期においては、「外出」はとても重要な要素です。**図2-10**のように、ほとんど外出しない高齢者は、毎日外出する高齢者に比べて、4倍も歩行困難になるリスクが高く、3.5倍も認知機能が落ちるリスクが高いことが明らかになっています。また、買い物ができるか否かも累積生存率と関係していることがわかっています（**図2-11**）。いずれにしても外出や社会参加が高齢者の自立度を維持するために重要な要素であることは事実なので、ノルディックウォーキング・ポールウォーキングを一つのきっかけとして、高齢者と社会とのつながりをつくっていく意識を強く持っておきたいものです。

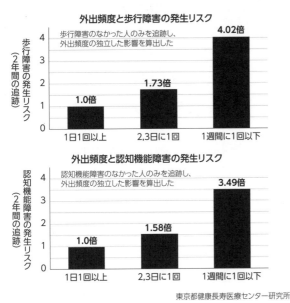

図2-10 外出頻度と歩行障害および認知機能障害の発症リスク

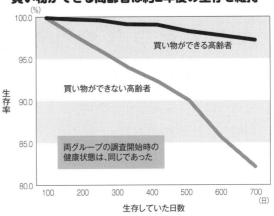

図2-11 高齢者の買い物の可否と累積死亡率

元気高齢者を増やし
虚弱高齢者や若年層を支える側に！

虚弱高齢者と元気高齢者の両方に有用

8割の元気高齢者に実践してもらえば将来の予防に直結

「シニア向けノルディックウォーキング・ポールウォーキング」と聞くと、虚弱な高齢者ばかりが対象者になると思われるかもしれませんが、実はわが国の高齢者は8割ほどがいわゆる元気高齢者です。

図2-12は、高齢者の状態を大まかに分類したものです。このうち、要介護者の要介護3〜5は在宅や施設での寝たきりを含む重度の高齢者、要支援1.2〜要介護2、介護保険サービス適用寸前の二次予防事業対象者は、いわゆる虚弱高齢者と言えますが、そのほかは元気高齢者です。多くの高齢者に指導をされている指導員であれば、元気高齢者が多いということをすでに実感しているでしょう。この層にノルディックウォーキング・ポールウォーキングをしてもらえれば、早い段階から歩行機能などを高めることができ、将来の介護予防にもつながり効率的です。

その際には、「セッティングス・フォー・ヘルス（Settings for health）」の視点、すなわち健康になってほしい人たちがどこにいるか、どのような仕掛けが必要かという視点を持つと良いでしょう。そうすれば、シニア向けノルディックウォーキング・ポールウォーキングをどこでどのような組織等と手を結んで展開すべきか、アプローチが明確になるでしょう。高齢者は、さまざ

まな場所にいます。上手にアタックしてみましょう。

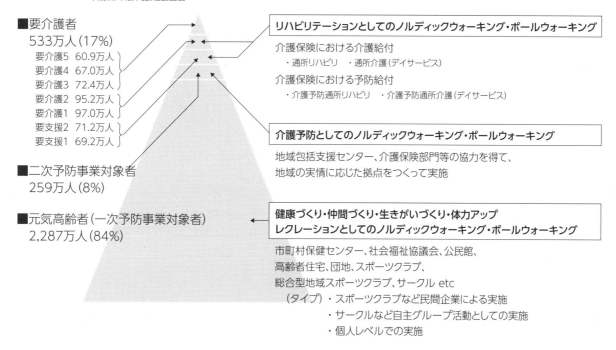

図2-12 高齢者の分布とノルディックウォーキング・ポールウォーキング

元気高齢者を社会の担い手に仕立てるツールに！

2030年になると、江戸時代の平均的な寿命と言われている50歳より上の年齢の人たちが半数以上を占めます（**図2-13**）。そのような時代に若年層だけで、社会を支えられるでしょうか。恐らくむずかしいでしょう。そのときの社会の支え手は、先ほどから何度も出てきている元気高齢者にほかなりません。高齢者は、社会での長い経験があり、さまざまな能力も手にしています。助けが必要な虚弱高齢者を見守り、さらに役割を拡大して、これからは若年者層や子育て世代の支え手になることも期待されています。

そうした社会的役割そのものが、自身の健康寿命や介護予防にもつながるわけですから、一石何鳥になるでしょうか。

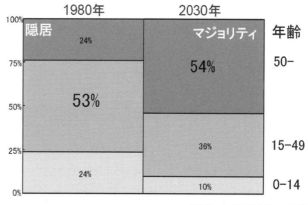

図2-13 日本の世代別割合の構造の変化

「特別な50年」を乗り切るために―

今は、図2-14に描かれた2060年頃をピークとする超高齢化の急坂の真っ只中にあります。すべての世代をフル動員して、この特別な50年を乗り切る――。

そのときに大きな鍵を握るのがノルディックウォーキング・ポールウォーキングです。シニア向けノルディックウォーキング・ポールウォーキングには今、支えられる側を支える側に仕立てる社会変革の一翼を担う先導者の役割を担う使命が課せられています。

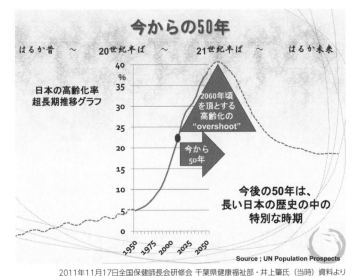

図2-14 2060年頃までの「特別な50年」を象徴する高齢化の急坂

高齢期に至る前に筋トレで基礎代謝率をアップし太りにくいカラダに！

一般社団法人日本ポールウォーキング協会代表理事　杉浦伸郎
同協会技術アドバイザー／慶應義塾大学体育研究所准教授　山内 賢

　本書では、主に高齢者への指導について述べていますが、高齢期に至る前のある程度若い段階から、加齢現象による筋肉量の減少を見据え、筋力トレーニングを有酸素的運動種目と併せて実施することが重要です。1日のエネルギー消費量のうち約70％を占める基礎代謝は、筋肉で最も多く消費されることが知られています。つまり、筋肉量を維持することは、エネルギー消費量の確保につながります（太りにくいカラダになる！）。要するに若い頃から筋トレによって筋量を維持することが将来の予防につながる、というわけです。運動ばかりでなく、食事コントロールすることが大事だということは言うまでもありません。

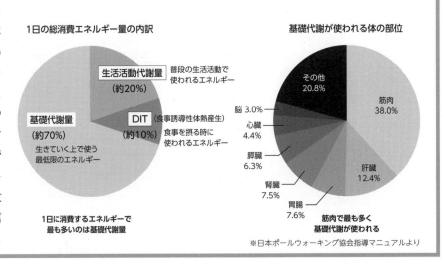

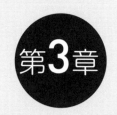

第3章 シニア向けノルディックウォーキング・ポールウォーキングの基本

- 日本ポールウォーキング協会代表理事　**杉浦伸郎**
- 全日本ノルディック・ウォーク連盟指導部技術委員関東ブロック長　**芝田竜文**
- ノルディックウォーキング・ネットワーク主宰／NPOみんなの元気学校代表理事　**校條 諭**
- 日本ノルディックフィットネス協会名誉会長　**三浦望慶**
- 日本ノルディックウォーキング協会理事　**伊藤義昭**
- ライフ出版社　**徳田 武**

　ノルディックウォーキング・ポールウォーキングの認知度が高まり、高齢者層のユーザーも増加する反面、指導現場では、どんなメソッドが相応しいのか、といった共通認識の不足が浮き彫りになってきています。そこで本章では、「ノルディックウォーキング・ポールウォーキング推進団体連絡協議会」のフィルターを通して、ユーザーフレンドリーな整理をしました。

§1　超高齢社会におけるノルディックウォーキング・ポールウォーキングの価値と効果

「歩く」という動作を強化・再訓練するノルディックウォーキング・ポールウォーキング

生活習慣病やロコモティブシンドロームなどに有効なウォーキング

　わが国では、高齢化が世界に類を見ないほどに進展し、運動不足病とも言える生活習慣病の増加や、加齢に伴う運動器の機能低下といった社会的課題が顕在化しつつあります。
　そうした中でも、できるだけ医療や介護の世話にならず、寝たきりにならずに、死の直前まで

自立し、健康的な生活を送れることは、ご本人にとっても幸せなことです。また、そのような状態を維持し続けることは、若い世代に社会保障面で過度な負担をかけないという意味でも重要で、社会の一員としての責任と言っても良いかもしれません。

そのような健康的な生活の実現に有効な運動の一つとして挙げられるのが、ウォーキングです。いつでもどこでも誰でも手軽にできる健康づくりの方法として、さまざまな疾病の温床となりやすい運動不足による肥満、とくに内臓脂肪を体脂肪燃焼などを通して改善するだけでなく、動脈の伸展性を保ち、適正な代謝を促すことから、高血圧や脂質異常、糖尿病などの生活習慣病やある種のがんの予防に有効とされています。また最近では、歩行能力の低下の原因となるロコモティブシンドローム（運動器症候群）やサルコペニア（進行性および全身性の骨格筋量および骨格筋力の低下を特徴とする症候群）、認知症などの予防にも効果的と指摘されています。

「歩く」という原始的な身体活動が多くの疾病の予防に効果的で、健康寿命の延伸に有効であるということは、すでに国内外で科学的に証明されており、その社会的意義を否定する人は恐らく誰もいないでしょう。

歩行の"強化・再訓練"に最適なノルディックウォーキング・ポールウォーキング

ところが、人類は**図3-1-1**のように、二足歩行を獲得してから大変な努力を積み重ねてバランス良くスムーズに歩けるようになったにもかかわらず、便利過ぎる文明社会、車社会の到来等によって、「立つ」「歩く」といった基本動作がいつしか苦手となってしまいました。

歩行を疎かにし続けた代償として、現代人に課せられたのが、歩行不足病の代名詞である生活習慣病であり、その前段階のメタボリックシンドローム（内臓脂肪症候群）、そして超高齢化の進展と軸を同じくして増加するロコモティブシンドローム（運動器症候群）などです。今日に生きる私たちには皮肉にも、日常生活の中でこの当たり前の動作を強化・再訓練する必要が生じていると言えるわけです。

こうした中で注目されているのが、安全に無理なく実践できる「ノルディックウォーキング」「ポールウォーキング」、すなわち専用ポールを手に持って歩くウォーキング法です。健常者にはもちろん、高齢者や足腰の弱い方にも安全かつ効果的に全身運動としてのウォーキングを楽しめる利便性があり、各方面で着目されています。

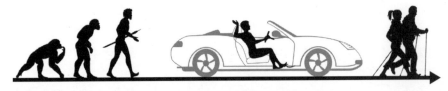

図3-1-1 4足歩行から2足歩行を経て、再び4足歩行の時代へ!?

ウォーキングの1.2倍以上の運動効果があり、現代人にうってつけ

第1章で述べられたように、フィンランドで生まれたノルディックウォーキングは、幼少の頃から歩くスキーに慣れ親しんだ北欧のほか、欧州全域から全世界にまで広がり、今や1,000万人超の愛好者を数えるほどに浸透しています。フィンランドに至っては、車を運転する人よりもノルディックウォーカーの数のほうが多いとまで言われています。また、顕在化する諸問題の解決

に向けて運動の専門家と整形外科医のコラボレーションによって生まれ、ノルディックウォーキングから派生する形でわが国独自に進化したポールウォーキングも同様に、超高齢社会を背景に4足歩行の観点からカラダをリセットする理想のウォーキングスタイルとして、各地に浸透しつつあります。

ノルディックウォーキング・ポールウォーキングは、正しい姿勢を保持したまま、無理なく歩幅を広げた歩行を可能にし、ウォーキングに対し1.2～1.5倍前後の運動効果（ウォーキングが1時間に300calを消費するのに対し、ノルディックウォーキング・ポールウォーキングは360cal程度消費するとの報告がある）が期待できる、まさに歩行不足の現代人に理想的な運動様式です。

ノルディックウォーキング・ポールウォーキングに期待される効果

ポールを用いたウォーキングの効果

ここで、通常のウォーキングとノルディックウォーキング・ポールウォーキングの効果を整理してみましょう。

■通常のウォーキングの効果

まず、ポールを使用しない通常のエクササイズウォーキングの効果に触れておきます。

(1) メタボリックシンドロームの予防改善

　①高血圧…ウォーキングの継続により、末梢血管抵抗が下がって血液の循環がよくなり、血圧が下がります。

　②高血糖…ウォーキングの継続により、血液中に増え過ぎたブドウ糖（この状態が長く続くのが糖尿病）が筋肉組織に取り込まれやすくなり、高血糖が改善されます。筋肉の主なエネルギー源は、ブドウ糖と遊離脂肪酸であり、運動によって消費されると、それを補うために筋肉組織に血液中のブドウ糖が取り込まれ、改善します。

　③脂質異常…ウォーキングの継続により、血液中の中性脂肪が減り、善玉コレステロールと言われるHDLコレステロールが増えます。ジョギングのような息が弾み鼓動が激しくなる程度の運動を毎日30分、6か月以上続けると効果的であるというデータがあります。

(2) 心臓血管系機能の向上

(3) 心肺機能の向上

(4) 筋持久力の向上

(5) 体脂肪（とくに内臓脂肪）の減少

(6)除脂肪体重の増大　　など

＊メタボリックシンドロームとは、内臓脂肪が蓄積し、これに高血圧や脂質異常、高血糖を重ね持つ状態であり、放置しておけば糖尿病、脳卒中、心筋梗塞などに至ることが指摘されています。

■ノルディックウォーキング・ポールウォーキングの特異的な効果

　一方、ノルディックウォーキング・ポールウォーキングは、ポールを用いて四肢で歩行することから、①全身の筋肉の約90％を使用する、②同じペースのウォーキングより酸素摂取量が約20％増える、③同じく心拍数が6％上がる――などとされており、とくにメタボリックシンドローム予防の効果が強調できます。

(1)上半身も使った全身運動となり、通常ウォーキングと比較して20～30％増のエネルギー消費量を確保できる。

(2)メタボリックシンドローム（内臓脂肪症候群）の改善や減量ダイエットに有効である。

(3)背筋が伸び、左右バランスのとれた正しい歩行姿勢が保持できる。

(4)歩幅が広がり、腰の上下動が大きくなり、エネルギー消費量がアップする。

(5)首、肩周りの血行を促進し、肩こり等が改善される。

(6)上半身と下半身がねじれあう回旋運動により体幹筋群が強化され、無理なくシェイプアップできる。

(7)ポールを使った体操で手軽にウォーミングアップ、ストレッチング、バランストレーニング等が可能となる。

(8)上腕筋や肩甲骨周辺の筋肉、大胸筋、広背筋等の筋力強化が可能である。

(9)視線を落とさず前方を向いて歩けるため、気分も爽快になり自己効力感が高まる。

(10)ポールを持つことにより下肢などへの負担を軽減できるので、運動能力が異なった人同士でも同じコースを一緒にウォーキングすることが可能となる。

(11)ポールを使用した4点支持歩行は、足腰への負担を軽減しながら、効果的に下肢筋力を使い、歩行機能を高めることから、転倒予防やロコモティブシンドローム予防に効果的である。

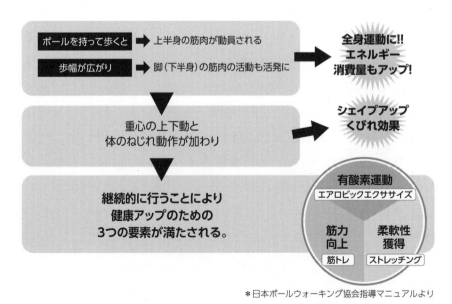

＊日本ポールウォーキング協会指導マニュアルより

図3-1-2　ノルディックウォーキング・ポールウォーキングの効果のイメージ

⑿虚弱高齢者等でもポールの使用により安全に歩行を支持するため、歩行機能がダイレクトに改善し、効果的な介護予防となる。

　有酸素運動の脂肪燃焼効果は、運動をはじめてからおよそ10分後から現れ、30分以上続けると良いと言われていますが、ノルディックウォーキング・ポールウォーキングは全身運動であることから、この有酸素運動が無理なく続けられる、という利点があります。

　ちなみに、「1日に必要な運動時間は30分程度」と言われていますが、30分間の運動を継続して行うことが困難な場合、1日に10分ずつの運動を3回実施するという方法でも構わない、という研究結果が筑波大学の久野譜也教授によって報告されています。この「小分け方式」は、血圧の低下に配慮したもので、血圧コントロールの面からは、30分間継続して運動するよりも10分ずつに小分けにしたほうが健康増進という面で効果的だとされ、注目されています。

ポールを使用したウォーキングに関する国内外で一般に指摘されている研究の成果

メタボや生活習慣病の予防、高齢者の健康づくりに有益

　ポールを使用したウォーキングに関する研究は、そのルーツである北欧、欧州を中心に盛んに行われています。まだまだ十分とは言い難いものの、有意性が明確に示されている報告も増えてきましたので、以下に、代表的な研究の要約をご紹介します。

⑴**ポールに慣れると歩幅が広がる**

　ポールを手にしたウォーキングと普通のウォーキングでの歩幅と歩数の違いに関する実験（山本ら、2000年）では、ポールを使用したウォーキングに慣れてくると、一歩の歩幅が広がり、歩数が少なくても速く歩けることが明らかになりました。

⑵**同じ歩行速度ならポールを使って歩くほうがエネルギー消費が多くなる**

　ポールを手にしたウォーキングと普通のウォーキングでの酸素摂取量と心拍数の違いに関する実験（山本ら、2000年）では、歩くスピードが同じなら、ポールを使用したほうがより多くの運動量を稼げることが明らかになりました。

⑶**高齢者においても心拍数や酸素摂取量が高められる**

　ポールを手にしたウォーキングが女性高齢者の心拍数、酸素摂取量に及ぼす影響に関する実験（富田ら、2000年）では、心拍数や最大酸素摂取量が10％以上も高められることが証明されました。

⑷**20〜46％増のエネルギー消費量と5〜7拍／分増の心拍数を可能にする**

　米国・ダラスのクーパー研究所における実験（2002年）でも、ポールを手にしたウォーキングは通常のウォーキングに比べ、エネルギー消費量が最大で46％高まることが明らかになりました。心拍数も1分間当たり約5〜10拍も上昇し、その有意性が示されました。

(5)体力面のみならず心理面（自己効力感）も向上する

都内在住高齢者を対象に2か月間に及ぶポールを使ったウォーキングや筋力向上を目指す運動メニューの処方を行った調査（山内、杉浦ら2013年）では、心理・体力両面の健康維持・増進・活性化、とくに「身体活動意欲」「四肢の筋力向上」「上肢の筋力バランス」などの改善に貢献することが示唆されました。

(6)高齢者がポールを手に歩くと歩行運動の充実感や快適度を感じ、継続意識に寄与

高齢者を対象にポールを使ったウォーキング時の心理変化についての調査（山内、杉浦ら2013年）において、「ポジティブ覚醒」「ネガティブ覚醒」「快適度」の3要因について二次元気分尺度を用いて運動前後でその心理的変化を分析したところ、3要因はいずれも改善し、交互作用が認められました。また、高齢者がポールを使った歩行運動の充実感や快適度を感じ、継続意識に寄与する楽しい運動種目であることが示唆されました。

運動強度が高い割に自覚的運動強度は低く感じるポールを持ったウォーキング
→おしゃべりしながらでも効き目のある運動ができる！

一般社団法人日本ポールウォーキング協会代表理事　杉浦伸郎
同協会技術アドバイザー／慶應義塾大学体育研究所准教授　山内 賢

身体活動を行う本人がその運動負荷を強いと感じるか、楽だと感じるかを示す指標に「自覚的運動強度（Rate of Perceived Exertion：RPE、ボルグスケール）」があります。もしも、運動の実践者が自覚的運動強度を指標として、感覚（主観・自覚）的に「楽である（RPE11）」から「ややきつい（RPE13）」と感じる強度で行うことができれば、負担感が低いまま、高い運動効果を期待できます**（表参照）**。海外の研究文献を見ると、ポールを持ったウォーキング時の自覚的運動強度は、実際よりも1段階スケールダウンする傾向にあるとされています。その理由は、4点歩行になったウォーキングスタイルによる安定感・安堵感に由来すると言われています。このあたりがポールを持ったウォーキングのもう一つの良さ、すなわち会話をしながら身体活動ができるという、ほかの運動には見られない大きな特色と言えます。これは、筋トレ等を中心とした従来の介護予防事業とは決定的に異なる点であり、実際に本書で紹介している先行する取り組みでは、ポールを持ったウォーキングの取り組みを通じ、参加者同士が友だちになり、体調を崩した際には互いにお見舞いに行ったり、買い物を代行したりという関係性に発展した事例が見られています。

こうした副次的な効果を有するのがポールを持ったウォーキングであり、この事実はソーシャルキャピタルの醸成に貢献してくれる可能性を示唆していると言えます。

表　自覚的運動強度（RPE。ボルグスケール）

RPE	コメント	英語訳
6		
7	非常に楽である	very very light
8		
9	かなり楽である	very light
10		
11	楽である	light
12		
13	ややきつい	fairly hard
14		
15	きつい	hard
16		
17	かなりきつい	very hard
18		
19	非常にきつい	very very hard
20		

年齢を問わず、多くの層に有益なエクササイズ

このようにポールを持って歩くだけで、年齢を問わず、正しい姿勢のまま歩幅を広げてバランス良く歩けるようになり、しかも上半身も積極的に動かすことから、無理のない全身運動となって、エネルギー消費量も通常ウォークに比べて20〜30%アップするのです。

さらに、上半身と下半身がねじれあう回旋運動によって、体脂肪燃焼とコアマッスル（腹部深層筋）が強化され、しなやかなボディメイクも可能になります。また、2本のポールを手に歩くだけで通常ウォークよりも短時間で質の高い全身運動ができるので、多忙な方にも最適と言えます。

一方、ポールの使用によって安全に有酸素運動を実施できる点から、高齢者の健康づくりにもぴったりです。自己効力感に働きかけ、自覚的健康観を高める点も見逃せません。

その意味で、誰にでも行える効率的なエクササイズであり、だからこそメタボリックシンドローム対策、生活習慣病予防、高齢者の健康づくりの方法として、各方面から熱い注目を受けているのです。

介護予防における一次予防・二次予防・三次予防のどのフェイズにも有益なツール

高齢者のさまざまなリスクを低減させる

近年、超高齢社会の到来を背景にとくに注目されているのが、ノルディックウォーキング・ポールウォーキングのロコモティブシンドローム対策、サルコペニア対策、フレイル予防、転倒予防、閉じこもり予防、介護予防対策としての機能です。これらはいずれも、身体活動を増加させることにより、そのリスクを低減できるものであり、ノルディックウォーキング・ポールウォーキングが今後、ターゲットにすべき重要なテーマと言えます。

腰痛や肩こりなどの緩和、下肢筋力の改善、歩行機能の向上

ポールを使ったウォーキングは、加齢等に伴う腰痛、肩こりなどを4点支持歩行を通じた上半身の運動により緩和するとともに、足だけにかかる荷重をポールの使用で分散させる効果があるために膝の痛みなどを軽減し、さらには4点支持による支持基底面の拡大によって下肢機能を十分に活用した歩行を可能にするため、衰えてしまった下肢筋力が向上し、バランス機能も呼び戻されて、低下した歩行機能をダイレクトに高めることができます**（本書第5章参照）**。

認知症予防への期待

ポールを使ったウォーキングは、上半身と下半身のコーディネーション機能を必要とするた

め、転倒予防に資するしなやかなや身体づくりに効果的であり、なおかつ足の運びに合わせてポールをタイミング良く着地させるという動作が加わるという特性から、神経と筋、関節、靭帯等の協調性を意味する「神経筋協応能」という体のセンサー機能を研ぎ澄ます利点があります。

さらに、国立長寿医療センター研究所の研究によって、適度な有酸素運動と頭を使う課題（簡単な計算など）を組み合わせると、脳の神経を成長させる「脳由来神経栄養因子」というタンパク質が増え、脳への刺激で新しい神経細胞がつながりやすくなる、という報告がなされていることからも、元来の有酸素運動の効果と相まって、足の動きに合わせたポールの運びのやや複雑な動作の組み合わせが、認知症予防にも効いてくるのではないか、と考えられます。

このような特性、すなわちポールによって膝関節・股関節・足関節などにかかる負荷が軽減する上、転倒リスクをも軽減し、かつ安全に適度な有酸素運動を提供しつつ、歩行機能を回復させ、認知症への効果なども期待できるという特性から、とくに今強く求められている高齢者への対策に最適な支援ツールと言うことができます。

介護予防とその上流概念である壮年期の生活習慣病予防の両方に有効

しかも、本書第4章で紹介していることからもわかるように、ポールを使ったウォーキングは、介護予防における一次予防・二次予防・三次予防（図3-1-3）のどのフェイズ（段階）にも有効な運動法であることから、介護保険制度における地域支援事業等の実施主体である市町村からも注目され、期待が高まりつつあります。この事実をノルディックウォーキング・ポールウォーキングの関係者も認識しておきたいものです。

地域支援事業等とは、要支援・要介護状態となる前からの介護予防を推進するとともに、地域における包括的・継続的なマネジメント機能を強化する観点から、市町村において行われる事業です。本人や家族という個人レベルの介護関係の問題解決にとどまらず、介護費用等の伸びを抑え、介護保険料等の負担を軽減するという社会的効果も期待されており、いわば本人等への支援策でありながら、社会保障等の負担を軽減するという、地域、社会レベルの問題の対処のために行われるものです。その意味では、超高齢社会が欲する予防施策と言えます。

また、介護状態に陥る多くの要因は、生活習慣病に端を発している場合が多く、地域において中高年層に対する健康づくりの方法としてノルディックウォーキング・ポールウォーキングを採用すれば、将来を見据えた早期からの介護予防の取り組みともなります。実際、先進的な市町村においては、ノルディックウォーキング・ポールウォーキングが生活習慣病予防と介護予防の両方に効く方法である利点が認識され、2つの目的で採用しているケースも見られます。

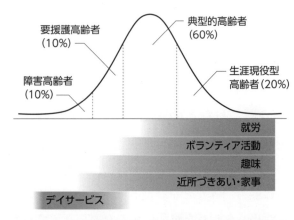

（東京都健康長寿医療センター研究所・藤原佳典氏の作成図を改変）

図3-1-3　高齢者の分布と1次予防・2次予防・3次予防との関係

将来の介護予防の対象者であり、現時点では壮年期にいる人たちも視野に入れた健康づくりシステムの具体的ツール、そして現在の介護予防対象者の歩行機能、生活機能を改善させる具体的ツールとしての2つの役割を同時に果たせるのは、ノルディックウォーキング・ポールウォーキングをおいてほかにない、と言っても過言ではありません。

時代、地域、社会の今日的ニーズに対応する課題解決のソリューションプログラム

高騰する医療費や介護費などの削減にも貢献できる

　1人でも多くの地域住民がポールを手に歩けば、前述したような生活習慣病やロコモティブシンドローム、サルコペニア、フレイルなどが予防され、生活機能が維持できて、QOLが向上します。そればかりか、二次的には高騰する医療費や介護費などの削減にも貢献できます。

新たなコミュニティビジネスの創出も可能で、地域の活性化も期待される

　ポールを手にして歩く歩行文化が浸透していけば、広く国民の心身の健康の維持・増進が図れるノルディックウォーキング・ポールウォーキングを核とした健康サービスの新たなコミュニティビジネスが創出・展開され、地域社会の問題解決に貢献する可能性まで期待できます。

　例えば、これから劇的に増加する団塊世代のリタイヤメント層をはじめとした未活用の人的資源を、ポールを使ったウォーキングの指導員・準指導員などとして有効活用していけば、それらシニア世代の健康生きがいづくり・居場所づくり・役割づくりにつながり、新しい社会的価値の創出にもなります。そうしたヒューマンキャピタルの創出とソーシャルキャピタルの向上との相乗効果によって、さらなる地域住民の健康度の向上、社会の活性化に貢献できると言っても過言ではありません。

　ポールを手にして歩くという新しいウォーキングは、このように時代のニーズ、地域のニーズ、社会のニーズに対応できるソリューションプログラムとして、今後ますます大きな期待が寄せられているのです。

ソーシャルキャピタルとは!?
　アメリカの政治学者ロバート・パットナム（1993年）により、「人々の協調行動を活発にすることによって社会の効率性を高めることのできる信頼、規範、ネットワークといった社会的仕組みの特徴」と定義されています。「物的資本（Physical Capital）」や「人的資本（Human Capital）などと並ぶ新しい概念で、しばしば「ご近所の底力」と意訳されています。わが国では、一般的な人への信頼度、隣近所とのつきあいの程度、ボランティア活動者率などの個別指標により、ソーシャルキャピタルの数値化が試みられており、人を信頼できると回答する人々が多い地域では、犯罪が少ない、合計特殊出生率が高い、老人医療費が低いといったデータが国レベルで確認されています。人を信頼できる人々が数多く存在すれば、お互いの協調行動によって、官民による社会環境の整備がスムーズに図られ、暮らしやすい地域がつくられることから、近年注目を集めています。
　人々を結びつけられるノルディックウォーキング・ポールウォーキングも、その創造に一役買うことが期待されます。

はじめるなら早いほうがいい！
—60歳代のほうが70歳代よりも身体活動量が有意に改善

一般社団法人日本ポールウォーキング協会代表理事　杉浦伸郎
同協会技術アドバイザー／慶應義塾大学体育研究所准教授　山内 賢

　日本運動器科学会（2013年）において、都内の高齢者を対象に行った2本のポールで歩く健康運動教室の研究成果（山内、杉浦ら）が発表されました。

　65歳以上の高齢者を対象とした健康運動教室（2か月間、前方着地メソッド）を行ったところ、身体活動量については60歳代のほうが70歳代よりも有意に改善しており、運動処方は介護のお世話になる前、早い時期から開始したほうが効果的である、という内容でした**（図参照）**。またこの発表では、ポールを使った運動処方は心理・体力両面の健康維持・増進・活性化に貢献することも指摘し、さらにポールによるウォーキングと筋トレの併用が「身体活動意欲」「四肢の筋力向上」「下肢の筋力バランス」などの改善に貢献することも実証していました。「ポールを使ったウォーキングをはじめるのなら早いほうがいい」と主張したものと言えます。

　そして、下肢の筋力維持・向上に貢献したことから、60歳からの転倒予防を念頭においた日常生活活動能力活性化を目指す運動処方の重要な選択肢、さらに70歳代は60歳代と比べると体組成的・体力的な変化は著明ではないものの、平均値が増加傾向で、筋力維持が期待できるため、70歳からの転倒予防を念頭においた日常生活活動能力活性化を目指す有効な運動処方の選択肢として、2本のポールで歩くウォーキングは有益だと考察されました。その上で、60歳代に健康運動習慣を構築したほうが70歳代よりも効果が期待できる、と提言しています。

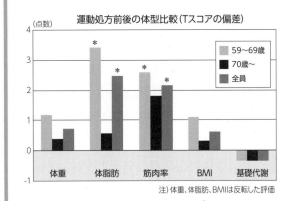
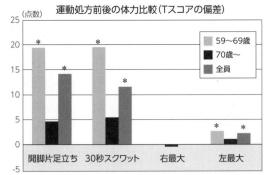

§2 シニア向けノルディックウォーキング・ポールウォーキングの基本

後方押出しメソッドと前方着地メソッド―似ているようで異なるそのメソッド

ウォーキング専用に開発された両腕で扱う2本のポールを用いたフィットネスウォーキング。それが、ノルディックウォーキング・ポールウォーキングです。

ともに歩行のスピードや推進力を増幅できるフィットネスウォーキングで、ポールの使用によって上半身の運動が追加されるため、ポールなしの通常のウォーキングよりも運動強度の増加や歩幅の助長がなされ、それによって運動エネルギー消費が増加するという共通点があります。2本のポールを使用するという共通点の一方で、その使い方が若干異なっています。

本書では、ノルディックウォーキング・ポールウォーキングと総称していますが、その歩行法については、ポールの着地方式を基準として「後方押出しメソッド」と「前方着地メソッド」の2つに大別することができます（第1章参照）。すなわち、**「後方押出しメソッド」**は、北欧で指導法が確立された、ポールを身体の後方に着地して推進力を与えるメソッドであり、**「前方着地メソッド」**はその後に日本で新たに指導法が発展した、ポールを身体の前方にほぼ垂直に着地して歩行を支持するように用いるメソッドです。

本章では、指導者資格認定団体間で指導法の呼称（**表3-2-1**）が異なることを考慮して、ノルディックウォーキング、ポールウォーキングという用語を用いず、ポールの着地方式にもとづいて「後方押出しメソッド」と「前方着地メソッド」という用語で解説することとします。

（＊）「後方押出しメソッド」については、標準的にはポールの着地点が身体の横であることから「横突き」と称する団体もありますが、本章では、ポールを「後方に押し出す」ように着地するという意味で「後方押出しメソッド」と表現します。

表3-2-1　国内の4つの指導員資格認定団体間における呼称の違い

団体	内容
日本ノルディックフィットネス協会（JNFA）	「自然な歩行動作（足の運びと腕振り）」にもとづいてポールを後方へ押し、推進力を与えて歩行するテクニックを「ノルディックウォーキング」と呼んでいます。しかし、坂道の上りでは前足の横にポールを突く「前突き」、障害者などの歩行弱者にも「前突き」と、地形や対象者に即した指導スタンスをとっています。歩行機能の低下した高齢者等向けのメソッドはテキストの改訂中であり、現在、高齢者の指導については対象者に即して各指導者の判断により指導を行っています。これら高齢者等向けメソッドを含め、ノルディックウォーキングと呼んでいます。
日本ノルディックウォーキング協会（JNWA）	上記と同様の認識ですが、同協会の指導要綱には、歩行補助を必要とされる人への指導も実施しており、その際には「前方着地メソッド」も採用しています。ただし、「前方着地メソッド」を特別にポールウォーキングと呼称することはありません。ポールの着地のさせ方によって呼称を区別しておらず、どのようなポールの着地法であってもすべて「ノルディックウォーキング」と呼称しています。
日本ポールウォーキング協会（NPWA）	「後方押出しメソッド」のみをノルディックウォーキングと呼ぶ慣習が国内にあったため、同協会が独自に開発・発展させた「前方着地メソッド」を「ポールウォーキング」と呼称しています。壮年層から高齢者層までを念頭に前方着地メソッドの複数のバリエーションを開発し、とくに高齢者等向けのリハビリテーション・社会参加的なツールとしての意義に着目して、「前方着地メソッド」のみを指導しています。
全日本ノルディック・ウォーク連盟（JNWL）	「前方着地メソッド」も「後方押出しメソッド」も、ともに「ノルディック・ウォーク」と呼称しています。ポールの着地のさせ方によって「ノルディックウォーキング」「ポールウォーキング」と呼び分けるようなことはせず、いずれのメソッドも「ノルディック・ウォーク」であるとのスタンスを取っています。ただし、ポールを斜め後方に押し出す後方押出しメソッドを「駆動系（アグレッシブ）」、前方にポールを出すメソッドを「制動系（ディフェンシブ）」と特別な表現を用いています。

運動形態に大きな相違点がある後方押出しメソッドと前方着地メソッド

　一見、同じに見える2つのメソッドですが、「後方押出しメソッド」は、歩行する身体の外側後方にポールを左右交互に着いて、地面からの反力、つまり上体と腕で後方に押し出す力を利用することによって、歩行の推進力やスピードを増幅するというメカニズム（後方押出し）を持っています。これに対して、「前方着地メソッド」は、歩行する身体の外側前方に左右交互にポールを着地させ、腕の振りに合わせて、振り手と逆の足を自発的に踏み出すというメカニズムとなっています。
　ここで今一度、「後方押出しメソッド」と「前方着地メソッド」を概説しましょう。

後方押出しメソッド

北欧系健康法としての新しいエクササイズ

　ノルディックウォーキングの原形は、フィンランドで発祥しました。「ノルディック」と聞けば、クロスカントリースキーを連想する人も多いと思いますが、このノルディックウォーキングはオールシーズン、いつでもどこでも楽しむことができる新しい健康法です。いわゆるウォーキングとは異なる"新しいエクササイズ"と認知されたのは、1997年のことでした。その後、ノルディックウォーキングは、スポーツというよりも、生涯を通じて楽しみながら、健康づくりができるレクリエーション活動として確固たるポジションを築きました**（写真3-2-1）**。
　踏み出す足の踵と後ろの足の間にポールを突くようにし、肩甲帯と体幹部の動きを使いながら、できるだけ後方へ押し出す「スキーウォーク」が、この後方押出しメソッドの特徴です。2本の足と2本のポールで推進力を与えるので、「4点駆動」と表現できるでしょう。
　足だけでなく、ポールを用いて上肢を積極的に使う4点駆動であることから、通常のウォーキングと比較して、心拍数5〜10拍/分増、約20％増のエネルギー消費量が得られます。
　最近の傾向として、ライフスタイル・ウォーカーの間では、使用シーンで後方押出しメソッドと前方着地メソッドを使い分ける場合が多く、環境やコンディショニングの観点によって、それぞれの専用ポールを適宜、変えるなどして楽しむ愛好家も少なくありません。また、パーソナルトレーナーの間では、バリエーションの一つとして、クライアントを屋外へ連れ出すツール、使用筋群のトータルバランスコンディショニングや強度変換のツールとして、活用されはじめています。
　いずれにしても、ポールで推進力を与えるメソッドであるので、アスリートレベル、フィットネスレベルの用途にとくに適しています。

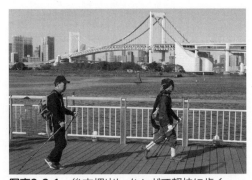

写真3-2-1　後方押出しメソッドで軽快に歩く

前方着地メソッド

歩行に必要な運動器や感覚器に刺激を与え、安全な歩行を担保

前方着地メソッドは、北欧または日本において後方押出しメソッドとしてのノルディックウォーキングが広がる中で、低体力者や関節障がい等により歩行に不安のある方などが前にポールを着地させて身体を支えるように使用され、自然発生的に実践されてきました。

そうした中で、わが国ではスポーツドクターで医学博士の安藤邦彦氏（日本ポールウォーキング協会会長）と運動専門家の杉浦伸郎氏らがフィンランドのフィールドスポーツであるノルディックウォーキングを参考にしながら、ポールウォーキングという名称で日本向けに前方着地メソッドを開発したとされています（日本ポールウォーキング協会）。また、東京大学名誉教授の宮下充正氏をはじめとする研究チームも、ノルディックウォーキングの前方着地メソッドと呼ばれる指導メソッドを誕生させています（全日本ノルディック・ウォーク連盟）。そのほかにも、現在では日本ノルディック・ウォーク学会をはじめ、さまざまな研究グループにより、介護予防やリハビリの分野においての前方着地メソッドの研究が進められています。

肥満などの運動不足、加齢に伴う腰痛や膝痛、頚肩痛といったさまざまな症状を改善するには、軽いウォーキングが推奨されるわけですが、医学的に安全かつ確実な効果を上げるには、"正しいフォーム"が欠かせません。

その点、ポールを使うと、歩行杖を使用しているときよりも、左右バランスのとれた安定した歩行が可能となります。ポールにより、安定した正しい姿勢の保持が容易なので、腰痛等が起きにくいことも特筆できます。安全なウォーキングの手法であることから、介護予防、軽度な膝関節症患者のリハビリテーションの一つとして有用です**（写真3-2-2）**。

このような点から前方着地メソッドは、リハビリや介護予防などのサポートレベル、健康志向のヘルスレベルが中心と言えますが、一方の腕を思い切り振り出してポールを着地し、その腕をしっかり引くように動作して、ある程度のスピードと広めの歩幅をとって歩けば、ハイレベルな運動強度となるので、若年層のフィットネスレベルにも有用です。

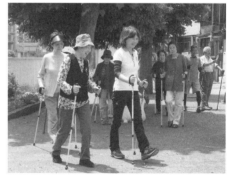

写真3-2-2 地域包括支援センターが関与する前方着地メソッドでの教室

メソッドの違いを反映して
グリップ形状や先端ゴム形状が異なるポール

4点駆動の後方押出しメソッドと、4点支持（2点駆動＋2点補助）の前方着地メソッドでは、

使用するポールの形状などもそれぞれ異なっています。

　顕著な違いは、駆動の違いに伴う、グリップ形状やゴム先形状です。しかし、一方のポールで両方のメソッドを上手にこなしているユーザーも少なくありません。

後方押出しメソッドと前方着地メソッドのフォームの違い ―対象者の志向と状態を考慮した活用イメージ

「推進力」の後方押出しメソッドと「補助的」な前方着地メソッド

　「後方押出しメソッド」は、歩行時の腕の振りを利用して、進行方向に対してポールを斜め後方に押し出すことで発生する地面抵抗（反力）を利用して推進力を得る歩行運動と言えます。「前方着地メソッド」は、歩行時に腕を前方に出し、ポールを地面に対して垂直に着き、その先端を地面にポイントタッチして、振り手とは逆側の踏み出し動作をリードするという点が特徴です。

　体幹と上肢および下肢の動きに協調させるポールの操作の特徴としては、「後方押出しメソッド」ではポールを後方へ突き出す向きと力の強さ、「前方着地メソッド」ではリードするポール先端と身体の距離、さらに上肢と下肢の捻転が挙げられます **(写真3-2-3)**。

　それぞれを意識すれば、ウォーカーは歩幅と歩隔、歩行スピードを自在に調節できます。後方押出しメソッド、前方着地メソッドともに、ポールの運動様式をマスターすれば、歩幅の広さと歩行スピード、歩隔の調整によって運動強度を変化させることが可能となり、快適な歩行を満喫できます。

　これら2種類のポールを用いたウォーキングの相違点を活かし、単独あるいは併用によって、個々の体力に合わせた運動強度のセルフコントロール、歩行能力に対応した運動の選択ができる利点もあります。

　ところで、第1章で紹介したように、わが国にはノルディックウォーキング・ポールウォーキングの指導者資格認定団体が4つ存在します。しかしながら、団体ごとに提唱するメソッドやテクニックが異なっていることは、一般市民にはあまり知られていません。各団体が推奨するフォームには、運動強度の強弱、歩行スピードの速い遅いなどのバリエーションがあります。その詳細については、本書第7章や各団体のホームページ等をご覧ください。

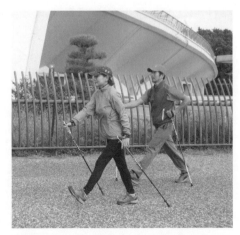

写真3-2-3　後方押出しメソッド（写真左）と前方着地メソッド（写真右）

歩行能力が低下した高齢者等には前方着地メソッドがベター

リスクマネジメントの観点から、いきなりの後方押出しメソッドは推奨できない

　後方押出しメソッドと前方着地メソッドの2つの方法の選択は本来、歩行能力に応じ、対象者と指導者等で相談しながら決定すべきですが、高齢者でも体力レベルが相当に高い場合には、前方着地メソッドからはじめて、体力がついてきた段階で後方押出しメソッドに移行するのが良いでしょう。ただし、多くの研究者は、転倒懸念があり、歩行能力が低下している高齢者やリハビリレベルの対象者に対し、最初からポールを後方に押し出して推進力を高める後方押出しメソッドを勧めることを推奨していません。

　その理由は、自力歩行（自分の筋力で歩くこと）が不安定な人の場合、自分の筋力を超える外力（ポールによる推進力）が加わったときに、転倒・骨折、筋肉や靭帯等の故障などを招く可能性が否定できない、つまり安全性の確保が保証できない、というリスクマネジメントの観点からです。こうしたリスクについては、介護予防を目的として高齢者に行う際、とくに考慮しなければなりません。とりわけ、普段は若年層を中心とした健常者に運動指導を行っている運動指導者においては、高齢者が抱える疾患、高齢者特有の心身の特性などに不慣れであるためにトラブルを招く可能性が考えられます。そのようなことになっては、何のための介護予防なのか、わからなくなってしまいます。したがって、加齢によって故障等をしやすくなっている高齢者の心身の特性を十分に理解した上で、適切な指導を行うことが求められます。

通常歩行に不安のない対象者には、2つのメソッドを同等に捉え、楽しんでもらうべき

　とはいえ、通常歩行に不安のない対象者に、理想的な歩行を再現させたり、高い運動強度を追及するような場合には、後方押出しメソッドと前方着地メソッドを同等に捉え、それぞれの特性を活かしながら自由に組み合わせて、その楽しさを味わってもらうことを優先すべきであることは言うまでもありません。

なぜポールを用いた歩行は、高齢者に適しているのか!?

高齢者の「神経筋協応能」＝「神経と筋肉の協調性」の低下

　さてここで、なぜポールを用いた歩行が高齢者に適しているのか、考えてみましょう。
　ポールを用いたウォーキングは、「神経筋協応能」という身体のセンサーを研ぎ澄まします。神経筋協応能とは、動きを調節する力、身体が思い通りに動く巧みさのことで、「神経と筋肉の協調性」を意味します。つまり、ポールを前に着地させて地面からのフィードバックを得て、足を蹴り出し、そして着地した足の付近に再びポールを着地させて……という一連の動作を通じ、

神経と筋肉の協調性を高めるわけです。
　このような協調性や調整力を発達させるためには、空間での身体の動きを感知する能力が必要となります。これは、動作を行っている者の意識や力の入れ具合などの動作感覚・運動感覚と呼ばれ、固有受容器というレセプターを介した感覚細胞と運動細胞との情報伝達によって機能することが知られています。固有受容器とは、筋・腱・関節・内耳に存在し、筋の収縮の程度、腱にかかる張力、関節の位置、頭部の傾き、頭部の位置などの固有感覚と呼ばれる感覚を発する受容器のことで、言ってみればセンサーのようなものです。
　私たちは、静かに立っているときでも、足裏、膝、股関節などから体重のかかり方や、身体の傾きに応じて力を入れて調節をしており、その力の入れ具合の情報が無意識のうちに脳へ送られています。ただしこの感覚は、ほとんど無意識下で処理されるため、私たちが自覚することはまずありません。

高齢者の姿勢の振れをもたらす固有受容感覚と筋力の低下

　ところが、この機能は加齢等に伴い、知らないうちに低下します。低下すると、それまで無意識にできた動作が一々確認をしないとできなくなってしまいます。
　例えば高齢者は、しばしば姿勢が振れ、転倒することがあります。これは、筋肉を使う際や関節の曲げ伸ばしによって生じる感覚、すなわち固有受容感覚と筋力の低下によるところが大きいとされています。身体の揺れは、重心が足の接地面からなる支持範囲にあるときに安定しますが、直立不動状態でも身体は微妙に揺れており、通常、前後の揺れは約12.5％、左右の揺れは約16％と言われています。70〜80歳の高齢者らの前後方向の揺れは、1985年の米国での動揺実験によれば、30歳代に比べて52％も大きかったとされています。
　一連のメカニズムの反応時間は、高齢者の場合、加齢に伴い、筋肉が衰え、視覚や柔軟性も低下するため、次第に長く、あるいは遅くなっていきます。言い換えれば、固有受容感覚が低下し、姿勢の揺れが大きくなっていくわけです。この点から考えれば、高齢者への姿勢の安定性への配慮がいかに重要かがわかると思います。

加齢に伴う機能障害等があっても
ポールによる支持基底面拡大で安定姿勢を保持

前方着地メソッドで大幅に拡大する支持基底面

転倒不安や転倒リスクが軽減

　高齢になると、歩行速度が遅くなります。理由は、弱くなった下肢の筋肉で歩行を続けようとすると、歩幅を狭めて歩行にかかるエネルギーを小さくするしかなく、そのために歩行スピード

が落ちてしまうからです。また高齢者は、足腰の不安などから、「転倒するのではないか」「怖い」「危ない」という転倒懸念を抱いており、無意識のうちに足の着地時間を長くし、逆に離地時間を短くして、それによって転倒のリスクを減らし、スピードを落としていると考えられます。

身体の前にポールを着地させることで、2本の足と2本のポールによって、4点支持歩行が可能になるという点は前述しましたが、それと同時に**図3-2-1**のように、足とポールによって生まれる面積である「支持基底面」が拡大され、その結果として、転倒不安が劇的に減少する上、転倒リスクも軽減され、それによって安全かつ効果的なウォーキングが実現できる、という利点が前方着地メソッドにはあります。

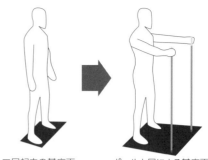

二足起立の基底面　ポールと足による基底面
ポールを持つことによる基底面の拡大

図3-2-1 ポールを前に置くと支持基底面が劇的に拡大し、転倒不安や転倒リスクが減少する

すなわち、足とポールによって生まれる支持基底面が広いほどバランスが安定し、さらにその基底面内に身体の重心があれば、転倒を回避できる可能性が高まります。言い換えれば、ポールを持つことによって4点支持となり、そのために支持基底面が広がって、安定した姿勢を保持できるようになる、というわけです。

思い切った身体活動を促すとともに、安全な教室運営を可能とする

この状態での介護予防体操や歩行機能等を向上させる筋トレの実施は、単に安全であるばかりか、転倒不安の軽減によって思い切った身体動作を可能にし、その効果性の向上を保証します。

つまり、安全な健康づくり教室や介護予防教室等の運営が可能となるとともに、とくに高齢者や低体力者などの普段あまり運動をしていないハイリスク者層の参加も受け入れやすくなるメリットがあると言え、いわゆる水際作戦の成功率を高め、効果的な介護保険運営を可能とするのです。

このような安全な支援ツールで、一連のメカニズムを改善し、低下した機能を高めることができれば、歩行機能の向上や転倒予防、介護予防に寄与できることは言うまでもありません。

生活習慣病予防、介護予防、リハビリテーションという多面性に富んだ支援ツール

概観してきたように、高齢者にとくに推奨される前方着地メソッドの最大の利点は、ポールを手にした瞬間から、正しい姿勢で、かつ支持基底面を拡大して転倒懸念を払しょくしつつ、ウォーキングエクササイズをはじめられるという利便性と再現性、そして全身運動による運動効

果の即効性です。また、ストレッチングや筋コンディショニングにポールを活用することで効率の良い運動の安全な実践が可能となるという点も大きなメリットです。

つまり前方着地メソッドは、生活習慣病予防＋介護予防＋運動器の障害等および高齢で歩行バランスがやや悪い対象者・患者にも安全な有酸素運動、運動器リハビリテーションという多面性を持った処方せんと言えるわけです。歩行機能をダイレクトに高めることができるのは、歩行によってだけである、とも言われており、それこそがポールを用いたウォーキングの唯一無二の特性と言って良いでしょう。

前方着地メソッドは、性別・年齢・身体能力にかかわらず、すべての人々に適応するエクササイズと言えるのです。

後方押出しメソッドと前方着地メソッドのわが国におけるポジショニング

以上の点を加味して、わが国における後方押出しメソッドと前方着地メソッドを、「体力」を横軸、「空間」を縦軸にマッピングすると、それぞれの位置関係は、おおよそ**図3-2-2**のようになると考えられます。

言うまでもなく、ポールを手にした歩行スタイルがわが国に浸透し、これまで述べてきたようなメタボ対策やロコモ対策、介護予防、さらには地域社会の活性化という面で貢献するためには、後方押出しメソッドと前方着地メソッドという2つのプログラムのシナジー性（相乗効果）を相互補完的に発揮することがサクセスキーとなることは間違いありません。

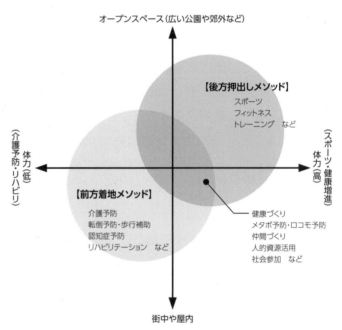

図3-2-2 後方押出しメソッドと前方着地メソッドのポジショニング

§3 シニア向けノルディックウォーキング・ポールウォーキングの実際

シニア向けノルディックウォーキング・ポールウォーキングの基本

　ノルディックウォーキング・ポールウォーキングは、筋力の強化、柔軟の獲得、神経筋群の連動性の潤滑化を促し、安定した歩行を実現します。そして、その結果として、その人の活動性を維持した上で転倒予防、介護予防を可能にします。さらに、従来から指摘されてきたように肥満防止、高血圧・糖尿病・心臓病等の予防ならびに改善にも対応でき、将来の要介護の原因となる脳卒中などの予防にも効果が期待できます。

　したがって、ノルディックウォーキング・ポールウォーキングはいわば、メタボ対策・ロコモ対策から介護予防に至る一連の課題の特効薬と言えるのです。

　ここでは、こうした特徴を持つノルディックウォーキング・ポールウォーキングのうち、とくにシニアに有益な部分に着目した「実践編」を紹介していきましょう。

始める前に──準備すること、覚えておきたいこと

ポール

　ノルディックウォーキング・ポールウォーキングには、前述したように、ポールを身体の後方に押し出すように地面を突いて推進力を与える後方押出しメソッドに適したポールと、身体の前方に支持的にポールを接地する前方着地メソッドに適したポールが、それぞれ販売されています。いずれも、スキーのストックに似た形状であるものの、舗装道路での歩行用に開発された、先端部分にゴムが付けられた専用ポールです（**写真3-3-1**）。

　激しい運動を伴わないシニア向けノルディックウォーキング・ポールウォーキングにおいては、いずれのポールも代用す

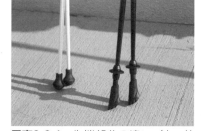

写真3-3-1　先端部分の違い（左：前方着地用、右：後方押出し用）。

ることができます。しかし、いずれかのスタイルにこだわって本格的に実践したいというユーザーは、スポーツ専門店、介護用品店などで取り扱っていますので、ご確認ください（**表3-3-1**）。また、近隣で専用ポール販売店などが見つけられない場合には、ノルディックウォーキング・ポールウォーキングを推進する各団体（本書第7章参照）に問い合わせてみるのも良いでしょう。

表3-3-1　前方着地メソッド用ポールと後方押出しメソッドポールの相違点

	先ゴム形状	ストラップ	ポールの着地方法	基本ウォーク（原型）
前方着地メソッド	丸い	手を差し込むだけのセット&ゴー方式	前方着地Fore Point Touch Method & Placement（置く）	フィットネス（直立肘引き）ウォーク
後方押出しメソッド	斜め切り落としカット	キャッチ&リリースを可能とするグラブ式専用ストラップ	後方押出しSki Walk Method push & pull	スキー（前傾肘完全伸展）ウォーク

■ポールの分類

ノルディックウォーキング・ポールウォーキングを推進する各団体の指導要綱の違いにより、それぞれ使用する推奨ポールが違います。大別すると、ポールを使ったウォーキング用ポールは、下記の3種類に分類できます。

①ヨーロッパでスタンダードに使用されている後方押出しメソッド用ポール

一番の特徴は、グリップとストラップです（**写真3-3-2**）。グリップは径が細目で握りやすく、ストラップ上部も長めにつくられています。ストラップは、後方に押出した際に手を離してもいつでもグリップを握り返すことができる特殊構造となっています。この構造であれば、後方に押出す動作により、肩甲骨などのダイナミックな動きが可能となります。このグリップとストラップ構造がなければ、後方押出しメソッド特有の腕を体の後方まで押出す動作ができません。

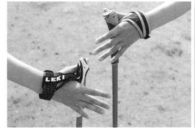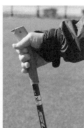

写真3-3-2　後方押出しメソッド用ポール。ストラップが付いたグリップが特徴。

②トレッキングやスキーポール、またウォーキング向けとして販売されているポール

上記①とは、ストラップ構造が大きく異なっています。歩行時に手を離すことができない構造なので、常にグリップを握っておく必要があります。手を離すと、**写真3-3-3**のようにグリップが離れてしまい、すぐに握り返すことができません。そのため、後方押出しメソッド特有の体の後ろまで振り切る動作には適していません。

③前方着地メソッド用ポール

整形外科学的・感性工学的観点より考案され、運動強度を安全に高められるように設計されています。先端ゴムは、あらゆる角度から路面をホールドする形状で、肩中心の振り子運動をつくり出す重量設計となっています。グリップは、強く握

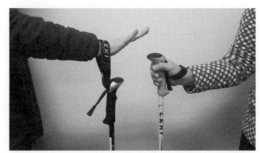

写真3-3-3　トレッキング用ポールなど。ストラップは、上記①の目的とは異なり、ポールの落下を防ぐための用途。

らず、快適な腕のスイングワークを可能にするための特殊な形状。ストラップも同様の観点から、スーッと手を差し込むだけの設計です（**写真3-3-4**）。

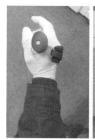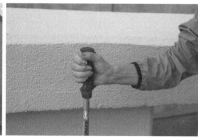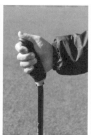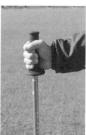

写真3-3-4 前方着地メソッド用ポール。ストラップは、手を通すだけの構造。

■ポールの長さ調整

後方押出しメソッドの場合（やや長め）

ポールを握った状態で肘が直角になる高さに合わせます。一般的には、初心者はストラップの付け根がおへその高さくらいになるように長さ調整をします（**写真3-3-5**）。このような方法で調整するほうがうまく調整できます。慣れてきたら徐々に長くすると運動強度も上がります。

したがって、運動強度によりポールの長さを変更できる伸縮タイプのポールをお薦めします。長さを調整できる伸縮式のポールと、調整ができないタイプのポールがありますが、伸縮タイプのポールでは長さ調整後にしっかりと固定できているかを確認することが大切です。

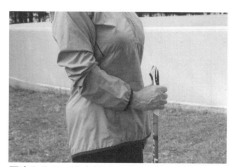

写真3-3-5 後方押出しメソッドの場合、ストラップの付け根がおへその高さくらいになるように調整する。

前方着地メソッドの場合（やや短め）

ポールは、肘が直角（90度）になる高さに合わせます。ポールを握った状態ではなく、**写真3-3-6**のように手をグリップに載せた状態で合わせます。しっかりと接地して身体のバランス保持したい場合には、それより少し長めに調整すると良いでしょう。適切な長さのポールを持てば、「良い姿勢」を無理なく保てます。脊柱管狭窄症のような前かがみも解消され、背筋がすっと伸び、肩や腰の負担がかなり軽減されて、疲労感が減少します。

なお、後方押出しメソッド専用ポールと同様、長さを調整できる伸縮式ポールと調整ができないタイプのポールがあります。

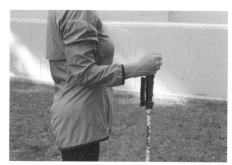

写真3-3-6 前方着地メソッドの場合、長さは、握った状態ではなく、手を載せた状態で肘が直角になるように調整する。

表3-3-2 身長とポールの長さの目安

長さ(cm)	85	90	95	100	105	110	115	120
身長(cm)	133前後	140前後	148前後	156前後	164前後	171前後	179前後	187前後

■グリップの握り方

後方押出しメソッドの場合

　左右を確認し、専用のベルクロ（ストラップ）を装着後、親指と人差し指の2本で軽く握るようにし、残りの3本の指は添えるようにします。

前方着地メソッドの場合

　ポールのグリップを強く握ると、手首や肘に負担がかかり、関節炎や腱鞘炎の原因にもなりかねませんので、ポールが軽やかにスイングする程度に軽く握るようにしましょう。また、強く握ると血圧が上昇しやすくなりますので、とくに中高年者や血圧が高めの方は注意してください。

シニア向けノルディックウォーキング・ポールウォーキングの基本フォーム

無理なく再現できる理想の歩き方

支持基底面の拡大と体位支持機能の向上

　超高齢社会におけるシニア向けノルディックウォーキング・ポールウォーキングの機能の中で最も重要なのは、転倒予防や歩行機能の強化などの介護予防ではないでしょうか。

　一般に通常歩行では、左右の歩幅はなかなか対称になりにくく、とくに高齢者では一方の足に関節痛などの問題があると、もう一方の足でかばいながら歩き、その結果、問題のない足にまで不具合が生じるということがあり、厄介です。

　しかし、ノルディックウォーキング・ポールウォーキングにおける歩行では、ポールを持った腕を振るときに肘をコンパクトに曲げて引き、肘を意識して肩甲骨を積極的に動かすことなどにより、腕振りや体軸の回転動作を行いやすくなり、またポールによる支持基底面の拡大と体位支持機能の向上とも相まって、足の運びが理想に近い左右対称となり、無理なく、本来の自然な歩き方を実現することができます。

　すなわち、かかとで着地し、かかとからつま先に向かって重心を移動させ、足の前部でしっかりと地面をグリップしながら、親指（母指球）を中心とした足の前部で蹴り出す、という理想的な足の運びが可能となります。

　これによって、老化などに伴う関節等の障害や下肢筋力の低下によって不活発になっていた「歩行」という動作が再び活性化されることになります。歩くという動作は、座位や静止状態での介護予防体操等とは決定的に異なり、歩行に不可欠である下肢筋力やバランス機能の向上を図り、ダイレクトに歩行機能を改善・向上させるのです。

■後方押出しメソッドのポールの動かし方と足の運び方

　基本的には、自然に行われる通常歩行と同じような腕振りを意識し、肩を支点に振り子のように腕を大きく振ります。前に出した手の肘を軽く曲げて、グリップがみぞおちの高さまで振ります。一方、ポールの斜め後方への押し出しは、グリップが身体の横にくるところあたりまでとし、押し出す強さも体力に合わせて、無理のない程度に着地させるようにしましょう（**写真3-3-7**）。

　グリップは、前方に振り出すときには指を軽く添えた状態で、最後に指はリリースします。

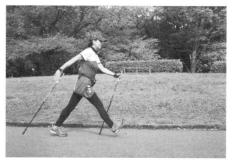
写真3-3-7　後方押出しメソッドでは、ポールを突く位置は、踏み出した足と残った足の間となる

■前方着地メソッドのポールの動かし方と足の運び方

　ポールは、踏み出した足（前足）の踵の横あたりにほぼ垂直に着地させて、立脚側をサポートします。後方押出しメソッドのように後方へ"突く"というより、むしろゴム先を"置く"ようなイメージです（**写真3-3-8**）。そして、ポールのスイングに同調させるように、反対の足をフォローします。手を前に突き出すようにすると、重心が前方に移動し、バランスをとるために足が自然に前へ出ます。

　このとき、踵からしっかりと着地し、重心を踵からつま先へ移動させ、足裏の前部、つま先でしっかりと蹴り出すことを意識しましょう。支持基底面が拡大しているため、この一連の動作が無理なく行えます。

　歩行が不安定な人やリハビリを受けている人の場合は、杖のようにして歩いても構いません。ポールの使用により、かなりの免荷が可能になるので、膝や腰を守りながら歩くことができます。また、股関節を広げる外転運動をつかさどる骨盤から太ももの骨にかけての中臀筋が低下し、体幹を左右に揺らして歩行するトレンデレンブルグ歩行の改善にも有益です。

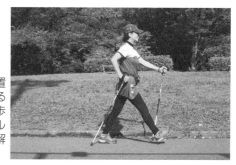
写真3-3-8　前方着地メソッドでは、ポールの先端を前足の踵あたりに置く。すると、起立に関係する抗重力筋群をサポートできるため、転倒予防が可能となる。1本で使用するT字杖では歩行パターンに左右差が生じるが、前方着地メソッドのポールでは左右均等にサポートされるため、左右のふらつきが解消し、本来的な歩行スタイルが呼び戻される

理想の歩行スタイルを可能にする
ノルディックウォーキング・ポールウォーキング

　ウォーキングは、前述のようにロコモ予防やメタボ予防、そして転倒予防のための歩行機能の向上、介護予防などに有効です。

　しかし、それらは正しいフォームでしっかり歩行が行われた場合に言えることです。以下の点を意識してノルディックウォーキング・ポールウォーキングを楽しみましょう（**写真3-3-9**）。

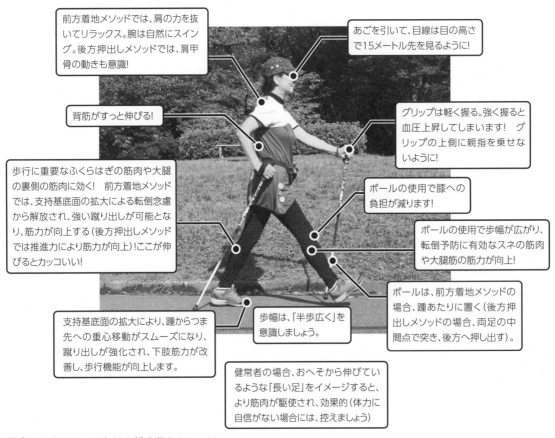

写真3-3-9　シニア向けの基本的なフォーム

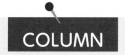

高齢者に対する運動指導時の注意点

東京都健康長寿医療センター研究所社会参加と地域保健研究チーム（理学療法士）　**桜井良太**

高齢者の身体機能は個人差が大きいとの認識を！

　60歳を超え、高齢期に入る頃から、体を動かすために必要な筋肉の線維が細くなったり、筋肉の量そのものが減ったりするため、必然的に筋力が低下します。こうした筋力の低下は、歩行能力やバランス能力の低下をもたらします。加齢に伴うこのような運動機能の低下は、日頃の運動習慣や日常生活行動によって規定されていると言え、その積み重ねを経てきた高齢者においては、その結果として、心身機能に大きな個人差が生じています。

　したがって、高齢者に対する運動の指導時、あるいは運動の実践時には、細心の注意を払うことが必要となります。当然のことながら、ノルディックウォーキング・ポールウォーキングに臨む高齢者に対し、若年層と同じような画一的な指導を行うことは危険であると言えます。「高齢者の身体機能は個人差が大きい」という現実をしっかりと認識した上で、適切な指導を行うようにしましょう。

「運動前」「運動中」「運動後」の3段階でリスク管理

　高齢者における運動指導において注意すべき点は、数多く存在します。

　ここでは、リスク管理の観点から、とくに重要と考えられる注意点を「運動前」「運動中」「運動後」の3つに分けてまとめました。

運動前に注意する点——血圧の測定、体調の把握を必ず行う

　高齢者の健康背景はさまざまであり、多くの方が何かしらの持病・障害を持っています。

　そのため、高齢者の運動時には、転倒や心臓・血管系の異常による発作などのリスクが大きくなるとの認識にもとづいて、まずは参加高齢者が運動できる状態であるかどうかを適切に見極めることが重要になります。介護予防の取り組みを推奨する厚生労働省では、そのような観点から「介護予防マニュアル」の中で「高齢者における運動禁忌の基準例」**（表）**を示していますので、運動指導時の参考にすると良いでしょう。

　ノルディックウォーキング・ポールウォーキングを行うと、筋肉が栄養（酸素）を必要とするため、体内の血流が活発になり、血圧が上昇して、血管にかかる負荷が増大します。例えば、動脈硬化（血管の柔軟性が失われている状態）が進んでいる高齢者の場合には、血圧の上昇を抑えきれず、頭痛、吐き気、意識障害を招き、最悪の場合、血管が血流の負荷に耐え切れずに破れてしまうことも起こり得ますので、十分な注意が必要です。

　このような症状を予防するためには、運動前に血圧を把握しておくことが重要です。体調不良

の際には、無理をしないようにと促しましょう。とくに普段、血圧を下げる薬を飲んでいる方においては、薬を飲み忘れた日の運動に気をつける必要があります。また、心臓や脳の病気を抱えている方の場合は一度、主治医と相談してからノルディックウォーキング・ポールウォーキングをはじめたほうが良いでしょう。なお、運動直前の食事は、吐き気を催す原因となるため、控えるように促しましょう。

運動中に注意する点——丁寧な準備運動、運動強度に配慮する

日頃、運動する習慣のない方や、家に閉じこもりがちだった方がはじめてノルディックウォーキング・ポールウォーキングに参加される場合は、身体に運動する準備ができていないため、転倒や関節痛などの事故が起こりやすくなります。

したがって、運動前の準備運動とノルディックウォーキング・ポールウォーキングの運動強度に差が生じ過ぎないよう、準備運動の段階から徐々に運動の強度を強くすることを心掛けましょう。具体的には、準備運動においては、季節等を考慮し、ストレッチなどの「静的動作」や足踏み運動などの「動的動作」をバランス良く組み合わせるといった工夫が必要です。

前述の通り、高齢者の場合、身体機能の個人差が大きくなるため、指導者側がそれほど強くないと思う程度の運動強度であっても、「きつい」「大変だ」と感じる高齢者がいる場合もあります。したがって指導者は、参加者のそれまでの運動習慣や運動頻度などを適切にアセスメントした上、運動時にも常時、ノルディックウォーキング・ポールウォーキングの実践の様子を観察し続ける配慮が求められます。万が一、顔面蒼白・紅潮、冷や汗、吐き気などの変化が生じているような場合には、直ちに運動を休止する必要があります。

また、高齢者は水分予備能が低く、喉の渇きを感じにくい、頻尿を心配して水分を控えるといった特徴があるので、些細な原因で脱水に陥ります。この傾向は、夏場でとくに顕著となります。そのため、運動中には、こまめな給水を参加者に促すようにしましょう。

表　高齢者における運動禁忌の基準例

【以下に該当する場合は、運動を実施しない】
1. 安静時に収縮期血圧180 mmHg以上、または拡張期血圧110 mmHg以上である場合
2. 安静時脈拍数が110拍/分以上、または50拍/分以下
3. いつもと異なる脈の不整がある場合
4. 関節痛など慢性的な症状の悪化
5. その他、体調不良などの自覚症状を訴える場合

【主治医への相談が必要と考えられる】
6. 何らかの心疾患・不整脈のあるもの
7. 急性期の関節痛・関節炎・神経症状のあるもの
8. その他、体操等の実施によって、健康状態が急変あるいは悪化する危険性があるもの

※厚生労働省 介護予防マニュアル「第3章 運動器の機能向上マニュアル」より改変

■運動後に注意する点──「超回復」のための適切な休息と栄養補給を促す

　筋力や持久力の低下が顕著な高齢者の場合、比較的低い運動強度であっても疲労が蓄積し、パフォーマンスが低下してしまうことが少なくありません。運動後にこのように疲れが現れてくるときに、かえってけがなどが生じやすくなるので、注意しましょう。

　運動後に重要とされているのが、適切な栄養補給と休息です。ヒトは「少し疲れたな」と感じるくらいの運動を行うと、自覚はない程度ですが、体の中で筋肉が壊れていきます。その一方で、私たちの体には、組織が壊れたり、疲労した組織を修復しようとする働きがあり、筋肉にも同様に、運動によって壊れた部分を強くしようとする働きが起こります。これを「超回復」と言います。この運動後の「超回復」によって、私たちの筋肉は強くなっていくわけです。

　とはいえ、運動後に適切な休息と栄養補給を行わなければ、超回復はきちんとなされません。したがって運動後には、脱水を防ぐ給水とともに、タンパク質を多く含む食品を摂取した上で、体をしっかりと休めるように参加者に周知しましょう。

　身体機能レベルの低い高齢者であっても、運動を定期的に行うことによって身体機能を上げることは十分に可能であり、高齢者の身体活動の継続は、超高齢社会の重要課題と言えます。運動指導時には、以上のような点に注意しながら、高齢者の長期的な身体活動の継続をサポートすることが大切です。

高齢者への運動指導時にはウォーキングシューズの選び方などにも配慮を！

足腰への負担を軽くしてくれるシューズを選ぶ

　安全かつ効果的にシニア向けノルディックウォーキング・ポールウォーキングを行うためには、靴底に衝撃吸収性（緩衝性）を持った素材が使われ、軽量性、通気性などに優れ、足や膝、腰への負担を軽くしてくれる長時間履いても疲れにくいウォーキング専用シューズ（市販のもので可）を選ぶことをおすすめします。

　また、季節にあった動きやすい格好で行えば、気持ちが良くなり、身体活動量も増えるので、ウェアなどのアドバイスも積極的に行うと良いでしょう。

足がむくんだらソックスの厚さで調整

　ウォーキングシューズを選ぶ際には、早朝と夜ではむくみの関係で足のサイズが異なるため、注意が必要です。このような場合は、ソックス（靴下）の厚さで調整するのも一つの方法です。例えば、ウォーキング時間が長引くと足のサイズが大きくなるため、ソックスを薄手のものに換えればOKです。そのような情報提供も行って、できるだけ長期間、身体活動を行えるように配慮しましょう。また人によっては、夏用と冬用の２種類のシューズを持つことをおすすめするケースもあります。

　高齢者の場合、意外にウォーキングシューズをお持ちの方が少ないので、転倒を防ぐ意味でもシューズの履き方、ひもの結び方など、基本的な指導を心掛けましょう。

屋外を歩くときには、リュックサックに水分補給ボトルを！

　また、屋外を歩くときには、リュックサック、水分補給ボトル、反射板（夜間の場合）、活動量計などがあると便利で快適です。とくに、高齢者では代謝が悪くなっていたり、トイレが面倒と水分補給を怠る方も少なくなく、さらに脱水の前兆を自覚しにくい場合もありますので、脱水の危険については、とくに注意してください。

　こまめな水分補給を意識づけするためにもリュックサック等に常時、水分補給ボトルを備えるよう、日頃から声掛けをしておくことも重要です。

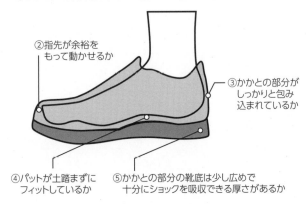

ウォーキングシューズの選び方チェックポイント
①かかと、つま先、足の甲などに靴ずれを起こしそうな心配はないか
②指先が余裕をもって動かせるか
③かかとの部分がしっかりと包み込まれているか
④パットが土踏まずにフィットしているか
⑤かかとの部分の靴底は少し広めで十分にショックを吸収できる厚さがあるか

図3-3-1　ウォーキングシューズの選び方

ポールを使った準備運動&ストレッチングで効果的な使用筋群のウォーミングアップを!

バランストレーニングのプログラムにもなる

　身体が運動に適した状態になるまでには、しばらく時間がかかるものです。シニアに対してノルディックウォーキング・ポールウォーキングを行う場合にも、これは同様です。

　ノルディックウォーキング・ポールウォーキングの場合には、ポールを用いることによって、より効果的に使用筋群のストレッチングができ、あまり負荷をかけ過ぎることなく、柔軟性を高めることができる、というメリットがあるので、おすすめです。使用筋群をほぐすウォーミングアップをポールを使って行う際には、リハーサルをするように身体を動かすように意識すれば、スムーズにノルディックウォーキング・ポールウォーキングに入れます。

　ポールを用いると、このようなウォーミングアップはもちろん、教室型の指導においても、プログラムの一つとして、ストレッチやバランストレーニングが効果的に行えます。

　また、雨天で屋外へ出られないような場合でも、ポールでカバーしながら自宅などで安全かつ手軽に効果的なエクササイズを行うことが可能ですので、さまざまなポールエクササイズのレパートリーを持っておくとよいでしょう（ポールエクササイズのレパートリーについては、本章§5参照）。

水分補給はこまめに！
高齢者は喉の渇きを感じづらく、体温調整機能も低下しているので、要注意

　運動時に水分補給をしないと、血液粘性度が高まって、血液流動性が低下するため、循環器系運動事故のリスクが高まります。したがって運動時には、こまめな水分補給が欠かせません。とくに高齢者の場合、加齢とともに喉の渇きを感じづらくなってきますし、体温調節の機能も落ちてきますので、意識的に水分補給をすることが大切です。コーヒーやお茶などでも水分補給はできますが、これらに含まれているカフェインには利尿作用があるので、普通の飲料水や、市販されているスポーツドリンクやイオン飲料をオススメします。汗をたくさんかくと、水分とともに塩分も失われますので、塩分と、その塩分の吸収を早め、疲労の回復を助けるエネルギーにもなる糖分も含んだスポーツドリンクやイオン飲料が効果的です。ただし、これらの中には糖分がやや多く、塩分がやや足りないものもあるので、塩を加えるなどの工夫が必要です。

　一方、若い人の場合は、水分を過剰に摂ると体液量が増えて、心臓に余分な負担を与えてしまいかねないので、この点にも注意が必要です。

　とりわけ夏場に運動を行う際には、熱中症予防が重要です。環境省の熱中症予防情報サイトhttp://www.wbgt.env.go.jp/なども参照し、熱中症予防を心掛けましょう。

ここでは、運動前に行っておくべきポールを使った準備運動とストレッチングをいくつか例示しましょう。なお、ポールを用いて準備運動等をするときには、手はストラップからはずし、グリップの上に置いて行うようにしてください。

ポールを使った準備体操の例

■肩まわし―外回し・内回しをそれぞれ5〜8回程度行う

　肩関節を水泳のクロールやバタフライのイメージで大きく回し、肩甲骨が滑らかに動くようにほぐします。呼吸を止めないで行いましょう。肩周りの筋肉を動かすため、肩こりや首のコリも解消します。

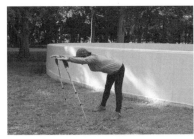 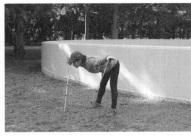 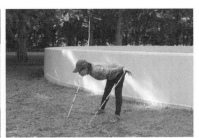

■体側ストレッチ―左右にゆっくりと5〜8回程度傾ける

　ポールを2本束ねて頭上に掲げ、足を肩幅程度に広げ、正面を向いてから、片側に無理のない位置まで横に倒します。その状態で4秒間、体勢を保持します。このとき、息を止めないようにし、息をゆっくりと吐き続けましょう。反対側も、同じように繰り返してください。

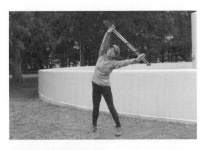

■ふくらはぎとアキレス腱のストレッチ―左右の足で10秒程度ずつ、各2回行う

　ポールを前に着き、両足を揃えたところから片足をまっすぐ後ろに引き、つま先を前に向け、かかとをしっかりと地面に着けます。前足の横に置いたポールを前方に傾けながら、上体もやや前傾させます。そうすることによって、ふくらはぎとアキレス腱が適度にストレッチングできます。

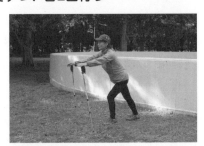

ポールを使ったストレッチングの例

■バックストレッチ―10秒程度伸ばし、2回繰り返す

　ポールを肩幅より広めに前方について、上体を地面と平行になるように傾け、背中全体をテーブルのように平らにして、息を吐きながら体の後ろ側の筋肉等を伸ばしつつ、肩関節の可動域を広げます。

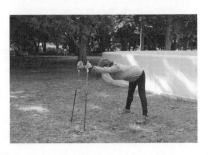

■腿こすり＆背伸び―前屈、ホールド、上体そらしを2回繰り返す

　ポールを束ねて地面と平行に持ち、肩幅に足を広げ、膝を少し曲げて腰を落とし、ポールで太腿をこするように前屈し、その後にバンザイをするように上体をそらします。

「1、2、3」で前屈し、「4」で膝の上でホールドして、「5、6」で上体をそらし、「8」で元の位置に戻すイメージです。

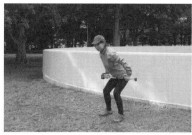
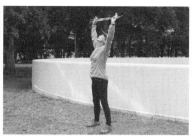

■ **太腿の表側のストレッチング―左右の片足立ちをそれぞれ1回ずつ行う**

片方の手で2本のポールを束ねて足の横に着き、バランスをとりながら片足立ちをします。このとき、反対側の手で足首をつかみ、足先を地面に向けて力を入れると、太腿の表側の筋肉がストレッチできます。反対側の足も同様に行います。

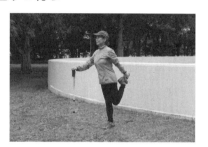

ポールを持ったウォーキングにおけるウォーミングアップとクールダウンの重要性

ノルディックウォーキング・ポールウォーキングを実施するときには、必ずウォーミングアップとストレッチングを入念に行ってください。それらによって、筋肉への血流をゆっくりと増やし、結合組織などの柔軟性をアップさせることができます。ノルディックウォーキング・ポールウォーキングは、自覚的運動強度が低いため、とくに重要です。

また終了時には、クーリングダウンも十分に行い、血流をよくし、乳酸などの老廃物をゆっくりと流し去り、筋肉痛などを防ぐようにしましょう。

効果的なストレッチングの実践方法

①ポールを使った準備体操で筋群を温めてから行いましょう
②反動をつけないで（筋や腱に心地よい緊張が感じるところまで）伸ばしましょう
③痛みを感じない気持ちの良いところで10秒くらい保持しましょう
④マイペースで行いましょう（柔軟性には個人差があるので無理をしないように！）
⑤自然な呼吸でリラックスして行いましょう（呼吸を止めたり歯を食いしばったりして行わないようにしましょう）
⑥身体バランスを考慮して左右側＆前後側を同様に行うようにしましょう
　＊ストレッチの効用　・傷害等の予防（関節可動域を拡大し、柔軟性を向上させる）
　　　　　　　　　　・疲労の回復（血液やリンパ液の流れを良くする）
　　　　　　　　　　・リラックス効果（身体的・精神的な緊張を緩和する）

§4 シニア向けの身体活動の考え方と目的、そしてその目安

シニア向けの運動では「生活機能」と「社会参加」を意識することが重要

若年層向けの運動指導と決定的に異なる点は何か？

残された生活機能をできる限り維持することが主要な目的

　若年層から中高年層までの比較的若い層に運動指導を行う場合には、多くのエネルギーを消費するようなある程度強い負荷をかけ、主にダイエットや筋力アップ、持久力アップといった効果を狙うケースが多いと思います。

　しかし、高齢者への運動指導は、介護予防の観点から、身体活動の継続化・定着化を促し、それによって低下しつつある歩行機能などを改善し、残された生活機能をできる限り維持することが主要な目的となります。そのような場合、強い負荷の運動を必要とはしません。むしろ、運動強度が強過ぎると、機能低下した足腰を傷害して、状態をさらに悪化させてしまう可能性があり、危険です。それだけでなく、高齢者の多くは複数の慢性疾患を抱えている場合があるので、不用意な運動指導等によって不具合が生じないとも言い切れません。

　したがって、高齢者向けの指導においては"適度"な運動が条件となります。

単なる運動ではなく、仲間づくりやコミュニケーションの場

　これまで本書に何度も登場した「介護予防」とは、厚生労働省が示した「介護予防マニュアル（改訂版：平成24年3月）」によれば、次のように説明されています。

　「介護予防とは、単に高齢者の運動機能や栄養状態といった個々の要素の改善だけを目指すものではない。むしろ、これら心身機能の改善や環境調整などを通じて、個々の高齢者の生活機能（活動レベル）や参加（役割レベル）の向上をもたらし、それによって一人ひとりの生きがいや自己実現のための取り組みを支援し、生活の質（QOL）の向上を目指すものである。これにより、国民の健康寿命をできる限りのばすとともに、真に喜ぶに値する長寿社会を創成することを、介護予防はめざしているのである」

　このような観点から考えると、シニア向けノルディックウォーキング・ポールウォーキングの運動強度は、それほど強い必要はないということが理解いただけると思います。それよりもむしろ、日々の暮らしに必要な買い物ができる、友人宅を訪ねることができる、趣味活動やボランティア活動ができるといった「生活機能」が維持され、本人の「社会参加」が叶えられるような支援ができれば良いわけです。

自覚的運動負荷量が低いながらも、歩行機能をダイレクトに改善し、しかも参加者同士がおしゃべりしながら仲間づくりもできるノルディックウォーキング・ポールウォーキングは、それらのニーズにも応えられるという点で、非常に有益と言えます。

「健康づくりのための身体活動基準2013」に見る高齢者の身体活動基準

中高年層の健康づくりなら「ややきつい」程度の運動が効果的だが…

　一般に、中高年層を主なターゲットとした健康づくりにおいては、自覚的運動強度の目安（ボルグスケール）でいうところの「楽である」から「ややきつい」と感じる程度の強さの運動が推奨されています。「ややきつい」と感じる運動を「速歩」で説明すると、①いつも歩いているより速い、②ちょっと息が弾むが笑顔が保てる、③長時間にわたって運動を続けられるか少し不安を感じる、④5分程度で汗ばんでくる、⑤10分ほど運動するとすねに軽い筋肉痛を感じる――程度の運動です。

　メタボリックシンドロームや生活習慣病の予防等を中心とした健康づくりのための運動ですから、このくらいの強度となるのは当然ですが、高齢者の場合には、どの程度であればよいでしょうか。

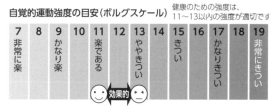

表3-4-1　中高年層を主なターゲットとした健康づくりにおける自覚的運動強度の目安

※「13 ややきつい」に相当するノルディックウォーキング・ポールウォーキングの運動時間は15分程度。

超高齢社会を見据え、「生活機能」の維持に視点を置いた身体活動の基準

　厚生労働省は2013年、メタボリックシンドローム予防を中心に据えて策定した「健康づくりのための運動指針2006（エクササイズガイド2006）」を見直し、「健康づくりのための身体活動基準2013」を公表しました（図3-4-1）。

　その特徴は、子どもから高齢者までを対象とし、身体活動の増加で低減できるものとして、従来の糖尿病・循環器疾患等に加え、がんやロコモティブシンドローム、認知症を対象疾患に追加して、システマティックレビュー（文献を隈なく調査し、ランダム化比較試験（RCT）のような質の高い研究データの分析を行うこと）した点です。厚生労働省はこれにより、科学的根拠のある基準が設定できた、としています。

　また、もう一つの特徴として挙げられるのは、「身体活動」を「安静にしている状態よりも多くのエネルギーを消費するすべての動作」と定義し、①日常生活における労働、家事、通勤・通学等の「生活活動」と、②体力（スポーツ競技に関連する体力と健康に関連する体力を含む）の維持・向上を目的に計画的・継続的に実施される「運動」の2つに分けた点です。

今後、激増する高齢者も視野に入れ、メタボリックシンドローム予防を主眼としたエネルギー消費に重点を置いた「運動」ばかりではなく、生活機能を維持していくための買い物その他の日常の身体活動も身体を動かすことに変わりはないというスタンスで、生活活動を含む「身体活動」も取り上げた点が特徴です。

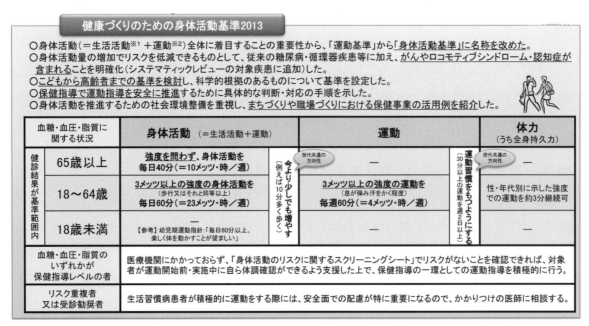

図3-4-1　厚生労働省「健康づくりのための身体活動基準2013」

65歳以上の高齢者の身体活動基準は、「強度を問わず身体活動を毎日40分」

この「健康づくりのための身体活動基準2013」によれば、65歳以上の高齢者と18～64歳の基準（いずれも健診結果が基準範囲内）は、次の通りです。

■65歳以上の高齢者の身体活動基準

・身体活動（＝生活活動＋運動*）
　強度を問わず身体活動を毎日40分（＝10メッツ・時／週）＋今より少しでも増やす（例えば、10分多く歩く）
・運動
　基準なし＋運動習慣を持つようにする（30分以上の運動を週2日以上）
・体力（うち全身持久力）
　基準なし

■18～64歳未満の身体活動基準

参考までに、64歳未満（18歳以上）の基準も、以下に挙げておきます。

・身体活動（生活活動・運動*）
　3メッツ以上の強度の身体活動を毎日60分（＝23メッツ・時／週）＋今より少しでも増やす（例えば、10分多く歩く）

- 運動

    3メッツ以上の強度の運動を毎週60分（＝4メッツ・時／週）＋運動習慣を持つようにする（30分以上の運動を週2日以上）

- 体力（うち全身持久力）

    性・年齢別に示した強度での運動を約3分間継続可

＊）生活活動＝日常生活における労働、家事、通勤・通学などの身体活動。
運動＝スポーツ等のとくに体力の維持・向上を目的として計画的・意図的に実施する継続性のある身体活動。

各世代共通の方向性「＋今より少しでも増やす」＝「ココカラ＋10分 プラス・テン」

厚生労働省は、この基準と合わせて、「健康づくりのための身体活動指針（アクティブガイド）」を作成し、各世代共通の方向として「＋今より少しでも増やす」とした点を「ココカラ＋10分 プラス・テン」とわかりやすいアピールをしています（**写真3-4-1参照**）。

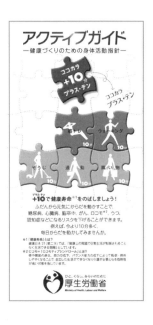
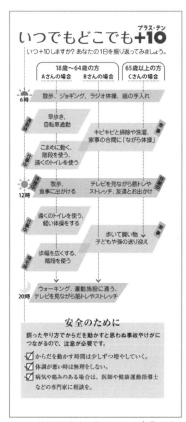

いつ「＋10」をするかがイメージできるよう、自身の一日を振り返り、地域で、職場で、家庭で、人々と10分多く身体を動かすことを呼びかけている。

図3-4-1 厚生労働省「健康づくりのための身体活動指針（アクティブガイド）」

高齢者の身体活動基準の科学的根拠

10メッツ・時／週の群は、生活習慣病等および生活機能低下リスクが21％低い

厚生労働省は前述のように、65歳以上の高齢者に対し、「健康づくりのための身体活動基準2013」において強度を問わず、身体活動を10メッツ・時／週行うことを推奨しており、横になったままや座ったままにならなければ、どんな動きでもよいので、身体活動（生活活動・運動）を毎日40分程度行うことを勧めています。

その科学的根拠については、厚生労働省の「運動基準・運動指針の改定に関する検討会」報告書が指摘しています。そこには、システマティックレビューで採択された65歳以上を研究対象とした4論文について、3メッツ未満も含めた身体活動量と生活習慣病等および生活機能低下のリスクの低減との関係をメタ解析した結果、身体活動が10メッツ・時／週の群では、最も身体

活動量の少ない群と比較してリスクが21％低かった、という科学的根拠が挙げられています。

1日の身体活動量が5分増加で1.6％、10分増加で3.2％の生活機能低下リスクが低減

　さらに、すべての世代に共通の方向として、身体活動に「＋今より少しでも増やす」「ココカラ＋10分　プラス・テン」、そして30分以上の運動を週2日以上行うなどの「運動習慣を持つようにする」とした点についても、それぞれ科学的根拠を示しています。

　前者に関しては、システマティックレビューで採択された26論文について、身体活動量と生活習慣病等および生活機能低下のリスクとの量反応関係をメタ解析したところ、身体活動量が1メッツ・時／週増加するごとにリスクが0.8％減少することが示唆されたとしており、これについて、1日の身体活動量の2〜3分の増加で0.8％、5分の増加で1.6％、10分の増加で3.2％のリスク低減が期待できると解釈できると解説しています。

　一方、後者に関しては、「体力（全身持久力や筋力等）の向上や運動器の機能向上のためには、4メッツ・時／週に相当する1回あたり30分以上、週2日以上の運動が最低限必要であることが過去の複数のレビューで示されている」と説明しています。

　ほかにも、身体活動の最短持続時間や実践頻度について、「1回の身体活動で20分以上継続しなければ効果がない」といった声がある点について触れ、「これには科学的根拠が乏しい」と断じた上で、「ごく短い時間の積み重ねでよいので、個々人のライフスタイルに合わせて毎日少しの身体活動をプラスすることが望ましい」と強調しています。

高齢者の関節障害やサルコペニアの原因は「身体活動不足」なので、「プラステン」を！

　この報告書はまた、はじめて高齢者の身体活動基準を策定した理由として、高齢期には骨粗鬆症に伴う易骨折性と変形性関節症等による関節の障害が合併しやすいことに加え、サルコペニア（加齢に伴う筋量や筋力の減少）によって寝たきり等に至るリスクが高まることが指摘されており、これらの疾病には、加齢とともに、「身体活動不足」も原因として寄与していることを挙げています。

　つまり、高齢者がより長く自立した生活を送るには、運動器の機能維持が何より重要となるため、高齢期に「身体活動不足」に至らないように注意喚起する必要があるとして、先の基準を設

メモ　身体活動の強さと量を表す単位

　身体活動の強さと量を表す単位には、身体活動の強さを示す「メッツ」、身体活動の量を示す「メッツ・時」（エクササイズ）があります。

■「メッツ」（強さの単位）

　身体活動の強さを、安静時の何倍に相当するかで表す単位。座って安静にしている状態が1メッツ、普通歩行は3メッツに相当します。

■「メッツ・時（エクササイズ）（量の単位）

　身体活動の量を表す単位で、身体活動の強度(メッツ)に身体活動の実施時間（時）をかけたものです。
　例：3メッツの身体活動を1時間行うと→3メッツ×1時間＝3メッツ・時
　　　6メッツの身体活動を30分行うと→6メッツ×1/2時間＝3メッツ・時

ける判断をしたと述べているのです。

そして、この報告書では最後に、身体活動不足の予防を主眼としつつも、「高齢者においても、可能であれば、3メッツ以上の運動を含めた身体活動に取り組み、身体活動量の維持・向上を目指すことが望ましい」と指摘し、参考として3メッツ未満の身体活動と3メッツ以上の身体活動の例示をしています。

表3-4-2、**3-4-3**が、厚生労働省が示した「生活活動」と「運動」の例示ですので、指導時の参考にしてください。

表3-4-2　生活活動のメッツ表(3メッツ以上と3メッツ未満の生活活動の例)

生活活動のメッツ表	
メッツ	3メッツ以上の生活活動の例
3.0	普通歩行(平地、67m/分、犬を連れて)、電動アシスト付き自転車に乗る、家財道具の片付け、子どもの世話(立位)、台所の手伝い、大工仕事、梱包、ギター演奏(立位)
3.3	カーペット掃き、フロア掃き、掃除機、電気関係の仕事:配線工事、身体の動きを伴うスポーツ観戦
3.5	歩行(平地、75～85m/分、ほどほどの速さ、散歩など)、楽に自転車に乗る(8.9km/時)、階段を下りる、軽い荷物運び、車の荷物の積み下ろし、荷づくり、モップがけ、床磨き、風呂掃除、庭の草むしり、子どもと遊ぶ(歩く/走る、中強度)、車椅子を押す、釣り(全般)、スクーター(原付)・オートバイの運転
4.0	自転車に乗る(≒16km/時未満、通勤)、階段を上る(ゆっくり)、動物と遊ぶ(歩く/走る、中強度)、高齢者や障がい者の介護(身支度、風呂、ベッドの乗り降り)、屋根の雪下ろし
4.3	やや速歩(平地、やや速めに=93m/分)、苗木の植栽、農作業(家畜に餌を与える)
4.5	耕作、家の修繕
5.0	かなり速歩(平地、速く=107m/分)、動物と遊ぶ(歩く/走る、活発に)
5.5	シャベルで土や泥をすくう
5.8	子どもと遊ぶ(歩く/走る、活発に)、家具・家財道具の移動・運搬
6.0	スコップで雪かきをする
7.8	農作業(干し草をまとめる、納屋の掃除)
8.0	運搬(重い荷物)
8.3	荷物を上の階へ運ぶ
8.8	階段を上る(速く)
メッツ	3メッツ未満の生活活動の例
1.8	立位(会話、電話、読書)、皿洗い
2.0	ゆっくりした歩行(平地、非常に遅い=53m/分未満、散歩または家の中)、料理や食材の準備(立位、座位)、洗濯、子どもを抱えながら立つ、洗車・ワックスがけ
2.2	子どもと遊ぶ(座位、軽度)
2.3	ガーデニング(コンテナを使用する)、動物の世話、ピアノの演奏
2.5	植物への水やり、子どもの世話、仕立て作業
2.8	ゆっくりした歩行(平地、遅い=53m/分)、子ども・動物と遊ぶ(立位、軽度)

【出典】厚生労働科学研究費補助金(循環器疾患・糖尿病等生活習慣病対策総合研究事業)
「健康づくりのための運動基準2006改定のためのシステマティックレビュー」(研究代表者:宮地元彦)

表3-4-3　運動のメッツ表(3メッツ以上および3メッツ未満の運動の例)

運動のメッツ表	
メッツ	3メッツ以上の運動の例
3.0	ボウリング、バレーボール、社交ダンス(ワルツ、サンバ、タンゴ)、ピラティス、太極拳
3.5	自転車エルゴメーター(30～50ワット)、自体重を使った軽い筋力トレーニング(軽・中等度)、体操(家で、軽・中等度)、ゴルフ(手引きカートを使って)、カヌー
3.8	全身を使ったテレビゲーム(スポーツ・ダンス)
4.0	卓球、パワーヨガ、ラジオ体操第1
4.3	やや速歩(平地、やや速めに=93m/分)、ゴルフ(クラブを担いで運ぶ)
4.5	テニス(ダブルス)*、水中歩行(中等度)、ラジオ体操第2
4.8	水泳(ゆっくりとした背泳)
5.0	かなり速歩(平地、速く=107m/分)、野球、ソフトボール、サーフィン、バレエ(モダン、ジャズ)
5.3	水泳(ゆっくりとした平泳ぎ)、スキー、アクアビクス
5.5	バドミントン
6.0	ゆっくりとしたジョギング、ウェイトトレーニング(高強度、パワーリフティング、ボディビル)、バスケットボール、水泳(のんびり泳ぐ)
6.5	山を登る(0～4.1kgの荷物を持って)
6.8	自転車エルゴメーター(90～100ワット)
7.0	ジョギング、サッカー、スキー、スケート、ハンドボール*
7.3	エアロビクス、テニス(シングルス)*、山を登る(約4.5～9.0kgの荷物を持って)
8.0	サイクリング(約20km/時)
8.3	ランニング(134m/分)、水泳(クロール、ふつうの速さ、46m/分未満)、ラグビー*
9.0	ランニング(139m/分)
9.8	ランニング(161m/分)
10.0	水泳(クロール、速い、69m/分)
10.3	武道・武術(柔道、柔術、空手、キックボクシング、テコンドー)
11.0	ランニング(188m/分)、自転車エルゴメーター(161～200ワット)
メッツ	3メッツ未満の運動の例
2.3	ストレッチング、全身を使ったテレビゲーム(バランス運動、ヨガ)
2.5	ヨガ、ビリヤード
2.8	座って行うラジオ体操

*試合の場合
(厚生労働省「運動基準・運動指針の改定に関する検討会」報告書より)

【参考】　見直し前の改訂版「身体活動のメッツ(METs)表」(国立健康・栄養研究所、2012、4、11改訂)には以下の例が掲載されていた。
4.8メッツ　歩行：運動目的で、5.6～6.4km/時、スキーポールを使って、ノルディックウォーキング、水平な地面、ほどほどのペース
9.5メッツ　歩行：運動目的で、8.0km/時、スキーポールを使って、ノルディックウォーキング、水平な地面、速いペース
6.8メッツ　歩行：運動目的で、スキーポールを使って、ノルディックウォーキング、上り坂

ロコモティブシンドロームやサルコペニアなどの筋骨格系の課題にこそ有効

優先すべきは、ロコモティブシンドローム予防

　さて、高齢者に運動指導を行う際に注意しなければならないのが、筋骨格系の障害等の予防という観点です。高齢期には、生活習慣病予防より、筋骨格系の障害等のロコモティブシンドロームなどの予防、すなわち介護予防に資源を投入すべきと言われています。それは、高齢期の方々は、すでに生活習慣病を切り抜けた人であるからです。高齢者にとって大きな問題は、膝が痛くて生活に支障がある、歩行が困難だ、という現実です。つまり、対処すべきは、すぐにその生活

機能を低下させる恐れがあるロコモティブシンドロームなどです。

ロコモティブシンドロームと呼ばれるような状態になると、思うように体が動かせないため、買い物等の外出頻度や友人等と会う機会などが減り、次第に生活の質（QOL）が大きく低下していきます。

このような要介護の前段状態（フレイル）になると、やがて要介護状態へと移行し、本人のQOLが悪化し、介護保険財政までも悪化することになります。その健全化等を目的として、自治体の介護保険部門では介護予防事業を展開するわけですが、その際に、シニア向けノルディックウォーキング・ポールウォーキングの出番となるわけです。高齢者に指導を行う際には、効果的な改善を目指すためにも、まずは下記のロコモチェック（**図3-4-2**）を行い、対象者の状態を把握するようにしましょう。

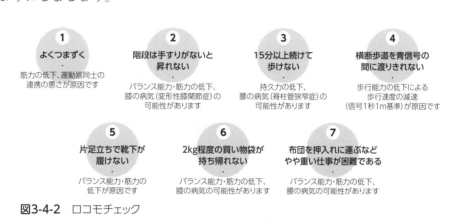

図3-4-2　ロコモチェック

ロコモティブシンドロームの代表的疾患、変形性関節症や脊柱管狭窄症にも有効

ロコモティブシンドロームの代表的な疾患の一つが、変形性関節症や脊柱管狭窄症です。高齢者に多くみられる症状であり、適切な介入、注意が必要です。

このような症状を呈する高齢者が運動を行う場合の注意点は、痛みが出現しないような姿勢や動きを選んで、ポールを使った歩行や筋力アップを行うことです。筋力がある程度アップすれば、ポールで姿勢が伸びて、支えていた背筋や肩の筋肉の負担が減り、腰や膝の関節への負担を筋力がカバーしてくれるようになり、状態がある程度、改善されます。

また、筋肉アップやバランス感覚の改善などによって、立ったり、歩いたりといった日常生活動作（ADL）を容易にしてくれるので、高齢者の自己効力感や活動性も向上します。

高齢者に最も多く見られる不定愁訴、腰痛の改善にも一役

一方、高齢者に最も多く見られる不定愁訴の一つが腰痛です。その原因は、多くの場合、不適切な姿勢、体のメカニズム（機能構造）であるとされています。腰の保護とともに、効果的な運動プログラムが、痛みを緩和あるいは予防する重要ポイントと言えます。その理由は、椎間板圧迫や、筋・靭帯・関節の緊張が不適切な姿勢と機能構造によって一層悪化している場合があるからです。すなわち、正しい姿勢を保ち、これら一連の動き（歩行）を正確に行えば腰への負担は緩和する、と言えるのです。ただし、腰痛の要因に骨粗鬆症などが関係していることも少なくありませんので、主治医との連携も重要です。

眠ってしまった筋肉や機能を呼び覚ますので、サルコペニアにも効果的

　人間は、加齢とともに筋肉量、筋力が低下します。そのような状態をサルコペニア（加齢性筋肉減少症）と呼んでいます。高齢者の歩行速度が遅くなる理由の一つには、脚部の蹴る力の衰えがありますが、足の蹴る力が衰えたり、バランス能力が低下してくると、歩行困難になります。歩幅が狭くなり、2足で体を支えている時間も長くなって、歩行速度が遅くなるのです。こういう状態の高齢者にポールを持ってもらえれば、支持基底面が広がり、歩幅の広い歩行を可能にし、歩行に不可欠な下肢筋力やバランス機能が目覚め、状態が大きく改善します。

　本書第5章で指摘されているように、これらの二次予防にこそ、シニア向けのノルディックウォーキング・ポールウォーキングは有効です。指導者は、生活機能が低下した高齢者を把握している自治体の地域包括支援センターと連携し、積極的に支援しましょう。

歩行機能やバランス機能をアップさせるポールを使った筋トレの具体策

坂道や階段を活用した筋力アップ、スローピング

　このような状態にならないように、元気高齢者にノルディックウォーキング・ポールウォーキングの素晴らしさを体験してもらい、もともとの筋肉量を増やしておいたり、歩行機能やバランス機能を高めておく一次予防的なアプローチも重要です。将来的な予防効果を期待するなら、重視すべきはここかもしれません。

　バランス能力と下肢筋力を改善し、足腰を鍛えるには、上り坂や下り坂、階段などの傾斜（スロープ）を使ったトレーニングである「スローピング」がおすすめです。8割程度を占める元気高齢者はもちろん、生活機能が低下してしまった高齢者への二次予防的な介入策としても有益です。スローピングは、高齢者の筋力の向上や循環器系の機能を高める新しい運動法として注目され、バランス能力を高める効果があります。また、ポールを持って行う上り坂ウォークでは、通常歩行の3～4倍の効果が期待できるとされており、

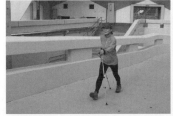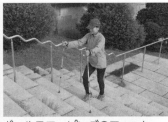

写真3-4-2　上り坂やのぼり階段のポールスローピングのフォーム

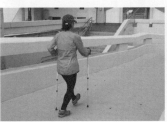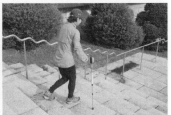

写真3-4-3　下り坂やくだり階段のポールスローピングのフォーム

より若い層にも適しています。スロービングはまた、ゆっくりとした動きを再現できるので、歩行フォームチェックにも最適です。

　上り坂やのぼり階段のポールスロービングのフォームを見てみましょう。上り坂では、ポールを反対側の足のつま先あたり、あるいはそれよりやや前に着きます（ポールの長さや傾斜角度によって多少異なります）。そして上体は、やや前傾させます。グリップは通常よりもしっかりと握って、腕全体を使ってアシストします。上り階段では、足と同じ段か1〜2段先を両腕のポールで着きながら、アクセントをつけて上がっていきます。

　階段昇降は、通常の左右交互のストックワークのほか、左右同時に着くダブルストックワークで行う方法もあり、状況に合わせて、安全に実施できる方法を選択しましょう。

ポールを手にした筋トレはとても効果的——その理由とは!?

　ポールを用いた筋トレは、実はとても効果的です。

　それは、ポールを持つことにより、体幹部が固定され、骨盤の動きや強度を自由にコントロールすることができるからです。筋トレ動作は、1つの筋だけではなく、多くの筋が連動しており、その力は地面から脚部、殿部、体幹、腕へと伝わり、手に持ったポールを介して再び大地に伝わります。ポールを持っていないと、そのつながりが途中で切れてしまうので、エネルギーもそこで途絶えてしまい、動きが不完全になりがちです。これを、キネティックチェーン（運動連鎖）と呼びます。なかでも、スクワットのような荷重された格好で多くの関節を動かす運動（多関節運動）行うと、最大の効果が期待できます。

　ここでは、とくに筋力の衰えやすい下半身を鍛える3つの筋トレを紹介します。これらの筋トレは、ポールを持つことによって、より安全かつ効果的に行うことができます。さらに、継続することができれば、筋肉がサポーターやコルセットの役割を果たしてくれるため、関節等の痛みが軽減され、症状の緩和も期待できます。

ポールスクワット——大腿四頭筋・大殿筋・大腰筋

　膝を伸ばす時に使う大腿四頭筋を鍛えるのに効果的です。足を肩幅に広げ、いすに腰掛けるように膝を90度まで曲げます。3秒かけて座るように膝を曲げ、1秒間その姿勢を保持し、3秒かけてゆっくり戻るのが

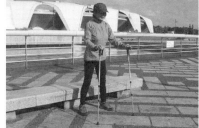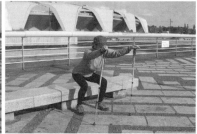

写真3-4-4　ポールを一歩前で広めに着いて足を肩幅に開いてまっすぐ前を見て立ち、つま先と膝を同じ方向に曲げます。見えない椅子に座るような「空気椅子」と呼ばれるトレーニングのイメージです。

ポイントです。このとき、膝がつま先より前に出ないように気をつけてください。1日5〜8回が目安で、簡単にできるようなら回数を増やします。

ポールもも上げ──体幹部・大腰筋・臀部

ポールスクワットと同じようにポールを置き、1秒ずつかけて足を左右交互に、膝が地面と平行になるくらい上げます。これは、お腹の奥にある筋肉、大腰筋を鍛えるのに効果的で、つまずきなどのリスクを減らすことができます。5～8回を1セットとして行います。

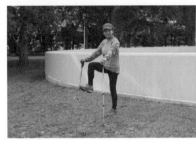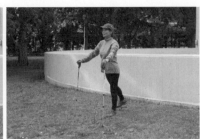

写真3-4-5　「うしろ蹴り出し」と「自転車こぎ」のようなこのポールもも上げは、背筋を伸ばして行います。後へ蹴り出すときのコツは、反動をつけず、腰を反らさないようにゆっくりとキックするように動かすことです。

ポールつま先立ち・かかと上げ

かかとを3秒かけて、ゆっくり上下します。これは、ふくらはぎの筋肉、下腿三頭筋（かたい）を鍛えるのに効果的で、これらが鍛えられると、歩くときに力を入れて踏み込めるようになります。5～8回1セット。つま先上げは同様に、同時につま先を上げるトレーニングです。すねの筋肉（前脛骨筋）を鍛え、つまずかない足をつくります。体力に不安のある人などは、いすを使うなどして、無理に行わないようにしてください。また息を止めないため、口に出して回数を数えるのがオススメです。

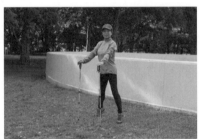

写真3-4-6　かかと上げ。踵を高く上げると、ふくらはぎが鍛えられます。

ノルディックウォーキング・ポールウォーキング中に注意すべきこと

- ウオームアップ、クールダウンを十分に行いましょう。
- 水分補給は、こまめに行いましょう。
- ウォーキングに適したウェアや専用シューズをそろえましょう。
- 交通ルールを守りましょう。歩道がない道路や横断時は、とくに注意しましょう。
- 夜間の歩行では、反射帯などを装着して安全を確保しましょう。混雑時は、クロスポールテクニックで対応しましょう。
- 体調チェックを必ず行い、無理は禁物です。
- ウォーキング中に身体に異常を感じた場合は、無理せず休みましょう。
- 現在治療中の参加者がいる場合、事前に担当医師に相談するように促しましょう。
- ポールエクササイズなどを行うときには、ポールのストラップに手を通さないようにしましょう。
  　理由：①関節の可動域を広げるため、②転倒したときの傷害予防のため
- ＊肩こりや血圧の上昇を招くので、ポールは強く握り過ぎないようにしましょう。
- ＊運動の習慣化だけでなく、食事・栄養バランスも重要なので、食習慣の改善も心掛けましょう。
- ＊低血糖を起こす可能性のある人がいる場合には、主治医の指示を事前に受けておくように促すとともに、糖分補給のための飴玉や果物などの携行を忘れないようにしましょう。

§5 シニアのためのポールエクササイズ
―ポールを活用した下肢筋力の筋トレ・エクササイズ実践例

健脚に欠かせない4要素を強化するには ポールエクササイズが不可欠

　介護を必要とせず、人生を楽しむために不可欠な、しっかりとした足取りには、「筋力」「バランス能」「俊敏性」「柔軟性」の4つが必要です。これらの体力要素を向上させるためには、ノルディックウォーキング・ポールウォーキングで普通に歩くだけでは、十分ではありません。少し別の動作を加えたエクササイズウォーキングや、ポールを使ったエクササイズや筋トレを目的に合わせて組み合わせることが欠かせません。ここでは、とくにロコモティブシンドロームや転倒の予防に特化したポールエクササイズをご紹介します。

筋力向上のためのポールエクササイズ（筋力トレーニング）

　人間が寝た状態から起き上がる、座る、立つ、歩く、走る、登る、またぐ、回る、跳ぶといった動作を行うためには、基礎筋力が必要です。まずは、ポールを使って安定して安全に行う筋トレをご紹介しましょう。ポイントは、①呼吸を止めないで自然に楽に行う、②使っている筋肉・目的を意識して行う、③無理をしない（主動筋がちょっと効いてきたなと思うくらいまででやめる）、④ゆっくりとしたリズムでなるべく可動範囲を大きく使う――です。

ロコモティブシンドローム・転倒予防のための筋力トレーニング
(1) **歩く際に膝をしっかり前に出すための筋肉（腸腰筋）**
■**太もも上げ（股関節の屈曲）**
　ポールは、左右に少し広めに着いて、バランスを取りながら、片足ずつ交互に膝を高く上げます。このとき、つま先は軽く伸ばした状態にします。1回の目安は、左右交互に1秒で上げて1秒で下げるテンポで20回（片足10回ずつ）程度です。カウントしながら行うと良いでしょう。

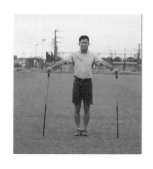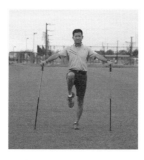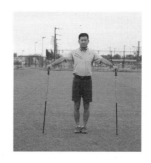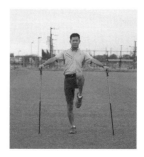

(2)歩く際に引っかかりつまずかないようにつま先を上げるための筋肉（前脛骨筋）

■つま先上げ（足関節の背屈）

片方の足を1歩前に出して踵を着けたまま、つま先を上げ下げします。1回の目安は、片方ずつ1秒で上げて1秒で下げるテンポで10回です。左右合計20回カウントを数えながら行います。

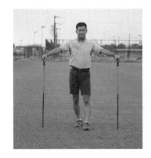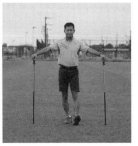

(3)足の指を使ってしっかりと蹴るために踵を上げるための筋肉（下腿三頭筋）

■後ろ足のかかと上げ（足関節の底屈）

足を前後に開いて、歩いているときの状態で、しっかりと蹴るように後ろ足の踵を持ち上げます。1回の目安は、片足ずつ1秒で上げて1秒で下げるテンポで10回です。左右合計20回カウントを数えながら行います。

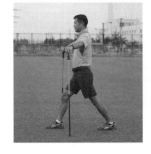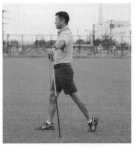

(4)足を前から後ろにしっかりと踏ん張るための筋肉（大腿二頭筋）

■膝曲げ（膝関節の屈曲）

片方の膝から下をしっかりと曲げて、踵をお尻に引き寄せます。このときに膝の位置は動かないようにし、腰を反らないように注意しましょう。1回の運動の目安は、片足ずつ1秒で上げて1秒で下げるテンポで10回です。左右合計20回カウントを数えながら行います。

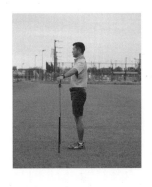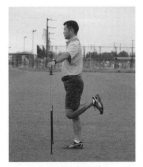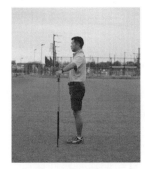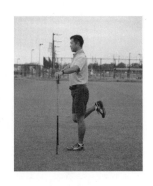

(5)前足を伸ばし、足を蹴る際にしっかりと踏ん張るための筋肉（大腿四頭筋）

■ひざ下キック（膝関節の伸展）

膝を90度近く持ち上げたまま、膝から下をしっかりと伸ばします。1回の運動の目安は、片足ずつゆっくりと10回です。1秒で膝を伸ばしてキック、1秒で膝の位置をなるべく動かさずに膝を曲げて、踵をお尻に近づけます。左右合計20回行います。

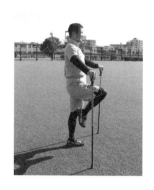 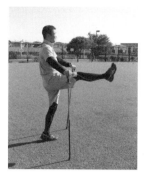 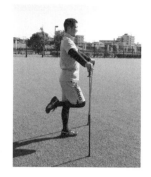 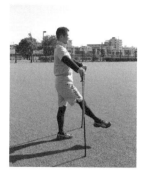

⑹階段をしっかりと上るための下半身の筋肉（大臀筋・大腿四頭筋・下腿三頭筋）

■スクワット（股関節の屈曲・膝関節の伸展・足関節の底屈）

　足を肩幅よりやや広めに開き、つま先は正面かやや開いた状態で、いすに座るように腰を落とします。その際、胸は正面を向いたままで、背筋を伸ばします。つま先と膝の方向は、常に同じ向きにし、真上から見た際に膝がつま先よりも前に出ないように、そしてお尻を後ろに腰掛けるようにしっかりと引きます。1回の運動の目安は、ゆっくりと8回　1、2、3、4で腰を落として、1テンポはそのままでキープし、5、6、7、8でゆっくりと立ち上がります。

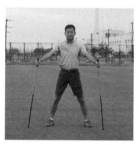 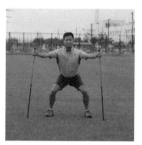 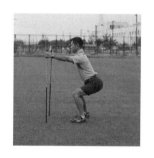

⑺その他の筋トレ

　つま先立ち歩き、かかと立ち歩き、フォワードランジ、多方向ステップスクワット、ポール引きつけ挙上、ポールアップダウン、アームカール、ジャンプなど。

バランス能向上のためのポールエクササイズ

バランストレーニング

　本来、ノルディックウォーキング・ポールウォーキングは、2足歩行から4点支持となって支持基底面が大きくなり、安定することから、バランス能向上ための運動としては効果があまり期待できません。そこで必要になるのが、歩行中に支持基底面を小さくする歩行法や動作エクササイズです。これらを導入することによって、バランス能を養うことができるようになります。ポイントは、①一つ一つの動作をゆっくり丁寧に行う、②上体を起こしてバランスをとる、③なるべく目線を上げて行う――です。

■開眼片足立ち

　ポールを左右に持ったまま、片足立ちをしてみましょう。ポール

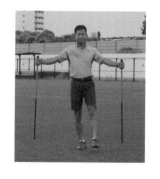

は地面から浮かした状態で、支持なしで立つようにして、バランスが崩れたときにポールで支えるようにしましょう。1回の運動の目安は、30～60秒を左右それぞれ1セットです。ちなみに、日本整形外科学会の「ロコトレ」では、1回60秒を1日3回実施することを推奨しています。痛みがある場合は、無理をしないようにしましょう。

■**クロスステップウォーク**

　足を交互にクロスさせながら歩きます。ポールは、前足の横に普段と同じように軽く着きながら歩きます。ゆっくりとなるべく大きく足をクロスします。

　普段の歩行時に不意に横から何かとぶつかった場合、このように足をクロスして踏ん張り、転倒を回避しなくてはなりません。そのための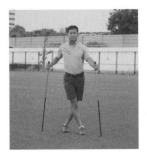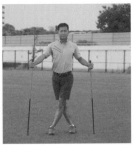トレーニングです。スムーズなクロスステップ動作ができるか、確認しながら行ってください。上体が左右にぶれないようにしっかりと体幹を意識して、身体は正面を向けましょう。1回の運動の目安は10～20mです。

■**一直線上ウォーク**

　平均台を歩いているように足を一直線上に運び、両足のつま先もなるべく真っ直ぐ一直線上にそろえて歩きます。ポールは、前足の横に普段と同じように軽く置いてください。この歩き方は、クロスステップと併せて、通常歩行の骨盤の回旋運動を意識して、骨盤から前に長い足を出すイメージでトレーニングすると、とても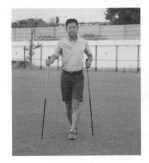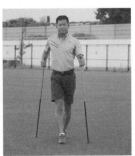有効です。1回の運動の目安は10m～20mです。

■**スローウォーク**

　通常のノルディックウォーキング・ポールウォーキングをそのままスローモーションで行うイメージです。歩行時に片足で立っている片脚支持期が長くなりますが、上手くバランスを保ちながら歩くと、良いトレーニングになります。1回の運動の目安は10m～20mです。

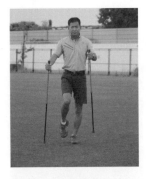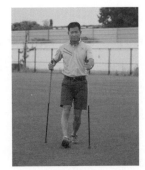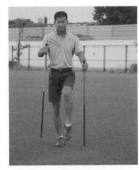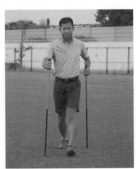

■**ボックスステップ**

　ポールを十字にして置き、ボックスステップを行います。ステップは**写真**のように、1～4のブロックに仕切られたエリアで、1の位置に両足で立った状態からスタートし、左足を2にフロン

トステップし、右足をクロスして3にステップ、左足を4にバックステップし、右足を1にバックステップします。この左回りステップができたら、次は4→3→2→1の順で右回りステップも行います。リズムに乗ってしっかりと足を上げて、なるべく大きな動作で行います。1回の運動の目安は右回り4回、左回り4回です。

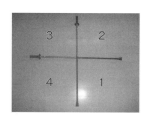

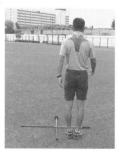 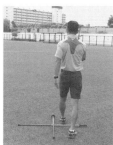 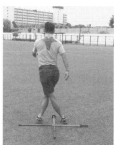 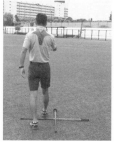 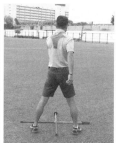

俊敏性向上のためのポールエクササイズ

スピードトレーニング

　ノルディックウォーキング・ポールウォーキングにおける通常のウォーキングでは、俊敏性を向上させるためのスピードトレーニングの効果は期待できません。そこで、ここではステップ動作を俊敏に行うトレーニングを紹介します。バランスを崩してしまったとっさの際に、素早く体勢を立直すために脚をサッと出すステップ動作が出きるようになるスピードトレーニングです。

■多方向スピードステップ（前後左右）

　ポールを左右に自然に着いた状態から、素早く脚を前にステップします。右足→左足と左足→右足の順番で行いましょう。1回の運動の目安は、各ステップ3回程度です。

　右横方向へのステップ、左横方向へのステップ、後方へのステップも同様に行います。また、

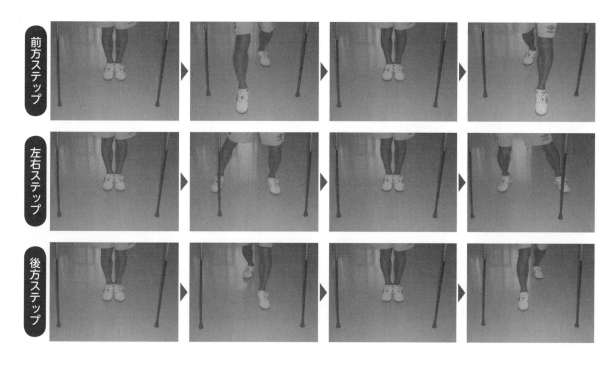

片足のステップの後、残ったほうの足を、出した足に揃えるステップも行ってみましょう。

柔軟性向上のためのポールエクササイズ

ストレッチング

　柔軟性の向上のためには、安定したリラックスした状態でゆっくりとストレッチングを行う必要があります。普段、立位でのストレッチに不安がある方は、なかなかそれができませんが、ポールを持つことで安定した状態でバランス良く、無駄な力を抜いてストレッチングをすることができます。ポイントは、①ストレッチングは一生懸命に頑張らず、適当に力を抜いて気持ち良く行う、②呼吸は止めずに自然に楽に行う、③痛みが出るような動きは行わず、無理をせずに痛みが出ない範囲で行う——です。

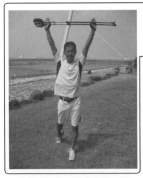

①片足を1歩前に出しながら、上に大きく背伸びをします。腰を反らさず真上に気持ち良く伸ばします。反対の足を前に出して、もう一度大きく背伸びを行います。

②ポールを上から横に体側を伸ばします。呼吸を楽に、ゆっくりと横に倒してゆっくり戻します。

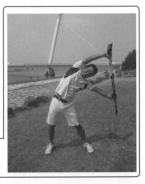

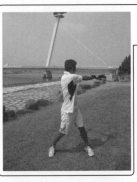

③ポールを正面に手を伸ばした状態から、腰からゆっくりと左右に捻ります。

④片足を1歩前に出し、前足の膝をしっかり伸ばします。後ろ足の膝を曲げ、お尻を後ろに引いて下さい。背中が丸くならないように胸を張って腰から上体を前に倒します。前足の太ももの裏側、ふくらはぎ、お尻が伸びているのを感じてください。

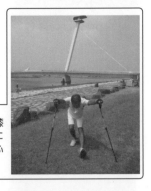

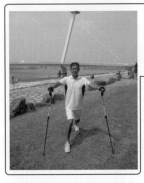

⑤足を前後に開いて、アキレス腱（実際は下腿三頭筋）を伸ばします。あまり反動をつけずにゆっくり気持ち良く伸ばしましょう。前後の足先がまっすぐ前を向いているのを確認して下さい。後ろ足のかかとを着けてゆっくりと上体を前に倒します。

⑥ポールは少し広めでやや前の位置に着きます。片方の足を上げて、前後に気持ち良く振りましょう。あまり反動をつけないようにしてください。

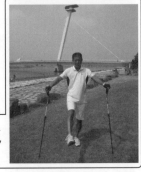

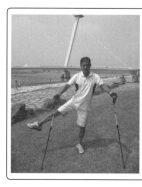 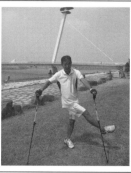

⑦次に、足を交差させながら左右に気持ち良く振ってください。足は軸足の前で交差するように振ってください（左右4回ずつ程度）。

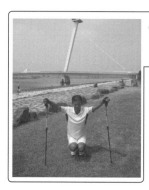

⑧足を揃えて屈伸運動です。踵をつけたままゆっくりと膝を曲げてください。そして、ゆっくり膝を伸ばしましょう。膝に痛みがある場合には、やめましょう。

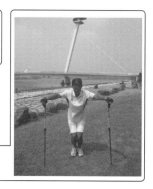

⑨両足を揃えて、膝を回します（右回し4回、左回し4回程度）。

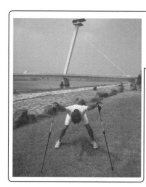

⑩両手のポールを前に着いて、ポールと足で四角形をつくります。そして、軽く膝をゆるめて、地面に胸を近づけるように両肩を落とします。肩関節の可動域を広げる運動です。

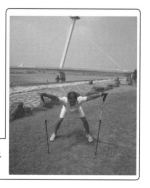

⑪そのまま平泳ぎのようにゆっくり大きく手を回しましょう。これも気持ち良くできる範囲で行ってください。

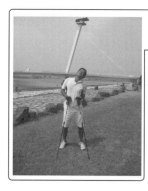

⑫上体の力を抜いて、上体ごと首を回します（右にゆっくりと2回転、左にゆっくりと2回転程度）。

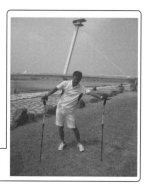

⑬腰をゆっくりまわします（右回し4回、左回し4回程度）。

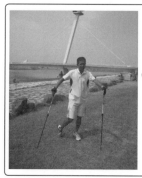

⑭足首を回します。右足（右回し4回・左回し4回）、左足（右回し4回・左回し4回）です。左右回した後、足先を地面に着けて、足の甲を伸ばします。

第3章 シニア向けノルディックウォーキング・ポールウォーキングの基本

ポールを使ったウォーキングは、気分をイキイキと楽しく好転させる
→おしゃべりしながらでも効き目のある運動ができる！

「ヒトの器官や機能は、適度に使うと発達し、使わなければ萎縮（退化）し、過度に使えば障害を起こす」。これは、「Rouxの法則」と呼ばれる生理学の基本法則です。トレーニングの法則や原則は、これをもとに定義されました（表参照）。

こうした一般論は、ポールを使ったウォーキングにも適応できます。理想的なシナリオは、「正しいポールを使ったウォーキングの技術を意識して、個人の運動能力（体力）に合わせた適度な運動負荷で継続して行うとともに、その運動効果を適時記録して見直す過程の連鎖性」です。言うまでもなく、継続には都度の「やる気スイッチ」（動機づけ）が不可欠で、基本姿勢は「ポールを使ったウォーキングが楽しいと思える動機づけの継続性」であると言えます。ポールを使ったウォーキングには、通常のウォーキングよりも体力面が向上する可能性があるという論文（山内、2010年、2011年）がありますが、いかに優れた運動特性を具備していたとしても、その効果は、継続性の原則に従う「運動の楽しさ」の根源である心理的状態の向上（動機づけ）や習慣化（継続意欲）がなければ、薄れます。そのことは、青木（2012年）、鍋谷ら（2001年）、中込ら（2007年）の先行研究でも示唆されています。

そうしたなか筆者は、高齢者の「運動意欲」について調査し、ポールを使ったウォーキングが有する運動継続を促す「面白さ」の可能性を確認しました。体力向上を目指し、運動要領を十分に習得した上で習慣的にポールを使ったウォーキングを行う高齢のウォーカー16人（年齢61〜79歳）に対し、集団で平坦な歩道（2km）を各自のペースで実践をしてもらったところ、彼らの気分は「楽しくて充実した気分」に変化し、気持ちの良い快適な運動であると感じたと回答しました（山内、2012年）。つまり、「心身の体力の向上効果」と「継続の可能性」を秘めていることが示唆されたわけです。この点から、2本のウォーキング専用ポールを用いるノルディックウォーキングとポールウォーキングは、いずれも2本のポールが「歩くときのガジェットパートナー」として機能し、気分を好転させて「明日も続けたい」と思わせる健康スポーツ（フィットネス）として推奨することができます。

ただし、本書で指摘されているように、前方着地メソッドは「歩行による転倒の危険性を支えながら踏み出す足をリードする内力重視」、また後方着地メソッドは「上肢（前肢）の後方へのスイングによる力をポール先端が接地する点からの床反力を利用した外力と内力の組み合わせ」と運動様式を整理できることから、体力レベルが低い高齢者に行う際には、脚筋力を考慮し、運動強度が若干低い前方着地メソッドが望ましい、と指摘しておきます。

慶應義塾大学体育研究室准教授　山内 賢（日本ポールウォーキング協会アドバイザー）

◎参考文献
青木邦夫（2012）：「在宅高齢者に対する自己決定論に基づく運動継続のための動機づけ尺度の因子の検討」, 山口県立大学学術情報第5号〔共通教育機構紀要通巻第3号〕, pp.73-79. ／鍋谷 照・徳永幹雄（2001）：「運動継続のための新しいアプローチ」, 健康科学, 九州大学, Vol.23, pp.103-116. ／中込四郎他（2007）：スポーツ心理学, 倍風館, pp.97-116. ／日本スポーツ心理学会編（2004）：スポーツ心理学, 大修館書店: pp.33-44. ／山内 賢（2010）：「高齢者を対象にした歩行運動専用ポール導入による体力維持・向上の可能性〜通常歩行とノルディック・ウォーキングの比較（1）〜」, 慶應義塾大学体育研究所紀要, 第49巻第1号, pp.1-8. ／山内 賢（2011）：「高齢者を対象にした歩行運動専用ポール導入による体力維持・向上の可能性（2）〜2種類のストック・ウォーキングの相違と運動処方への可能性に関する事例報告〜」, 慶應義塾大学体育研究所紀要, 第50巻第1号, pp.53-60. ／山内 賢（2012）：高齢者が行う両ストックを用いたフィットネスウォーキングの心理的評価, ウォーキング研究, pp.219-224.

表　「ルーの法則」にもとづくトレーニングの原理

過負荷の原理	適度な負荷でトレーニングすれば、見合う効果が期待できます。少しキツイと感じる程度の負荷が目安で、効果の度合いは人それぞれです。負荷が大きすぎると、けがの可能性があり、注意が必要です。
可逆性の原理	一定期間のトレーニングで得られた効果は、中止をすると、もとの状態に戻ります。効果が消滅するまでの期間は、トレーニング期間が長ければ緩やかであり、短ければ一瞬と言われています。
特異性の原理	トレーニングには、負荷をかけた部位や動作、目的に準じた効果が期待できます。自分にどのような動作や力が必要なのかを意識してトレーニング計画を立てることが大切です。
全面性の原則	トレーニング計画では、各部位をバランス良く鍛える視点が必要です。興味あるものだけでなく、筋力、持久力、柔軟力、敏捷性など、できるだけ多くの体力要素を積極的に取り入れることが大切です。
個別性の原則	トレーニング計画では、性別、年齢、現在の体力水準、意欲、興味といった個別性を考慮した運動の強度と内容を設定しなければなりません。効果を高める早道となり、けがの予防にもなります。
漸進性の原則	トレーニングの効果をより高めるためには、体力の向上に従って負荷を徐々に上げていく必要があります。漸進的な負荷の向上のタイミングを間違えないよう、観察と体力の評価が欠かせません。
反復性（継続性）の原則	トレーニング効果を高める基本は「継続」で、動機づけ（やる気や興味）が重要です。それには、面白い、楽しい、効果がわかるといった心理面と身体面の向上の「見える化」が不可欠です。変化が見えれば、自己効力感も高まります。
意識性（自覚性）の原則	トレーニングには、「目的を持ち、どのように行えば、どのような効果が得られるか」という、原因と結果を理解した計画性が不可欠です。意識することは、トレーニングの法則や原則を知ることそのものです。

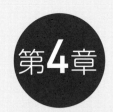

第4章 地域における先進的取り組み事例
―― シニア向けノルディックウォーキング・ポールウォーキングのプログラムの実際

> 本章では、シニア向けノルディックウォーキング・ポールウォーキングが先進事例を紹介します。§1では多様な主体が地域特性に応じて展開しているユニークな活動を、そして§2では「挑戦してみたいけど私には…」と尻込みしている高齢者、歩行機能等が低下し転倒不安を抱いている高齢者を含め多くの高齢者にこの楽しさを味わってもらうための地域における実施体制のあり方について、東京都大田区の取り組みを例に解説します。

§1 多様な主体による展開
―― 地域特性を踏まえた高齢者対策として

地域包括支援センターや見守りネットワークと連携した事例―大都市の介護予防の試み

地域包括支援センターが高齢者を「ポール de ウォーク」教室へ誘い、元気づくりや仲間づくりをサポート

● 大田区地域包括支援センター入新井（いりあらい）　保健師　後藤陽子

✚「ポールdeウォーク学校」開催の背景――身体づくり、仲間づくり

介護予防の活動に気軽にかつ継続して参加できる受け皿づくり

急速に進む高齢化の中で、高齢者が安心して暮らし続ける地域づくりを目指す「地域包括ケア」の推進は、大きな課題です。そのなかでも、高齢者が住み慣れた地域で暮らし続けるために

不可欠な条件である「早期からの健康づくり」や「介護予防」、それに必要な「基盤の整備」は、重点課題の一つと言えます。

この点については、平成19年6月に厚生労働省が策定した「地域ケア体制の整備に関する基本指針」にもとづき、東京都福祉保健局が同年12月に発表した「東京都地域ケア体制整備構想」においても「自らの健康寿命をできる限り延伸すべく、介護予防の活動に気軽にかつ継続して参加できる受け皿づくり」と明記されているように、その重要性が早くから示されてきました。

大田区地域包括支援センター入新井が仕掛けた見守りネット「みま～も」

そうしたなか、東京都大田区（人口707,182人、高齢者数156,988人、高齢化率22.1％。2014年12月現在）に20か所ある地域包括支援センターのうち、私たちの地域包括支援センター入新井では、高齢者の孤立を予防し、安心して暮らし続けるためには、高齢者自身が元気なうちから地域とつながる意識を持ち、できれば早い時期から相談窓口である地域包括支援センターとつながり、さらに地域のなかで身近な高齢者の異変に気づき、介護や福祉、保健や医療などの専門機関へ早期に連絡できるような専門職のネットワークと地域住民同士の人間関係やネットワークが必要であると考え、「おおた高齢者見守りネットワーク：愛称みま～も」（2014年現在、医療機関や介護事業所、商店街、一般事業所、研究機関など90を超える事業体が加盟）を組織しました。

「みま～も」では、「みま～もステーション」（商店街の空き店舗を改修した活動拠点）において、地域の高齢者等が気軽に集え、役割や楽しみを持って活動できる場づくりを目指して、体操教室、パソコン教室、手話ダンス教室などのさまざまな講座、コミュニティレストランとしての「みま～もレストラン」などの開催に努めてきました。それらのすべての講座には、身体機能や認知機能の向上、社会的役割の創出、さらには仲間づくりといった多様な介護予防の要素を取り入れてきたのでした。

高齢者の居場所づくりに歩行機能の向上を意図した教室を追加

しかしながら、身体機能の維持・向上、とりわけ日常生活の維持に不可欠な歩行機能を維持・強化することを第一目的とした継続的な運動教室は、マンパワーなども整わず、実施するチャンスがありませんでした。そこで、私たちは平成25年度より、転倒しない身体づくりと、楽しく活力ある日常生活を送るための地域での仲間づくりを狙って、ポールを使ったウォーキング講座（愛称ポールdeウォーク学校）を開始することにしました。

「ポールdeウォーク学校」の概要――歩行、フットケア、測定

平均年齢77.2歳、その多くが日常の活動の中で把握していた高齢者

「みま～も講座」の一つである「ポールdeウォーク学校」は、65歳以上の高齢者を対象とし、週1回（1回1時間半）・1クール全10回コース（5～7月、9～11月、1～3月の年間3クール）、定員25名で実施する、ポールを使ったウォーキングを核とした講座です（**写真4-1-1**）。講座参加費は1回500円で、ポールはポールメーカーである株式会社シナノから協力を得て、無料で貸し出しを行っています。参加者の平均年齢は77.2歳で、さまざまな疾患を抱えていますが原則、医師

から運動制限を受けている方以外はすべて対象としています。参加者の多くは、自立高齢者で、運動を通した身体活動や生活機能の強化、あるいは仲間づくりを通じた閉じこもり防止などが必要と思われた「少し気になる高齢者」も含まれています。そのほとんどは、地域包括支援センターが日常の活動の中で把握していた対象者です。

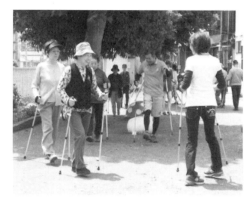
写真4-1-1　参加者の様子

これらの高齢者は、超元気な高齢者ではないため、一般的なサークルではカバーしきれない対象者と言えます。このあたりが地域包括支援センターが関わる大きなメリットと考えて良いでしょう。地域包括支援センターと連携すれば、参加高齢者集めは、それほどむずかしいことではありません。

必ず看護職による血圧測定・健康チェックを行い、参加者の健康状態を確認

「ポールdeウォーク学校」の主な活動拠点は、JR大森駅から徒歩5分ほどの商店街の中にある空き店舗を改修した無料のお休み処「アキナイ山王亭」、およびその裏手にある新井宿第一児童公園です（**写真4-1-2**）。

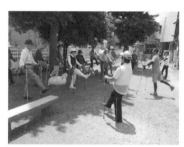
写真4-1-2　公園での指導

指導スタッフは、ノルディックウォーキング指導員（アメリカスポーツ医学会ヘルスフィットネススペシャリストおよび健康運動指導士、元看護師。いずれも全日本ノルディック・ウォーク連盟主任指導員）2名、およびポールウォーキング指導員（リフレクソロジスト、ポールウォーキングマスターコーチ）1名、そして地域包括支援センター職員（看護職）1名の数名体制。講座開始前には、必ず看護職による血圧測定・健康チェックを行い、参加者個々の健康状態を確認しており、身体機能や持病の状態に十分に配慮しながら運営するようにしています。

「ポールdeウォーク学校」の内容は、ノルディックウォーキング・ポールウォーキングの知識や技術に関するもののみにとどまらず、転びにくい足づくりのためのセルフフットケアや、食事・休養などの健康づくり、介護予防および生活全般についてのさまざまな場面を想定した情報提供を包含して実施しました（**表4-1-1**、**写真4-1-3、4-1-4**）。

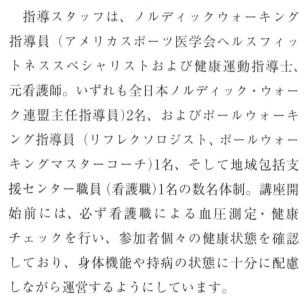
写真4-1-3　ポールを使ったウォーキング時には階段の昇り降りの方法もレクチャー

表4-1-1　プログラムの概要（全10回シリーズ）— 各回、冒頭15分程度の講義＋実技で構成

開催回数	講義内容
1	足指力測定・開校式
2	ポールdeウォークとは？
3	フットケア1　靴の履き方
4	ポールdeウォークのポイント
5	ロコモティブシンドロームと認知症
6	フットケア2　疲れを残さない
7	転倒予防とバランス能力
8	水分補給と熱中症
9	規則正しい生活-運動・栄養・休養
10	足指力測定・修了式

大学の研究室と連携し、下肢筋力、バランス機能、歩行機能を測定

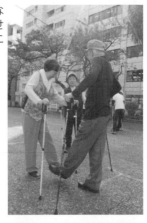

写真4-1-4 足ずもう。転びそうなときに一歩が踏み出せるようにするトレーニングでもある

何より特徴的なポイントとして挙げられるのは、ポールを使ったウォーキングの効果を取り組み前後で測定しているという点です。この効果測定は、東京医療保健大学の山下和彦教授らと共同で実施しており、下肢筋力（足指力測定）、バランス機能（足圧力分散計測）、歩行機能（姿勢制御機能計測）をそれぞれ計測した上、数値データにもとづく効果検証を行い、参加者のモチベーション維持のために個別にフィードバックしています(写真4-1-5)。

なお、開催にかかる費用については、平成25年度は公益財団法人大同生命厚生事業団「地域保健福祉研究助成」を受けました。また、「ポールdeウォーク学校」は、ポールを使ったウォーキングの効果の検証および高齢者向けのプログラム開発も目指しており、一般社団法人全日本ノルディック・ウォーク連盟、木谷ウオーキング研究所、NPO法人新宿区ウォーキング協会、東京医療保健大学・山下和彦研究室、株式会社シナノなど、さまざまな機関、専門家が協働しており、その点も大きな特徴と言えます。

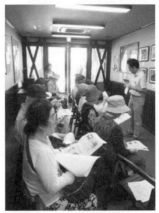

写真4-1-5 測定結果のフィードバック

✚ 「学校」から「大学」へ進学する仕組み──自主化へのエンジン

初心者向けの「学校」と、経験者向けの主体性を重んじる「大学」

「ポールdeウォーク学校」の参加者数は、第1期生13名でスタートし、2期生以降、各回20～23名が参加しています。修了後も、希望者は継続参加が可能となっており、各期において約半数の者が次のクールに継続して参加しています。

そうしたなか、第3期目をはじめるにあたり、参加者の経験期間の違いにより、歩行速度や体力、歩行技術などに若干の差が出てきたため、1クールから2クールまでを初級編の「ポールdeウォーク学校」とし、3クール目以降をステップアップ編の「ポールdeウォーク大学」と称して、「進学制」の体制とすることにしました。当然、それぞれの位置づけも変更することとし、初級編の「ポールdeウォーク学校」では、歩き方の基本から講義と実技を交えて行うのに対し、ステップアップ編の「ポールdeウォーク大学」では、区内の少し遠い公園などへ遠出することを主眼とした実技中心のプログラムを実践しています。ただし、「学校」から「大学」への進学については、参加者の体力や身体機能を考慮し、本人の希望を優先しています。

自分たちで継続できる自主的活動へと昇華させるために──

「学校」と「大学」に分けた理由としては、参加者の歩行機能や身体機能の差には幅があり、

一様のプログラムでは対応できないことに加え、受講プログラムの重複を防ぐという物理的な理由もありましたが、最大の狙いとして、運動習慣の継続に向け、参加者たち自身で目的地を決めたり、知識・技術の習得だけに終始せずに歩くことそのものを楽しむといった「自主性」と「楽しみ」を兼ね備えた主体的なプログラムとする必要があると考えたからでした。

さらには、一次予防の観点から、より多くの高齢者に地域でポールdeウォークに触れてもらう機会をつくるため、指導員を常時必要とせずとも継続できる自主的活動へと昇華していただくことを意図したからでした。

ポールdeウォーク学校・大学の効果——心身の両面に好影響

転倒とも関係する「すり足」が改善

2014年秋時点で、「ポールdeウォーク学校」が4クール、「ポールdeウォーク大学」が2クール修了しており、延べ参加者数は79名に上っています。

ポールdeウォークの身体機能への影響としては、本書第5章における東京医療保健大学の山下和彦教授の報告にもあるように、第1期生の取り組み前後の比較において、下肢筋力が平均して向上しており、とくに取り組み前に転倒ハイリスク群であった参加者においては改善率が高かったという結果が得られています。

また、歩行を主体としない体操教室などと比べて、バランス機能、歩行機能ともに向上しており、転倒の大きな原因とされる筋力や機能の低下に伴う「すり足歩行の改善」も確認することができました。歩行時の歩幅の広さについても、実施前後で比較したところ、多くの参加者が歩幅を広げており、筋力がつき、歩行機能が高まっていることを伺わせました（表4-1-2）。さらに、約7割の参加者が、腰痛膝痛の軽減や身体機能の良好な変化を感じとっていたこともわかりました。

表4-1-2　参加者の初回歩測と最終回歩測の比較（単位=cm）

	年齢	初回歩幅	最終回歩幅	同ポール持ちで歩いた歩幅	参加回数
1	87歳	52.6 →	74.1	74.1	10回
2	74歳	54.1 →	55.6	62.5	11回
3	75歳	62.5 →	64.5	69.0	10回
4	83歳	57.1	57.1	64.5	9回
5	75歳	57.1 →	58.8	62.5	9回
6	76歳	62.5	62.5	66.7	6回
7	73歳	69.0	66.7	66.7	10回
8	73歳	71.4	66.7	76.9	9回
9	87歳	58.8 →	62.5	66.7	8回
10	81歳	69.0 →	74.1	80.0	11回
11	73歳	64.5 →	74.1	80.0	11回
12	77歳	74.1	69.0	76.9	9回
13	77歳	57.1 →	66.7	74.1	6回

7割の参加者が「教室で気持ちが前向きになった」と回答

一方、心理的な効果としては、参加者の半数以上がポールdeウォーク学校に参加したことにより知り合いが増え、7割以上がこれをきっかけにほかの運動や活動への興味が高まった、気持ちが前向きになったと回答しており、心身の両面に好影響をもたらすことがわかりました。その後も、効果測定は継続して実施しており、参加者の筋力・バランス機能なども引き続き、維持・向上している、との結果が得られています。

✚ 生活のための支援──目的は技術向上ではない

タイミングを見計らって自主化グループ化を打診

　私たち地域包括支援センター入新井とおおた高齢者見守りネットワーク「みま～も」にとっては、この取り組みをはじめた当初から、運動習慣を長期にわたってつけていただくための「自主グループ化」が大きな課題でした。

　そんななか、第1期生がポールdeウォークをはじめて1年が経過した頃、「ポールdeウォーク学校・大学」が夏休みとなる期間に参加者有志で集まり、「ウォーキングをしよう！」という動きが出てきました。そこで、地域包括支援センター入新井では早速、有志メンバーが普段歩いている公園にみんなでポールdeウォーク遠足に出掛けるイベントを企画し、みんなでウォーキングを楽しんで、懇親会を行った後、ほかの参加者にも賛同の呼びかけを行いました。

　すると、それをきっかけに第2期生以降の参加者も有志の会に参加するようになり、やがて週1回、みんなで集まってポールdeウォークなどを実施するまでに発展していきました。

目的は、「技術の習得ではなく、日々の生活の維持」

　冒頭にも述べたように、高齢者が安心して暮らし続けられる地域づくりを目指す地域包括ケアの推進において重要な点は、医療や介護の充実ばかりでなく、「早期からの健康づくり」や「介護予防」、それに必要な「基盤の整備」です。その実践活動である、高齢者を対象とした介護予防のための運動の取り組みにおいては、対象者の体力や身体機能、運動習慣獲得へのモチベーションなどとともに、参加意図を理解することが重要です。つまり、スポーツ指導者にしばしば見られがちなストイックなまでの技術力の向上、あるいはフォームの正確さを高齢者に求めることは、目的が異なり、意味がありません。真の目的は、その高齢者が買い物に行ける、友人と会話を楽しむ、といった生活機能を地域においてできるだけ長く維持できるようにサポートする、ということです。

　「ポールdeウォーク学校・大学」の指導員はいずれも、まずは「安全に楽しく歩くこと」を重視して、指導してくれました。技術的な向上や、フォームの正確さを求め過ぎないことにより、参加者は楽しく続けることができました。だからこそ、結果として、腰痛や膝痛の軽減などにつながったのだと思います。

　また、高齢者の体力は個人差が実に大きく、運動習慣の獲得レベルについても、週1回の「学校・大学」参加時のみという高齢者から、週に数回程度は自主的にウォーキングをするという高齢者、あるいは外出時には常にポールを持参するという高齢者まで実にさまざまです。

ドロップアウトする参加者のフォローアップも忘れずに！

　指導者をはじめとした支援側は、そのような現実を念頭におき、参加者それぞれがどのレベルを目標としているのかを的確に捉え、適切な指導方法やアプローチ方法を考えていく必要があります。その際には、支援側からの参加者への個別アプローチだけでなく、参加者同士の呼びかけや声かけなどをきっかけとしたグループダイナミクス（集団内や集団間に働くさまざまな力の作用。個人が別の個人や集団内から影響を受けること）を活用したアプローチも有効です。また、

自主グループ化を目指す際には、一方的に教え過ぎるのではなく、まずは積極的な参加者を中心に声かけや動機づけを行いながら、そのキーパーソンを核として「一体感」という地盤を少しずつつくり、参加者同士が自ら動き出せるタイミングまで待つことも重要です。
　一方、ドロップアウトした方についても、放置することなく、地域包括支援センターと連携して、その人に合った高齢者サロン活動やボランティア活動などにつないだり、身体的理由などによっては行政の二次予防事業、もしくは状態悪化が理由であれば介護保険サービスにつないでいくといった対応も必要となります。

「私たちの年になったら…」喜寿を迎えたシニア指導者の味
一般社団法人木谷ウオーキング研究所・代表理事　木谷道宣

元看護師でウォーカーでもある超ベテラン指導員
　一般社団法人木谷ウオーキング研究所では、2013年5月から1クール3か月間、全12回程度のシニアのための「ポールdeウォーク学校」を大田区のJR大森駅にほど近い大田区地域包括支援センター入新井のみなさんと一緒に開始しました。毎週水曜日の10時から11時半までの90分間のプログラムを楽しんでいただき、2014年1月からの第3クール目からは、2クール満了した方は「ポールdeウオーク大学」に進級するように体制を組み替え、それぞれ15人ほどで実施してきました。
　毎回好評で無事に2年目を迎えた人気の秘訣は、どうもこの「学校」＆「大学」の指導を担ってきた77歳の超ベテラン指導員・三原芳枝さんにあるように感じました。三原さんは、全日本ノルディック・ウォーク連盟の公認指導者で、新宿ウオーキング協会の副会長も務めるベテランウォーカーでもあります。都立病院の婦長さんを歴任された元看護師さんで、定年退職後にはじめたウォーキングにはまり、海外の大会にも頻繁に出掛ける元気はつらつの淑女であります。

「絶対に無理したらダメ。ほどほどがいいのよ」
　喜寿を迎えた今も毎週、国内外のウォーキング大会に積極的に参加されている豊富な体験をもとに、笑顔を絶やさず、しっかりと明瞭な言葉使いを心掛けた、そのわかりやすい指導方法は、素晴らしいものがあります。そしていつも、参加される高齢者に次のように指導されるのです。
「私たちの年になったら、絶対に無理したらダメ。ほどほどがいいのよ」
「みんな一人一人違うのだから、自分のペースでいいの。一人一人違うのが当たり前なんですよ」
「みなさんは昔、木に登ったりしたおてんばさんだったでしょ。運動神経は良かったはずですよ。ノルディック・ウォークを続けていると、必ずそれが出てくるから見ていてごらんなさい。しばらく自転車に乗ってなくても体が覚えていて乗れるのと同じように、みなさんの本能が動くことを覚えているのだから、必ず颯爽と歩けるようになるわよ」
　まさに同年代の語り掛け、"三原マジック"で、次第に自信を持たせていくのです。
　水分補給を呼びかけてちょっと休憩に入るときには、リュックサックに忍ばせた飴玉や煎餅を配って、「栄養補給よ」などと優しく声を掛け、十分に安息の時間を確保します。そして、全国各地のウォーキング大会の裏話を面白おかしく聞かせて、「そんな楽しい大会なら私たちも行ってみたい！」とみんなの意欲を自然に駆り立てているのです。
　「年相応に！」と冗談めかして優しく説く、高齢者の心身を熟知した"シニア指導者"が全国に増えることを期待しています。

これからの展望——一次、二次、三次予防の多様な体制づくり

行政からも注目され、二次予防事業にも発展

　この1年間の取り組みにより、ポールを使ったウォーキングの介護予防効果が実証され、新聞、雑誌、地元ケーブルテレビなどでも度々、取り上げられるまでになりました。そればかりか、関係機関同士の任意の取り組みであった「ポールdeウォーク学校」は、大田区介護保険課に注目されるに至り、2014年度より新たに二次予防事業（基本チェックリストにより介護予防の必要性が高いとされたハイリスク者向けの介護予防事業）としても実施されることとなりました。

　介護予防二次予防事業通所型「いきいきシニア塾（運動器の機能向上）ポールdeウォーク」と銘打たれたこの事業も、2014年4月から2.5か月10回コースの1クールをすでに終了し、秋より新たな参加者を募集し、2クール目の開催も終了したところです。なお、この事業でも、介護予防の効果が高いという結果が得られています。

一次、二次、三次予防のすべてに対応し得る拠点づくり

　介護予防の段階には、活動的な状態から疾患等に陥らないように前向きに健康づくりを行う「一次予防」、生活機能が低下傾向にあり虚弱な状態にある高齢者を水際で支援して介護保険認定に至らないようにする「二次予防」、介護サービスの対象者の悪化防止である「三次予防」の三つのレベルがあると言われています。

　私たちが現在開催している「ポールdeウォーク学校・大学」では、一次予防の段階にある高齢者のみならず、介護保険サービスを受けている要支援者も含まれており、それら参加者における効果も実証されています。一方、医療・リハビリテーションの分野においても、ノルディックウォーキング・ポールウォーキングは効果的で、歩行困難な高齢者でも歩けるようになる場合があることが報告されています。

　よって、ポールを使ったウォーキングは、一次予防から三次予防までのすべての段階にある高齢者への介護予防等に有効であると考えられます。その利点を活かし、地域の中で多様な高齢者のレベルに合うノルディックウォーキング・ポールウォーキングの拠点をつくれば、一次予防から三次予防までのすべてに対応可能な地域になると思います。

新しい地域支援事業のモデルとしての期待

　介護保険法改正に伴い、2015年度からの市町村における介護保険事業においては、地域包括ケアのさらなる推進を目指し、地域支援事業（介護予防・日常生活支援総合事業）の幅が広がり、住民主体・NPO・民間企業などの多様な主体による介護予防・生活支援のサービス提供が行える体制が目指されています。そうした時代背景の中、「ポールdeウォーク学校・大学」のように一つの機関だけでなく、地域包括支援センター・研究所・民間企業・大学などさまざまな主体が連携して介護予防に資する身体活動が提供できる体制は、今後の地域包括ケアシステムにおける一つのモデルとなり得ると考えます。

　私たちは今後、従来の要支援1、2対象者を含むハイリスク高齢者への二次予防的な取り組みとともに、元気高齢者への一次予防的な区の施策への働きかけも含めた、より多くの地域住民に

介護予防効果の高いポールdeウォークに参加してもらうための体制づくり、そして住民主体の自主グループ化によりできるだけ長く運動を継続していける地域づくりを進めていく必要がある、と考えています。

【問い合わせ先】

大田区地域包括支援センター入新井（さわやかサポート入新井）

〒143-8505　東京都大田区大森北1-34-10

Tel　03-3762-4689　Fax　03-3762-7465

保健福祉行政において導入している事例—中山間地域での認知症予防・避難対策の試み

認知症予防教室にポールウォーキングを取り入れて——
津波避難対策や自主グループ活動、地域振興策にも発展

● 鋸南町（きょなん）保健福祉課福祉支援室（地域包括支援センター）保健師　櫻井好枝

✚ 鋸南町の介護保険の状況と介護予防の取り組み

病気や要介護状態になっても安心して暮らしていける町づくり

千葉県南房総の入り口に位置する鋸南町は、温暖な海洋性気候により、日本水仙、食用菜花などの全国でも有数な産地の一つであるとともに、二つの漁港を持ち、近海漁業も盛んです。町名

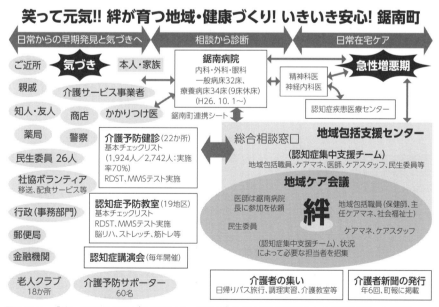

図4-2-1　「笑って元気!!絆が育つ地域・健康づくり!いきいきあんしん!鋸南町」の概要

は、千葉県三名山の一つ、鋸山(のこぎりやま)の南に位置することに由来しています。また、菱川師宣生誕の町、さらに源頼朝の上陸の地としても知られています。

鋸南町総合計画では、急速な少子高齢化と人口減少を背景とし、「町民総参加型の町政」を推進しており、とくに温暖な気候、風向明媚な景観と自然、首都東京への近接性といった町が有する特性を活かしながら、住んでよし・働いてよし・訪れてよしの「みんなでつくる三ツ星のふるさと」をつくっていくこととしています。

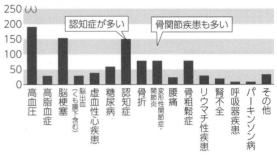

- 介護保険の認定者は年々増加、要支援・要介護1の認定者が年々増加していた。
- 原因疾患の上位は高血圧、脳梗塞、軽度から中度の認知症、骨関節疾患であった。

平成20年1月現在　三育学院短期大学専攻科調査

図4-2-2　鋸南町における介護保険認定者の原因疾患

また、「鋸南町高齢者保健福祉計画・介護保険事業計画（平成24年～26年度）」においては、地域での見守り、支え合い活動が活発に行われ、高齢者一人ひとりがさまざまな活動にいきいきと参加し、病気や要介護状態になっても安心して暮らしていける町づくりを推進しているところです（図4-2-1）。

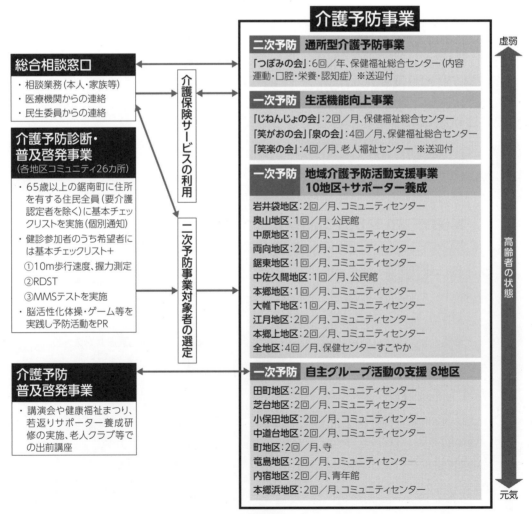

図4-2-3　鋸南町における介護予防事業と認知症予防教室

鋸南町の人口は8,673人、高齢者人口3,575人であり、高齢化率は41.2％（平成26年4月1日現在）と千葉県下第2位で、脳梗塞、認知症、骨関節筋疾患が介護保険の申請に至る原因疾患の上位を占めており、さらに認定者の半数には認知症が見られています（図4-2-2）。

男性参加者の拡大と認知症予防の対策として――

そこで、早期に認知症を予防し、介護保険の認定者と給付額の減少につなげたいという町の思いと、「認知症にはなりたくない」という住民の思いがうまく一致し、「笑って楽しく介護予防」をスローガンに、ともに同じ目標に向かうことになりました。そして平成17年より、慣れ親しんだご近所のお仲間との住民主導型の認知症予防教室に取り組み、現在、町内19か所での実施に至っています（図4-2-3）。

これにより、生命予後の予測因子である主観的健康感が改善した、予防活動によって脳機能が維持・向上した――というように一定の効果は見られました（図4-2-4、4-2-5）。

しかし、男性の参加者が少ないことに加え、平成20年～22年における町の介護予防健診参加

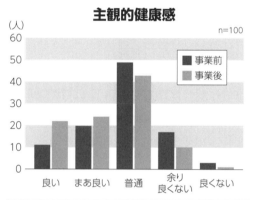

図4-2-4 介護予防教室前後の主観的健康感の変化

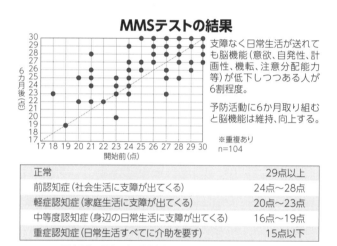

図4-2-5 脳機能の維持・向上が確認できた予防活動前後のMMSテストの変化

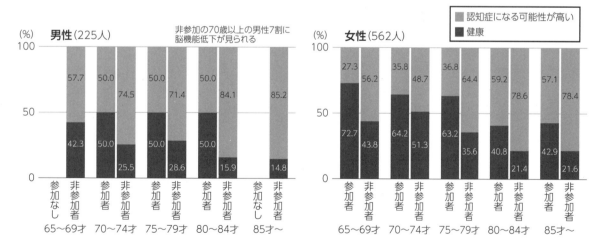

認知症予防教室の男性の参加者が少ない。平成20年～22年の介護予防健診参加者による男女別教室参加者・非参加者の脳機能テストの比較調査から**教室に参加していない70歳以上の男性の7割に脳の老化**が疑われた。

図4-2-6 男女別認知症予防教室参加者・非参加者の脳機能テストの比較調査

者に対する男女別認知症予防教室参加者・非参加者の脳機能テストの比較調査より、教室に参加していない70歳以上の男性の7割に脳機能の低下が疑われたことから、新たな課題として、男性に介護予防に取り組んでもらう必要性が改めて明確になったのです**（図4-2-6）**。

✚ 認知症予防教室にポールウォーキングを取り入れた経緯

介護予防と津波避難対策の組み合わせ

　そうした最中、平成23年3月11日に東日本大震災が発生しました。その際、鋸南町でも津波警報が出ていたのですが、「避難所まで歩けない」という足腰の不安から避難を諦めている方が少なくなかったことが明らかになりました。

　それまでは、認知症予防に重点を置き、介護予防に取り組んでいたわけですが、「命を守る」ことができなくては意味がない、ということに改めて気づかされました。今後、さらに高齢者世帯、単独世帯が増加する中では、「自分の命・健康は自分で守る」ことが第一であり、そのためには普段から足腰を鍛え、災害時には杖、シルバーカーなどさまざまなものを駆使して、自力で安全なところまで逃げる必要があります。

　そこで思いついたのが、ノルディックウォーキング・ポールウォーキングです。ノルディックウォーキング・ポールウォーキングは、ポールを両手に持つだけで背筋が伸び、左右のバランスのとれた正しい姿勢になります。足とポールの接地点によって生まれる面積（支持基底面）が拡がって、転倒の不安が軽減され、安全かつ効果的に筋肉を使って歩行や体操、筋トレなどが実施できます。片杖の使用時よりも安定した歩行ができ、腰痛、膝関節痛等がある方には負担の軽減となりますし、通常ウォーキングと比較して20％〜30％増の運動効果があるので、脳の血流を促進して認知症予防の効果も期待できます。

　そして、そうした効果から、災害に伴う緊急避難時にも自力で避難所まで行動できるのではないか、と考えました。

見た目の格好の良さにも期待

　そこで、町の介護予防事業にこのエクササイズツールを導入することとし、認知症、ロコモティブシンドローム、サルコペニア（加齢に伴う筋肉量低下を必須とした進行性および全身性の骨格筋量・骨格筋力の低下を特徴とする老年症候群）、メタボリックシンドローム、サルコペニア肥満（筋肉減少と肥満の両方を合わせ持つ状態）などの予防と改善を促して、加えて見た目の格好の良さなどから男性の参加も増やそうと考えました。

　また、地区コミュニティセンター等を拠点とした住民主導型の認知症予防教室に組み合わせれば、ご近所のお仲間で歩くことができるので、さらなる連帯感の向上、活動の継続、普及啓発も期待できると予想しました。

ポールを持って歩く健康づくりのスタート

認知症・ロコモ・サルコペニアなどの予防

早速、平成24年度には、認知症予防に加え、避難対策、男性参加者の推進を目的として、「若返りサポーター養成研修＆鋸南男塾」と銘打ったノルディック・ポールウォーキング体験教室を3回開催しました。

その結果、多くの高齢者が参加し、男性の参加も得られました。

ただし、参加者の大半が後期高齢者で、腰や膝に痛みを持つ方が多かった（**図4-2-7**）ことから、安全性を最優先し、ポールを体の前に着いての歩行となるポールウォーキングを町の事業とすることにしました。そして、今後も継続的に実施できるように町保健師3名、介護予防教室を支援して下さる介護予防サポーターおよび在宅保健師・看護師13名がポールウォーキングベーシックコーチの資格をとり、体制を整えました（**表4-2-1**）。平成25年4月からは、保健福祉総合センターや地区のコミュニティセンター等での認知症予防教室にポールウォーキングを取り入れて、その後も継続的に実施しています。

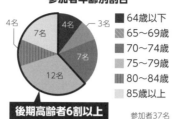
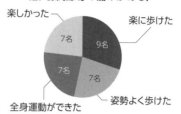
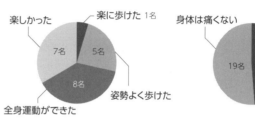

図4-2-7　ポールウォーキング体験教室の参加者アンケート結果

表4-2-1 ノルディック・ポールウォーキング教室の枠組み

【事業予算】
地域支事業費(65歳以上)、健康増進事業費(65歳未満)
・ポール購入費
・保健師・看護師の報償費
【実施体制】
看護師・保健師かつポールウォーキングベーシック・アドバンスコーチ・ノルディックウォーキングインストラクターの資格を持つ者3名以上
・毎回、新規参加者がいるため
・保健福祉総合センター外に出る際、歩行距離、速度の差により対象者が分散するため
【内容】
健康チェック（血圧・脈拍測）、月の砂漠体操、ストレッチ、脳活性化ゲーム ポールウォーキング（ストレッチ・筋トレ・ウォーキング）等
【評価】
教室開始前・後の姿勢写真、10m歩行速度、握力、歩幅、MMS、記録票（片足立ち時間、毎日の歩行数、ストレッチ・筋トレの自宅実施の有無、自覚的健康感） アンケート（ポールウォーキングを実施して変化がありましたか？…）

自主グループが立ち上がったほか、メタボ対策にも拡大

平成25年10月には、「もっと歩きたい」という有志が集い、ベーシックコーチ資格を持つ介護予防サポーターを中心に「ポールウォーキングしましょう会」と称する自主活動グループが立ち上がって、毎月1回、季節を楽しみながら町内を散策するようになりました（**写真4-2-1**）。そしてある日、海沿いで坂の上に避難所がある地区で実際にポールを持って坂道を上ってみたところ、普段、長く歩いたことも坂を上ったこともない高齢者がすいすいと坂を登り切り、避難所ま

で辿りつけたことも確認できました。

一方、平成25年6月からは、健康増進を担当する保健福祉課健康推進室においても、特定健康診査後のポピュレーションアプローチとして、「元気アップ教室」と称する月1回のポールウォーキング教室を開催することとなりました。

つまり、同年度から鋸南町のポールウォーキング教室は、65歳以上の方は介護保険の地域支援事業、そして65歳未満の方は健康増進法の健康増進事業により実施できるようになり、環境が整ったことになります（図4-2-8）。

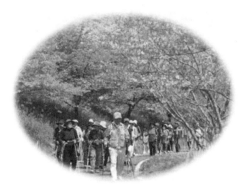

写真4-2-1　満開の桜の中をポールウォーキング

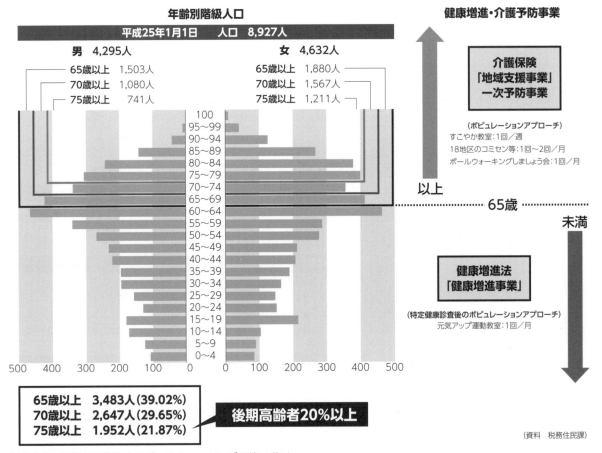

図4-2-8　年齢と事業によるポールウォーキングの使い分け

✚ 取り組みによるさまざまな成果

足腰の痛みや歩幅が改善、気持ちも前向きに

最近は、教室への参加もご近所のお仲間とリュックサックを背負い、両手にポールを持って元気に歩いて来られるようになり（写真4-2-2）、また防災訓練時にも「これがないと歩けない」と言ってポールウォーキングで避難してくる方も見受けられるようになりました。

教室の参加者からは、「みんなで歩くのが楽しい」「気分が前向きになった」「教室に来る前は、気分が今ひとつだったが、来てスッキリした」「腰痛がひどくて困っていたが、ポールを持つことにより、ウォーキングができるようになった」「足の痛みがとれて、整形外科の先生から足の浮腫みもとれて良くなっていると言われ、うれしい」「ポールのおかげで長く歩け、坂も上れる」「体重が減った」との感想を頂いております。

　また、教室に参加する前と参加後を比較すると、姿勢が良くなり、歩幅も維持・向上していることがわかりました（**図4-2-9**）。

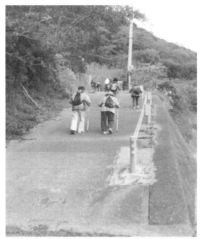

写真4-2-2　教室に参加するため、ポールウォーキングで坂道を登る様子

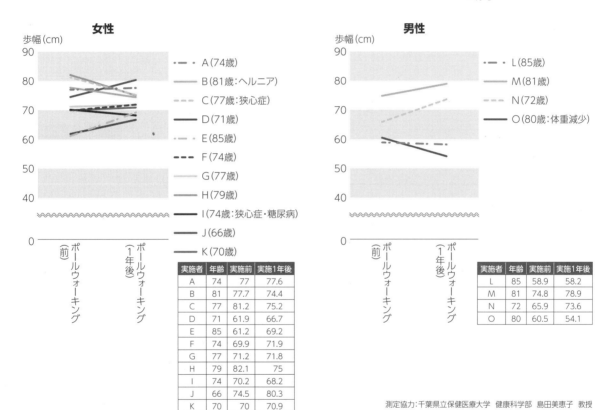

図4-2-9　ポールウォーキング教室前後の歩幅の変化

女性

実施者	年齢	実施前	実施1年後
A	74	77	77.6
B	81	77.7	74.4
C	77	81.2	75.2
D	71	61.9	66.7
E	85	61.2	69.2
F	74	69.9	71.9
G	77	71.2	71.8
H	79	82.1	75
I	74	70.2	68.2
J	66	74.5	80.3
K	70	70	70.9

男性

実施者	年齢	実施前	実施1年後
L	85	58.9	58.2
M	81	74.8	78.9
N	72	65.9	73.6
O	80	60.5	54.1

測定協力：千葉県立保健医療大学　健康科学部　島田美恵子　教授

介護保険財政にも一定の成果

　一方、介護保険の認定、給付状況から一連の教室の評価をしてみると、平成17年度から取り組んでいる介護予防によって、重度化の先送りができていることが確認できます（**図4-2-10**）。認定者そのものは増えていますが、介護度別の給付額の推移を見ると、過去のピーク額を超えていません。また、平成19年度までは重度の方が認定者の半数以上を占めていましたが、平成25年には軽度の方が半数以上となり、割合が逆転しました。それらの点から重度化の先送りができていると考えられます。

介護保険認定者の推移

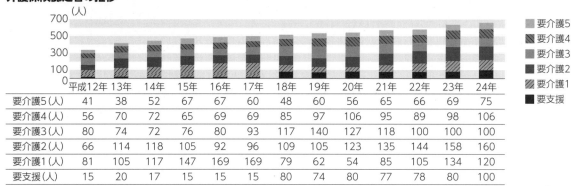

	平成12年	13年	14年	15年	16年	17年	18年	19年	20年	21年	22年	23年	24年
要介護5(人)	41	38	52	67	67	60	48	60	56	65	66	69	75
要介護4(人)	56	70	72	65	69	69	85	97	106	95	89	98	106
要介護3(人)	80	74	72	76	80	93	117	140	127	118	100	100	100
要介護2(人)	66	114	118	105	92	96	109	105	123	135	144	158	160
要介護1(人)	81	105	117	147	169	169	79	62	54	85	105	134	120
要支援(人)	15	20	17	15	15	15	80	74	80	77	78	80	100

介護保険給付費の推移

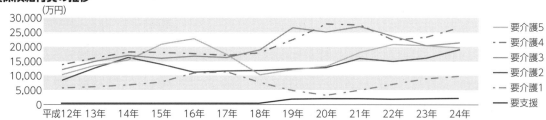

介護予防(認知症予防)教室

・モデル事業(認知症予防教室)を実施
・地域包括支援センターとして認知症予防教室地区での自主活動として実施
・男性の参加少ない 男塾を開催

脳活性化訓練+ストレッチ+筋トレ

ポールウォーキング

・東日本大震災に際、避難できない(しない)人がいた

図4-2-10　介護保険の認定者と給付費の推移

✚ 「生涯現役！ポールを持って笑って楽しく歩ける町」を目指す

課題は、医療費の急増と身体活動量の低下

　超高齢社会の先進地である鋸南町では、高齢化率が41.2％に達し、そのうち後期高齢者の割合は21.98％と、すでに全国に先駆けて「2025年問題」を迎えています。

　そうした中で心配される課題が大きく2点あります。

　1つ目は医療費の問題で、医療費から疾病状況を見てみると高血圧、脂質異常症、糖尿病の順に多くなっており、中でも高血圧、脂質異常症は65歳からその割合が急上昇していることがわかります(図4-2-11)。

　2つ目は、日常の活動量の問題です。比較

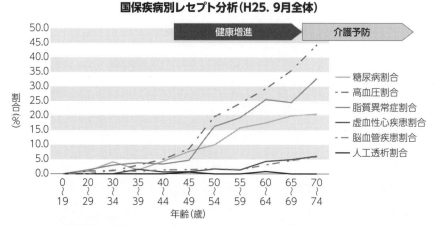

高血圧症、脂質異常症、糖尿病の治療がベスト3を占め、これらの方が予防教室の対象者となっている。
── 体調への配慮を要す。

図4-2-11　医療費分析から見た年齢別罹患状況

的活発と思われる田畑の作業に従事し老人クラブにも所属している高齢者に対し、千葉大学大学院工学研究科デザイン科学コースの樋口孝之准教授の協力を得て活動量の調査を実施したところ、大半の方の歩数が5,000歩以下、早歩き時間7.5分以下であることがわかりました(**図4-2-12**)。

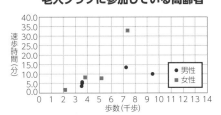

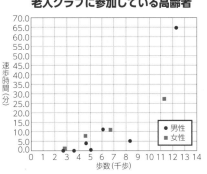

名前	年齢	性別	歩数(歩)	速歩時間(分)
H1	76	男	4,236	5.4
H2	74	男	7,930	13.1
H3	76	男	4,256	5.0
H4	74	男	10,138	9.7
H5	77	男	4,201	3.4
H6	76	女	2,810	1.3
H8	70	女	4,490	7.9
H9	76	女	5,866	7.4
H10	74	女	8,082	32.3

名前	年齢	性別	歩数(歩)	速歩時間(分)
K1	77	男	12,300	64.9
K2	74	男	4,999	0.7
K3	84	男	6,050	11.3
K4	79	男	4,570	4.1
K5	78	男	3,544	0.0
K6	78	男	2,666	0.0
K7	80	男	8,301	5.4
K8	79	女	4,510	8.0
K9	75	女	2,783	1.3
K10	77	女	6,684	11.3
K11	83	女	11,302	27.3

千葉大学大学院工学研究科デザイン科学コース　樋口孝之(准教授)による「高齢者を対象とした日常生活の活動量調査」
(2012. 10. 2～2012. 11. 5)

(参考)

病気予防のために歩きたい1日の歩数と早歩き時間(中之条研究のデータより)		
うつ病の予防	4000歩	その中で速歩きを5分以上
認知症、心疾患、脳卒中の予防	5000歩	その中で速歩きを7.5分以上
がん、骨粗しょう症の予防	7000歩	その中で速歩きを15分以上
高血圧症、糖尿病の予防	8000歩	その中で速歩きを20分以上
メタボリックシンドロームの予防	10000歩	その中で速歩きを30分以上

引用：Aoyagi Y. RJ. Steps per day: the road to senior health?
Sports Medicine 2009:39(6):423-438

千葉大学大学院工学科とテルモ株式会社による調査研究(テルモ活動量計による測定)

図4-2-12　鋸南町における高齢者の活動量

役割を持ち、世代交流、地域交流、国際交流できる町に──

　これらのことから、少子高齢化が顕著で町の大部分が山間部で交通も不便な超高齢の町だからこそ、ポールウォーキングで「自分の命・健康は自分で守る」ことはもちろんなのですが、それを継続するための生きがい、やりがいを持っての地域の見守り役、さらには豊かな自然を活かした観光客のおもてなし役をも担えるようなサポーター養

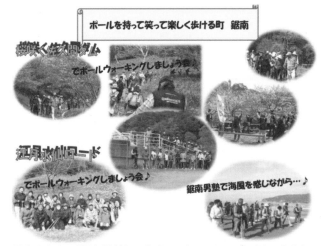

写真4-2-3　「鋸南男塾」や「ポールウォーキングしましょう会」の様子

成へと発展させていくことが必要だと考えています。

　ちょうど当町には、「道の駅」を整備する計画があります。そのため、首都圏から1時間強の場所に位置し、日本らしい農村漁村が残るという立地、利点を活かして、2020年の東京オリンピックの開催までにポールウォーキングを通じて世代交流、地域交流、国際交流ができるような町にしていきたい、と目論んでおります。

　「生涯現役！ポールを持って笑って楽しく歩ける町、鋸南」

　これが私たちの目指す町の姿です**（写真4-2-3）**。

【問い合わせ先】

鋸南町保健福祉課（地域包括支援センター）
鋸南町総合保健福祉センター
〒299-1902　千葉県安房郡鋸南町保田560
TEL　0470-50-1171　FAX　0470-55-4148

保健福祉行政において導入している事例―ベッドタウンでの高齢者の健康づくりの試み

若い世代のメタボ対策として導入し、高齢者対策に拡大する戦略が奏功
―ポールウォーキングを活用した健康づくり・まちづくりの4年間の歩み

● 愛知県大口町健康福祉部健康生きがい課・保健師　**松井昌子**

✚ 健康推進員の研修会などに導入して良好な反応を確認

平成23年度より生活習慣病やロコモの予防に向けて

　愛知県大口町は、県西北部に位置し、名古屋市より18kmの近郊にあり、恵まれた自然、広大な田園を有する住宅地で、加えて、グローバルな展開を見せる工作機械メーカー、自動車部品メーカーなども立地するハイテク技術の町でもあります。人口は2万2,811人、世帯数8,371世帯、出生数199人、高齢化率20.7％（平成25年10月現在）で、出生数はわずかに減少傾向、高齢化率は全国および県を下回っているという状況です。

　保健活動の体制としては、健康生きがい課（保健センター）に保健師6人、管理栄養士1人、戸籍保険課に保健師が1人勤務しています。

　大口町では、増え続ける医療費と介護費用の原因を探って対策を講じるために、平成22年度から医療、介護、健康、福祉の担当職員がプロジェクトを立ち上げ、生活習慣病予防のキーワードとなる「血管を守ろう！」を活動のテーマとして、①あらゆる世代の町民が自分らしく元気であり続ける、②10年後も元気でいる――ことを目指し、「みんながイキイキ元気なまち」を目標

に掲げて活動をはじめました。

　その取り組みの一つとして、平成23年度より生活習慣病やロコモティブシンドロームの予防に向けて、高齢で体力に自信がなく、普段あまり運動しない人にも、より短時間で、安全に効果が得られる、効率のよいウォーキングスタイルであるノルディックウォーキング・ポールウォーキングを健康づくりのツールとして取り入れ、啓発・推進することを試みることにしました。

幅広い年齢層、さまざまな健康段階の方から良好な反響

　推進にあたっては、当町で長年にわたり運動指導いただいている健康運動指導士であり、日本ポールウォーキング協会マスターコーチである長谷川弘道氏から「ポールウォーキングがこれからの健康づくりの手法として取り入れられるのではないか？」と意見をいただいたことも契機となっていたので、長谷川氏のご指導の下、まずは健康推進員や体育協会、老人クラブといった団体の研修会のカリキュラムに取り入れ、反応を見ることにしました（**写真4-3-1**）。

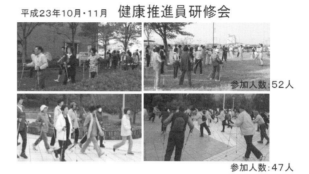

写真4-3-1　普及前に実施した健康推進員向けの研修会の一コマ

　その結果、「姿勢が良くなった」「効果的な歩き方が身につき、気持ちが良い」など上々の反響が得られたのです。その中でも、円背（脊柱後弯症）が強かった老人クラブ会員の一人が教室終了後、背筋がすっと伸び、身長が高かったことがわかり、本人にも周囲にも嬉しい驚きがあったというエピソードがありました。

　また、メタボ改善のための特定保健指導の運動指導メニューにも取り入れたところ、かなりの肥満で参加初日にはシルバーカーを押して10メートルを歩くことがやっとであった対象者がポールウォーキング体験直後から、歩行がスムーズになり、自己効力感が得られ、即ポールを購入されるといったことを経験しました。

　このようにポールウォーキングによる健康づくりが幅広い年齢層で受け入れられる感触が得られ、さまざまな健康段階にある方にも有益であることに大いに手応えを感じました。

✚ 「リーダー」と「ひろめ隊」の組織化で町民3,000人以上が体験

健康生きがい課職員と住民団体の有志が自費で資格取得セミナーを受講

　そこで今度は、次への広がりをつくるために、まずは健康生きがい課職員と住民団体の有志が自費でポールウォーキングベーシックコーチ資格取得セミナーを受講することにしました。

　さらに、次年度から本格的にポールウォーキング講座を開催することとし、それにあたってサポートをしていただく住民リーダーを養成する講座を企画し、住民が住民に広める役割を担う「ポールウォーキングひろめ隊」となっていただく了承を得ました。

「ポールウォーキングひろめ隊」が自主活動をスタート

いよいよ平成24年度からは、国民健康保険を担当する戸籍保険課が窓口となり、愛知県国民健康保険団体連合会の健康体操普及事業のメニューにポールウォーキングを導入してもらう手はずを整え、町の国民健康保険の保健事業として1講座12回の「ポールウォーキング講座」を前出の長谷川氏を講師に迎え、実施しました**(写真4-3-2)**。

講座終了後は、ほとんどの対象者に体重の減少が見られ、「体調が良くなった」などの感想も聞かれました。そして、「今後も続けたい」「今のメンバーで歩きたい」という声が大きかったことから、同年9月から「ポールウォーキングひろめ隊」による毎週水曜日開催の自主活動がスタートしました。

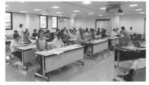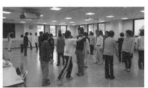

平成24年度 国保連合会 ポール教室
・5月〜8月に12回講座実施

参加人数　実人員29人(述べ241人)　サポーター実人員21人(述べ70人)

・12回講座終了後、「今後も続けたい」「今のメンバーで歩きたい」という思いから、平成24年9月に自主活動がスタート♪

写真4-3-2 愛知県国民健康保険団体連合会の市町村支援の一環で実施した大口町の「ポールウォーキング講座」の様子

多様な普及活動が功を奏し、講座等の受講者は延べ3,071人

そのほか、普及啓発として、福祉講演会「10歳若返る！生き生きウォーキング」の前座で「ひろめ隊」がポールウォーキングとポール体操を舞台で披露したり、健康まつりや町の桜並木ジョギング大会に「ポールウォーキングの部」を設けたりしました**(写真4-3-3)**。また、健康推進員の地区活動においても、「ポールウォーキングお試し教室」を行っていただきました。

翌25年度も引き続き、国民健康保険の保健事業によるポールウォーキング講座の開催と健康推進員の研修を行ったほか、「ひろめ隊」の方々と一緒に2小学校区で出前型の6回1コースの講座を開催し、新たな町民に広くポールウォーキングの普及にあたるとともに、リーダー養成にも努め、健康まつりでも講座を開いて周知をしました**(写真4-3-4)**。

26年度には、さらに地域でポールウォーキングが定着するよう、身近な支援者としてリーダーが主体的に活躍できるようリーダー養成講座の内容を充実させた上で実施しました。

このような取り組みが実を結び、平成23〜25年度までのリーダー養成講座修了者は20人、ポールウォーキング講座等の受講

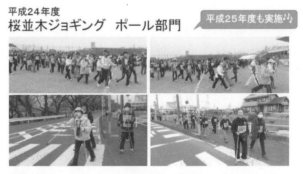

平成24年度 桜並木ジョギング ポール部門　平成25年度も実施♪

写真4-3-3 町のイベントジョギング大会で「ポールウォーキング部門」を実施

平成25年11月 健康まつり時の講座

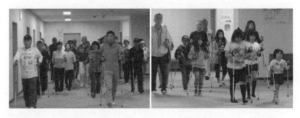

参加人数　講座受講者数47人　ポール体験コーナー66＋＠人

写真4-3-4 健康まつりの講座では、子どもたちにもレクチャー

者は延べ3,071人に至っています（図4-3-1、表4-3-1）。

➕ 「健康おおぐち21」にも「ポールウォーキングを体験するための普及・啓発」を明記

「今よりは10分は多く歩く」「ポールウォーキングを体験（実行）する」

また26年度は、健康寿命の延伸を目指し、この先10年間の健康づくりと生活習慣病予防の推進を図る「健康おおぐち21二次計画」がスタートしました。「健康づくり＝町づくり」「健康づく

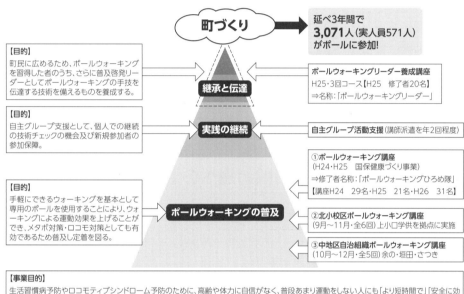

図4-3-1 大口町におけるポールウォーキングを活用した健康づくり・まちづくりの戦略イメージ

表4-3-1 ポールウォーキング自主活動を担う「ポールウォーキングひろめ隊」の役割

今までの主な活動	
毎週水曜日	9時30分〜11時
平成24年度	
開催回数	28回
参加延べ人数	370人
平成25年度	
開催回数	50回
参加延べ人数	794人

今までの主な啓発活動
町民体育祭での啓発
健康まつり時の啓発
桜並木ジョギングへの参加
のぼり旗の作成
ゼッケンの作成
ユニホームの作成
学校区等での教室の参加

平成25年度のポールウォーキングリーダー

りの主役は住民」を基本理念とし、「健康で笑顔の大口 みんな元気ずっと元気!!」を大目標に掲げています。この中で、運動・生活活動分野の行動目標（個人）の一つとして「今よりは10分（1,000歩）は多く歩く」「ポールウォーキングを体験（実行）する」を掲げているほか、地域・団体の取り組みとして「ポールウォーキングリーダー養成講座に参加する」、そして行政の取り組みとして「ポールウォーキングの啓発と普及をする」「ポールウォーキングリーダーを養成する」といった行動目標を掲げています。さらには、取り組みの目標として「10年間でポールウォーキング体験者が延2万人となること」を目指すとしています。

自己効力感が得やすいためか、継続性が高い

これまでも当町では、ウォーキングをはじめとしたさまざまな健康づくりの種まきをしてきました。その中で、とくに「ポールウォーキング」において感じていることは、町民に広まるスピードがかなり早く、自己効力感が得やすいためか、継続性が高いということです。ただし、こうした成果を得るには、初回にいかに正しくポールウォーキングについて理解してもらい、正しい方法を身につけ、心地良さを感じて帰っていただくかが鍵になると思います。

＋ ポイントは、若い層から高齢者層への波及を目指した戦略

今後は、介護予防事業の中により深く組み込んでいく

ポールウォーキングを導入する当初、前出の長谷川氏と懸念していたことがあります。それは、介護予防を目的としてスタートすると、「高齢者や足腰に支障がある人ほどその効果を感じやすいと思われるけれど、見た目が二本の『杖』を持って歩くというイメージにつながり、若い世代に広まりにくくなってしまうのではないか？」ということでした。

そこで私たちは、「最初に町内をポールウォーキングしていただく人には、カッコイイ広告塔になってもらえる若い元気な人とし、そこから普及をはじめていくことが効果的である」と考えました。そして、ポールウォーキング人口が若い世代に拡大した段階で、「一人では恥ずかしいけれど、みんなと一緒ならやってみたい」「若い人と同じことが自分たちもできる」と高齢者が考えるような段階的な普及、すなわち高齢者への波及は一見「二の次」にするという普及戦略を立てました。それが上手くいったのではないか、と思います。

当町では現在、メタボ予防としてスタートしたポールウォーキングがその予防と併せ、すでにロコモ予防・介護予防の機能を担っているわけですが、今後はさらに高齢化の進展を見据え、今までのノウハウを活用しつつ、介護予防事業の中により深く組み込んでいく考えです。

ポールウォーキングが「健康づくり＝町づくり」を具現化する

ポールウォーキングを町の中に浸透するように展開するためには、庁舎内の関係各課や健康推進員、ポールウォーキングリーダー等をはじめとした各種団体など、地域との連携をより深めながら進めていくことが重要だと感じています。現在もすでにポールウォーキングを通して人と人とのつながりが少しずつできつつありますが、今後もポールウォーキングを体験した人たち自身

が元気になり、その活動を継続することを通して、さらに顔の見える関係が太くなり、町の元気を支える一役を担ってくださるものと期待しています。

一方、行政側の課題としては、ポールウォーキングを継続している人の医療費や健診結果、体力測定結果等での評価ができていないことや、「ひろめ隊」の自主活動とリーダーさんの活動の役割や位置づけ、今後の方向性が明確になっていない点があること、行政の役割が固まっていないことなどがあります。

今後はこれらの課題を一つ一つ解決していきながら、ポールウォーキングの効果を町民に還元していき、ポールウォーキングが「健康づくり＝まちづくり」を具現化する一つの手段となるであろう可能性を信じて、住民のみなさんとともに焦らずに「幸せ」を願って、楽しみながら活動を一歩一歩展開したいと考えています。

【問い合わせ先】
大口町健康福祉部健康生きがい課（大口町保健センター）
〒480-0126　愛知県丹羽郡大口町伝右一丁目35番地
TEL　0587-94-0051　FAX　0587-94-0052
E-mail　kenkouikigai@town.oguchi.lg.jp

自治体からの介護予防（二次予防事業）の受託事例―都市における事例

参加高齢者の「歩幅」が改善したほか、自主グループ活動に発展し、事業後もノルディック・ウォークを継続

●全日本ノルディック・ウォーク連盟常務理事・本部長　木村健二

大阪府の摂津市と八尾市からの受託事業

全12回のコースで前後評価も実施

全日本ノルディック・ウォーク連盟では、子どもから高齢者、疾患や障害などを抱えた患者さんに至る多様な方々を対象にノルディック・ウォークの楽しさを提供しております。

ここでは、その中から近年、急速にニーズが高まっている高齢者の介護予防の取り組みのうち、筆者の地元・大阪府における行政からの受託事例をご紹介します。

当連盟では現在、大阪府下においては、摂津市（人口8万5,275人、高齢化率23.6％）、八尾市（人口27万1,066人、高齢化

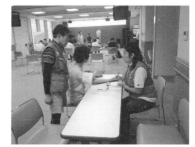

写真4-4-1　血圧測定

率23.7％）の2市の介護予防における二次予防事業を担当させていただいております。いずれも全12回のコースで1回目と11回目に、①血圧測定、②足裏圧力分布測定、③高精度筋力計による体組成測定、④直線30ｍにおける歩幅測定の各種測定（**写真4-4-1〜4-4-3**）を行い、最初の測定結果を踏まえて、その人に合った指導を実施するとともに、前後評価も行って、その結果をご本人と行政にフィードバックしています。

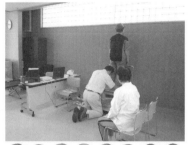

写真4-4-2　足裏圧力分布の測定

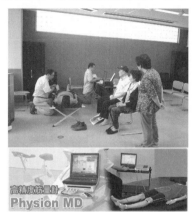

写真4-4-3　高精度筋量計での測定

「姿勢の矯正」「歩幅の広がり」が顕著

一日のプログラムは、血圧測定や体調確認の後、ストレッチングなどでウォーミングアップを行い、ノルディック・ウォークやポールエクササイズなどを楽しんでもらうというもので、**写真4-4-4**のように、なるべく緑の鮮やかなコースなどを設定して、みんなでその中を颯爽と歩き、風や日差しの感触を改めて味わっていただくような配慮をしております。

摂津、八尾の両市における参加者の前後評価を見ると、「姿勢の矯正」「歩幅の広がり」が顕著で、初回にすり足気味であった参加者も回を重ねるごとに足取りが力強くなり、「あおり足」と呼ばれる模範的な歩き方に見事に変容されています。見た目の年齢も、10歳以上は若返っているようでした（**写真4-4-5、4-4-6**）。

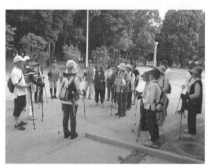

写真4-4-4　「講座」ではなるべく屋外での実践を心掛けている

仲間意識が生まれ、自主サークル活動も立ち上がる

ノルディック・ウォークには、通常のウォーキングよりも身体負荷が大きく、最大酸素摂取量も多いにもかかわらず、自覚的運動強度が低いために会話を楽しみながら歩行できる、という利点があります。

実際、そうした利点が生きたのか、あるいはポールをもったウォーカーというある種の連帯感がそうさせたのか、定かではありませんが、講座をきっかけとして参加者同士の仲間意識が生まれ、「みんなで一緒に歩きましょう！」という声が自然と発せられ、今では自主的なサークル活動が立ち上がって、みんなでノルディック・ウォークを楽しむような状況に発展しています。

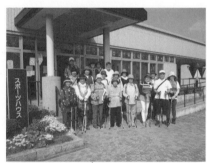

写真4-4-5　八尾市の講座参加者のみなさん

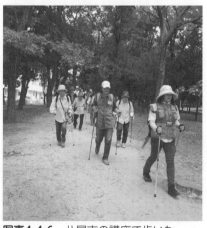

写真4-4-6　八尾市の講座で歩いた久宝寺緑地

認知症との関連が指摘される「歩幅」の改善に注目

参加者のうち、危険領域だった3名も改善

さて表4-4-1は、講座参加者の歩測データのうち、比較可能なものを抽出したものです。これを見ると、実施後に歩幅を広げていることがわかります。

読者のみなさんは、東京都健康長寿医療センター研究所の谷口優研究員らが認知症リスクは歩幅でわかる、という衝撃的な研究発表をされたことをご存知だろうと思います。歩幅の狭い人は、広い人に比べて約3.4倍も認知機能低下が起こりやすく、女性に限ればその差はさらに顕著となり、約5.8倍も起こりやすいというものです。谷口氏によれば、基準となる歩幅は男性61.9cm、女性58.2cmで、これ以下だと「歩幅の狭い人」に該当し、認知症リスクが高く、危険だと指摘しています。

今回の大阪府内2市での講座においても、谷口氏が指摘する危険領域に該当する方が男性1人、女性2人おられましたが、ノルディック・ウォークの実践を通じ、いずれも危険領域から脱しました。認知症予防の切り札は身体活動である、とも言われていますので、講座をきっかけに適切な運動習慣を身に付けていただきたい、と願っております。

連盟としても認知症予防の検証へ

人によって足の長さが異なりますし、狭い歩幅はその人のこれまでの身体活動の積み重ねの結果でもあるので、一律にこの歩幅以下だと認知症になる、あるいは歩幅を広げたら認知症が予防できる、というわけではないでしょう。

しかし当連盟としては、これを機に日本ノルディック・ウォーク学会との連携のもと、ノルディック・ウォークの若い頃からの実践による認知症予防の可能性について検証し、データ収集と研究を重ねていきたいと考えています。

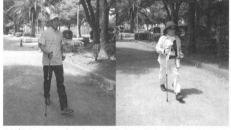

写真4-4-7 摂津市の講座に参加された竹田さん(写真左)と上杉さん(写真右)

表4-4-1 講座参加者の歩測の前後比較

性別	年齢	5月27日 歩数	5月27日 歩幅(cm)	8月5日 歩数	8月5日 歩幅(cm)	増減 歩数	増減 歩幅(cm)
女	66	43	69.8	39	76.9	−4	7.2
女	67	44	68.2	38	78.9	−6	10.8
女	72	44	68.2	36	83.3	−8	15.2
女	73	50	60.0	42	71.4	−8	11.4
女	72	55	54.5	42	71.4	−13	16.9
男	66	48	62.5	37	81.1	−11	18.6
男	74	49	61.2	38	78.9	−11	17.7
女	74	48	62.5	39	76.9	−9	14.4
女	78	54	55.6	45	66.7	−9	11.1
女	76	44	68.2	40	75.0	−4	6.8
女	71	40	75.0				
女	75	43	69.8	42	71.4	−1	1.7
男	78	39	76.9	37	81.1	−2	4.2
女	67	39	76.9	38	78.9	−1	2.0
女	70	42	71.4				
女	73	50	60.0				
女	68			46	65.2		
男	65	36	83.3	34	87.7	−2	4.4
男	73	39	76.9	37	80.6	−2	3.7
女	65	44	68.5	43	69.4	−1	0.9
男	65	41	73.5	34	87.7	−7	14.2
女	66	43	69.4	40	74.6	−3	5.2

【問い合わせ先】

一般社団法人全日本ノルディック・ウォーク連盟 本部事務局
〒530-0001　大阪市北区梅田1丁目11-4 大阪駅前第4ビルB1F
TEL　06-6344-2277　FAX　06-6344-6234
URL　http://www.nordic-walk.jp//

> デイサービスでの導入事例—要介護認定者と一般高齢者への同時開放の試み

デイサービスにポールウォーキングを取り入れ、一般高齢者にも開放!!

● 運動特化型デイサービス「ポールケアあるく」所長　大林正雄

✚ 要介護認定者と一般高齢者がともにポールウォーキングを実践

参加者は介護保険サービス利用者と一般高齢者が半々

　「ポールケアあるく」は、運動特化型のデイサービスとして、平成25年12月に熊本県玉名市に開設されました。

　介護や支援が必要な要介護認定者を対象に日帰りの通所サービス（デイサービス）を提供する介護保険制度における通所介護事業所ですが、周辺地域へのポールウォーキングの出張体験会等の反響などを踏まえ、少しでも多くの高齢者にポールウォーキングを知ってほしいと願い、「ポールケアあるく」では、この地域にお住いのすべての高齢者を対象にポールウォーキングの指導を提供させていただいています（**写真4-5-1**）。

　ちなみに現在、当施設でポールウォーキングの指導を行っている高齢者のうち、介護保険サービスを利用されている方は約半数です。

　サービスの流れとしては、通常のデイサービスと同様、まず体温と血圧といったバイタルを計測し、2本のポールを用いたストレッチや筋力トレーニングを行った後に、屋外を中心にポールウォーキングを楽しんでいただく、というタイムスケジュールです。

　これらのプログラムは、日本ポールウォーキング協会マスターコーチの村上良次氏、医療法人社団聖和会有明成仁病院有明地域リハビリテーション広域支援センターの関係者などに助言をいただきながら、一緒に考案したものです。

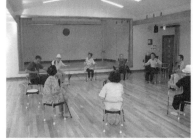

写真4-5-1　デイサービスでのポールウォーキングの様子

筋トレや頭の体操も組み合わせたプログラム

　高齢者にとっては、ポールを用いることで体を支えながら安定した姿勢で運動ができるようになるので、いつもの一般的な身体活動以上に大きくダイナミックな動きが可能となります。

　筋力トレーニングなどの運動は、デイサービスの時間のうち、トータルで30〜40分程ですが、過度な運動にならないように、途中で足腰の休憩を兼ねた「頭の体操」なども取り入れています。そのため、常に笑い声が絶えず、利用者の方も楽しい雰囲気の中で体を動かすことができています。なお、「ポールケアあるく」では、利用者個々の体力に応じて筋力トレーニングや運動

の回数、負荷のかけ方を調整するなど、一人ひとりの状態に応じた個別プログラムを設定するように配慮しています。

バランスボールなどの器具を用いてバランスも強化

施設内での筋力トレーニング等の後は、水分補給の休憩を挟み、天候等の条件に応じながら、いよいよ屋外でのポールウォーキングの実践です。

花壇に咲く色とりどりの花々、鳥のさえずり、頬を伝う風など、普段は気にもかけないようなことを体いっぱいに感じながら歩き、心身ともに健康になっていただいているのではないか、と思っています。

もちろん、ポールウォーキングのほかにも、バランスボールなどの器具を用いてバランスの強化にも努めています（**写真4-5-2**）。その際、それぞれがお好きな、あるいは利用者の課題に即したメニューを提供し、ストレスなく体を動かしていただけるように心掛けています。また、運動していただいている間には、健康に関するさまざまな知識を有する職員が個別にアドバイスを送ったり、健康相談にのったりしながら、常にコミュニケーションをとるようにも配慮しています。

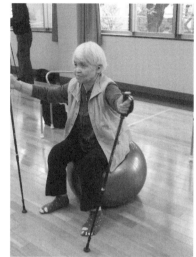

写真4-5-2 バランスボールも利用し、バランス機能も強化

✚ 課題は、認知度のアップと行政等との連携を通した普及定着

1年程の間に介護度が改善した例も数例

また「ポールケアあるく」では、毎月第1週目に体力測定を行い、握力、開眼片足立ち、5m歩行といった5つの項目について記録を取っています。私たち職員は常々、利用者に「年齢に関係なく、継続して運動を続ければ、体力や筋力は必ず向上します」と声をかけているのですが、測定で具体的な数字を出すことにより、目標が明確になりますし、ご自身の弱い部分も把握できるようになると考え、比較的頻回に測定をするようにしました。さらに職員側も、個々の利用者に適した運動メニューを設定できるというメリットもあるので、頻回な測定は有効だと思います。

「ポールケアあるく」が開設されてからまだ1年ほどしか経っていませんが、この間にも要介護度が下がった利用者も数名いらっしゃいます。

ケアマネジャーへの周知も大きな課題

このようにデイサービスにおけるポールウォーキングは、目に見える成果を上げており、効果を出す介護予防のツールとして期待できますし、健康寿命の延伸にも今後、貢献できるものと確信しております（**表4-5-1**）。

ただし一方で、課題もあります。それは、現時点ではまだポールウォーキングの認知度が低い、という点です。実際、ポールを購入された利用者からも「恥ずかしいから、周囲に人のいな

い朝早くに外を歩いています」という言葉が聞かれます。

「ポールケアあるく」の理念である「元気で活力のある超高齢社会の実現」をこの熊本の地から創っていきたい、という大きな目標を達成するためにも、そして誰もが気軽に安心して使用できるものという認識を広めるためにも、ポールウォーキングの認知度アップが急務であると感じています。今後の活動においても、これを第一目標として掲げ、取り組むつもりです。

今後の計画としてはまず、デイサービスの一環としての取り組みに加え、地域にお住いの高齢者や介護保険サービスの調整等を行うケアマネジャーなどへのポールウォーキングの周知活動を積極的に行っていく考えです。また、行政等とも連携し、地域で健康体操教室等を開催することなどを通して、ポールウォーキングがより日常的なものとして受け入れられるような基盤づくりを推進していきたいと考えています。

表4-5-1 デイサービスにおけるポールウォーキングの効果

デイサービスでのポールウォーキング実践者たちの感謝の言葉

継続的に「ポールケアあるく」を利用いただいている高齢者から多くのありがたい言葉をいただいていますので、その中からいくつかを紹介します。
* 運動後はいつも以上に食事をおいしくいただけるようになった。
* 肩こりがなくなり、痛み止めの薬を飲む必要がなくなった。
* 腰痛がなくなり、コルセットを外すことができた。
* これまでは長い距離を歩くことがむずかしく、周りに迷惑をかけてしまうので諦めていたが、久しぶりに友人との旅行を計画できるようになった。
* 無理なく、健康的にやせることができた。
* 「ポールケアあるく」に通うようになって、日常生活全般を精力的に過ごせるようになった。

ポールウォーキング実践者たちの体力測定の結果が向上した事例

継続的に「ポールケアあるく」を利用いただいている高齢者の体力測定の結果から、とくに状態が改善した事例を紹介します。
* **握力**(この数値が高い人ほど寿命が長いと言われる)
  ⇒5か月で19%向上(70歳代女性:実践前16.5kg⇒実践後19.6kg)
* **開眼片足立ち**(転倒予防につながり、安全な歩行の指標と言われる)
  ⇒6か月で6秒弱改善(90歳代男性:実践前0秒⇒実践後6秒弱)
* **5m歩行**(歩行速度が速い人ほど認知症になりにくいと言われる)
  ⇒4か月で22%向上(60歳代女性:実践前4秒65⇒実践後3秒62)

【問い合せ先】

運動特化型デイサービス「ポールケアあるく」

〒865-0065　熊本県玉名市築地312番地1

TEL　0968-74-4801　FAX　0968-74-4802

メール　obayashi@wakahuku.or.jp

> 運動施設を拠点としたハイリスク高齢者への実施事例―総合型地域スポーツクラブの試み

個別性に配慮した声掛け、仲間づくりの視点が効果をもたらす
―総合型地域スポーツクラブ、医療・健康増進施設、介護事業所での実践

● 日本ノルディックウォーキング協会副理事長　長谷川佳文

✚ 会員の4割をシニアが占める総合型地域スポーツクラブ

　日本ノルディックウォーキング協会で指導者資格を修得したインストラクターは、各地でノルディックウォーキングを中心とした多様な活動を行っています。ここでは、本協会副理事長である筆者の活動について報告します。

　近頃、ポールを持って歩く人が増えています。雑誌、新聞、テレビ、週刊誌、専門誌で見た！ あるいは公園などで楽しんでいる人を見た！ という方も少なくはないはずです。シニアが楽しんでいる姿も見られ、「私はまだ杖はいりません」という誤ったイメージがなくなりつつあるようです。

　さて、超高齢社会の到来の中、団塊の世代や元気な高齢者が地域の担い手として活躍することを通じて、地域を活性化していく仕組みがあることをご存知でしょうか。東京都目黒区の区立碑文谷体育館を中心に活動している、筆者が理事を務める総合型地域スポーツクラブ「NPO法人スポルテ目黒」もその一つです。設立10周年、そして区立碑文谷体育館の指定管理者としても7年目を迎えました。東京都スポーツ振興功労賞を受賞した当クラブは、会員数863人、30種目、50事業を実施しており、60歳代19％、70歳代18％、80歳以上3％と全体の40％以上を占めるシニアの会員もスポーツを大いに楽しんでいます（平成26年度総会資料）。

　当クラブのプログラムの一つにノルディックウォーキングがあります。週2回の教室では毎回、30〜40人が楽しく汗を流しています。参加者の3分の1が指導者の有資格者という特質からか、初心者も同世代の指導者と一緒に会話を楽しみながら参加することができており、順調にステップアップしています。

✚ 5か月間の教室で筋肉量が増加、閉じこもり傾向も改善

　ただノルディックウォーキングを楽しんでいるだけではなく、最近では継続参加している会員から「健康が増進した」という声が寄せられており、健康づくりにも大きく寄与しています。その事例を紹介しましょう。

　筆者が館長を務める目黒区立碑文谷体育館では、毎週土曜日にノルディックウォーキングの教室を開催しています（写真4-6-1）。誰でも参加できる教室なので、たとえば初心者は個別指導

で技術習得をはかったり、またベテランもお孫さんと一緒に参加したり、最近ではご夫婦で楽しんだりと、楽しみ方は十人十色です。

　参加者には、体育館にある体組成測定機などを用いて種々の身体データを定期的に測定していただいています。測定項目は多岐にわたり、筋肉量、脂肪量（内蔵脂肪、皮下脂肪）の測定まで可能です。

　図4-6-1は、2009年12月に来館したSさんの測定結果です。当時86歳だったSさんは、体重59.8kg、骨量2.6kg、筋肉量43.8kgと太り気味で骨量が少ない傾向で、自宅から体育館まで5分程度の道のりを25分もかけ、休憩しながら通うのがやっとの状態でした。ご家族が亡くなり、自宅に閉じこもりがちの生活をしていたようだったので、筆者は週3回のノルディックウォーキングを勧めました。はじめは424mのウォーキングコースをゆっくりと一周するのがやっとでしたが、やがて仲間と会話を交わせるようになり、回数を重ねるごとに徐々に距離を伸ばしていきました。

　5か月後の2010年5月に同じ測定をしたところ、**図4-6-2**の結果が得られました。体重60.4kg、骨量2.8kg、筋肉量47.3kgに回復し、ご家族の介護もあって曲がっていた身体（側弯症という診断もなされていたようです）もまっすぐになってきました。その変化は一目瞭然でした。

　もちろん、データが改善したことは素晴らしいことです。しかし、それ以上に仲間との輪が広がり、楽しく運動できる環境をノルディックウォーキングがつくってくれたことが大きかったのでしょう。Sさんの健康度は、大いに高まりました。

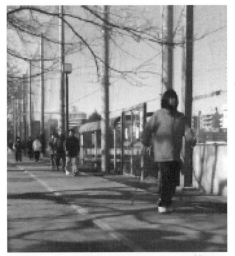

写真4-6-1　総合型地域スポーツクラブ「NPO法人スポルテ目黒」が指定管理する目黒区立碑文谷体育館で実施しているノルディックウォーキング教室の一コマ

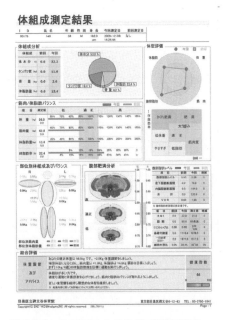

図4-6-1　86歳Sさんの体組成測定結果

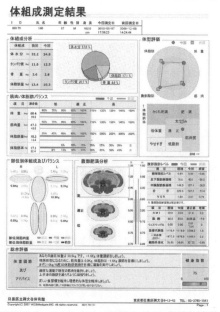

図4-6-2　Sさんの5か月後の体組成測定結果

医療・健康増進施設におけるリハビリ面での効果

　もう一つ、一般財団法人平和協会駒沢診療所と駒沢ウエルネスセンターでのノルディックウォーキングの活用例を紹介します。

　駒沢ウエルネスセンターは、駒沢診療所が推奨する阿波踊りエクササイズやヨガなどを行う健康増進のための施設で、病院で手術した後にリハビリをし、社会復帰をしようとする多くの患者さんがいらっしゃいます。

　患者さんを励ますのは、病院の院長先生のほか、健康運動指導士をはじめとしたスタッフに加え、駒沢オリンピック公園を一周するコースです。多くのランナーやウォーカーはもちろん、芸能人のトレーニングフィールドとしても有名な都内屈指のコースで、患者さんたちはスタッフの指導のもと、ノルディックウォーキングを行っています。

　患者さんの一人に現在、変形性股関節症を抱えた方もいます。最初はみなさんと違うショートカットコースで歩きはじめましたが、1ヶ月もすると「同じコースに出たい！」と言い出し、周りの参加者が協力して一緒に同じコースを歩けるようになりました。みんなと笑顔で歩くことが精神的にもプラスになり、希望も湧いてきたようです。

　患者さんたちのリハビリの一つとしてのノルディックウォーキングでしたが、公園にやって来る多くの人たちにこのスポーツを見ていただく機会であるばかりか、多くの公園利用者から声をかけられる場ともなり、その楽しさから効果にもつながっていった事例です。

デイサービスセンターでも教室を提供

　さらにもう一つ、医療法人社団誠信会が運営するデイサービス「デイセンター健康ざんまい与野」の事例も紹介しましょう。

　ここは、病院が開設したデイサービスセンターで、70〜80歳代の利用者にノルディックウォーキング教室を提供しています。参加者は要介護者で、足が前に出にくい女性や自立歩行が困難な男性（歩幅が小さくつまずきやすい状態）などがいらっしゃいます。

　このような高齢者にノルディックウォーキングを楽しんでもらうには、参加者がノルディックウォーキングに対して良いイメージを持つようにアドバイスを送ることが大切です。すなわち、福祉用具としての杖との違いを説明し、ポールを持つことによる効果をしっかりと伝えて、その上で歩きはじめていただくことがとても重要です。もちろん、その説明時にも指導者は笑顔を忘れてはいけません。

技術のほか、不安を察し、環境づくりに配慮できる指導力が必要

　こうした事例を見てわかることは、参加者の誰一人として同じではないということです。つまり、シニアに対する指導は多様である、ということです。単なる技術指導だけにとどまらず、参

加者が持つ不安や悩みを察し、汲みとることも指導者の大事な役割です。ノルディックウォーキングの技術や楽しみを短期間で習得させることばかりを目指さず、一人ひとりに合ったゆっくりとしたペースでの指導を心掛けることが何よりのポイントかもしれません。いわば、環境づくりです。人は辛いと思えば、長続きしません。そこに一緒に歩く仲間がいることで楽しく、ときには励まし合いながら続けることができるわけですから……。

　これからも、人づくり、環境づくりを含め、ノルディックウォーキングの素晴らしさを伝えていきたいものです。

【問い合わせ先】
総合型地域スポーツクラブ　特定非営利活動法人スポルテ目黒
〒152-0003　目黒区碑文谷6-12-43（目黒区碑文谷体育館内）
TEL/FAX　03-5768-0064

運動施設を拠点としたハイリスク高齢者への実施事例―医学的外リハビリテーション事例

運動器の障がいや歩行不安を持つ人向けのノルディックウォーキング教室
―江戸川区スポーツランドにおける歩行機能回復トレーニング

全日本ノルディック・ウォーク連盟指導部技術委員関東ブロック長、
アメリカスポーツ医学会ヘルスフィットネススペシャリスト、健康運動指導士　　芝田竜文

✚ 変形性股関節症、脊柱側湾症の患者からスタート

異変を敏感に感じ取る習慣づけの訓練や歩き過ぎの抑制などに配慮

　江戸川区スポーツランド（江戸川区東篠崎）では2011年11月より、それまで一般向けのフィットネスを目的に行ってきたノルディックウォーキング教室に加えて、運動器（筋肉・骨・関節）等に障がいのある方、歩行に不安がある方々を対象に歩行機能回復トレーニング（医学的外リハビリテーション）を行うことを目的とした教室を開始しました（同施設は、筆者が経営するヘルスコンサルティング株式会社が業務委託を受けて運営しています）。

　当初の参加者は、変形性股関節症の方3名のほか、脊柱側湾症の方1名の合計4名でしたが、現在では口コミなどで広がり、約20名が登録されています。その日の体調次第で欠席できる自由参加方式でその都度、参加費を頂戴しています。

　プログラムの概要は、①体調や気分・痛みの度合いの確認、②入念なウォーミングアップ、③ポールエクササイズ、河川敷でのノルディックウォーキングなどです（**写真4-7-1**）。障害や転倒不安などを抱える参加者が多いことから、自分の身体に意識を注力し、運動中の痛みや異変を敏感に感じ取る習慣づけの訓練、身体の状態と相談しながらの歩行、歩き過ぎの抑制などに配慮

し、症状の悪化を防ぐことを最優先にしています。

したがって、団体歩行を基本としつつも、参加者に同じペースでの歩行を強要することはなく、遅れが出ても問題にしません。歩行スピードが早くて、あるいは遅くて距離が離れすぎた場合には、「戻ってきてください」と声をかけ、戻って来ていただくルールにしています。

指導者としては、丁寧な観察とこまめな声掛けが重要

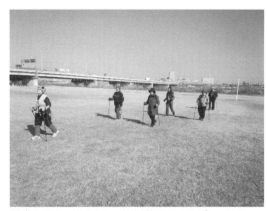

写真4-7-1　広々とした河川敷でのノルディックウォーキング。季節ごとに芝生の状態が変わり、さまざまな足元の感触が楽しめる

当初は、100m歩いては休憩、また100m歩いては休憩というペースで歩かれる方も多かったため、とにかく無理をせず、休みながらゆっくり歩くことを心掛けました。

というのも、ポールを持った歩行はリズムがとりやすい上、普段より自覚的運動強度が低く感じるためか、つい歩き過ぎてしまうという方が少なくなかったからです。ご本人が「大丈夫です」とおっしゃるのを鵜呑みにした結果、歩かせ過ぎてしまった経験もありました。そのため、ハイリスク者に指導を行う場合は、丁寧な観察とこまめな声掛けが重要です。最初はちょっと物足りないと感じるくらいに抑えるほうが、かえって良いかもしれません。

✚ 歩けなかった方が歩けるようになり、NHKから取材も

参加者同士が気遣いできる人間関係づくりが長続きの要因

ノルディックウォーキングの合間の休憩時には、ポールを使ったゲームなどのほか、例えば、参加者の中にお手玉が得意な方がいれば、みんなでお手玉を教えてもらったり、別の教室でゆび体操を習った方にその指導をしてもらったりと、参加者みんなが得意分野を活かし、自尊心を高められるような工夫をしています（**写真4-7-2**）。

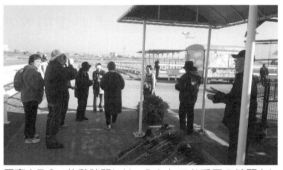

写真4-7-2　休憩時間には、みんなでお手玉の練習をしたりもする

参加者一人一人がいろいろなことを体験し、楽しめる環境づくりが、口コミで拡大してきた要因かもしれません。

参加者は何かしらの障がい、病気、けがなどによって歩行に不安のある方ばかりですが、メンバー同士、お互いの身体を気遣

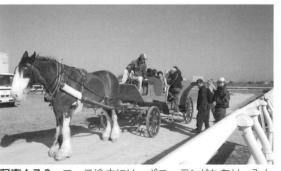

写真4-7-3　コース途中には、ポニーランドもあり、みんなで馬車に乗って楽しむことも

いながら信頼関係を築いていきます。休憩時間には、積極的にコミュニケーションをとり、いつも明るく、楽しい雰囲気です**（写真4-7-3）**。メンバー同士の仲の良さも特徴で、教室後は毎回、昼食をどこで食べるか、楽しそうに相談されています。また、春はお花見、秋は遠足といったピクニックイベントなどを毎年行っており、それも楽しみの一つになっています。

テレビ放映直後の「もう一度元気に歩きたい」という切実な反響の多さに驚き

　この教室に2年以上継続して参加している変形性股関節症のSさんは、当初はほとんど自力歩行ができませんでしたが、今では上体も起き上がり、随分と歩容が良くなりました。歩行距離も延び、歩行スピードも徐々に速くなってきました。

　教室では、定期的に動画で歩容を撮影したり、50mの歩測などを実施していますが、Sさんはそれらの記録のほか、毎日歩いた距離、歩数、そのときの痛みの度合いを10段階で記録に残しています。そうした自己管理の方法を身につけたことが、無理なく楽しく継続できて歩けるようになった秘訣かもしれません。

　このような成功体験が重なり、2013年6月20日のNHKテレビ「ゆうどきネットワーク」で「もう一度元気に歩きたい　ノルディック・ウォーク」という特集が組まれ、Sさんの主治医がノルディックウォーキングを病院で実施している様子とともに、私たちのノルディックウォーキング教室が取材され、全国ネットで紹介されました。

　放映直後から「是非、私もノルディック・ウォークで歩行機能回復トレーニングを受けたい」といった問い合わせを全国より頂戴し、「もう一度元気に歩きたい」という切実な想いを抱く方がこんなにも多いのか、と改めて感じました。

✚ 指導者には"想い"を実現する専門性が不可欠

超高齢化を見据え、解剖学や運動生理学などに精通した人材育成が課題

　全日本ノルディック・ウォーク連盟においても現在、このような拠点を増やすべく注力をしておりますが、それでもまだまだこのようなハイリスク者が安心してノルディック・ウォークに取り組める場所が少ないのが現状です。

　その理由は、マンパワーの問題です。このような歩行不安を抱える方向けの教室の指導者は、単にウォーキングの方法を指導するだけでなく、参加者一人一人に真摯に向き合い、その障がいやけが、病気について学び、そして解剖学や運動生理学、バイオメカニクスなどについての知識をある程度備えた専門家でなくてはなりません。多くの方々がノルディック・ウォークを実施できる環境をつくるためには、まずこのような歩行機能回復トレーニングが行える専門家の養成が急務であると感じています。

　現代社会が抱える大きな課題として介護予防、とくにロコモティブシンドロームやサルコペニア、フレイルなどの予防の重要性が叫ばれていますが、これらに最も効果的な運動は何かと考えると一番最初に思い浮かぶのは、やはりノルディック・ウォークをおいてほかにはないように思います。「もう一度元気に歩きたい」という切実な想いに応えられる指導者を一人でも多く輩出

すること——それが私たちの使命です。

【問い合わせ先】
ヘルスコンサルティング株式会社　芝田竜文
〒134-0083　東京都江戸川区中葛西2－17－8
TEL　03-3877-7708　FAX　03-3877-7887
http://www.hc-i.com

> 東日本大震災の被災地支援での効果的な実践事例―日赤と連携した健康支援活動の試み
>
> # ポールでつながる笑顔の輪・人の輪　東日本大震災の被災地をノルディックウォーキングで元気に!
> ## ――被災地復興のためのノルディックウォーキングの役割
>
> 北海道ノルディックウォーキング赤十字奉仕団委員長
> INWA(国際ノルディックウォーキング協会)ナショナルコーチ　藤田隆明

✚ 生活不活発病等の予防対策として――

日本赤十字社防災ボランティアリーダーの支援活動に応募

　平成23年3月11日に東日本大震災が発生しました。
　あらゆるものを失い、着の身着のままで辿り着いた避難所では、あまりにも狭い生活環境から、エコノミー症候群や生活不活発病で歩けなくなったり、寝込んでしまう方が発生しはじめ、その対応策が課題となっていることがニュースとして報道されていました。
　そこで私は、ノルディックウォーキングが役立つだろうと考えました。この15年間、ノルディックウォーキングに関するさまざまな企画、運営に取り組んできた経験を応用すれば、エコノミー症候群と呼ばれるような運動不足の解消にも役立つはずだと確信したからです。
　早速、4月中旬に、日本赤十字社防災ボランティアリーダーとしての支援活動に応募して、日本赤十字社岩手県災害対策本部がある岩手県遠野市に向かいました。

ノルディックウォーキングポールを持参し、被災地へ

　現地でノルディックウォーキングポールが使用できる保証はありませんでしたが、念のために持参しました。当初は、学校の体育館、公民館など各地域の避難所を手分けして巡回し、足湯やホットタオルを用いたマッサージなどを行いながら必要品などの希望調査をして回りました。
　震災の発生からちょうど49日目にあたる4月29日は、支援活動を見合わせました。この日は、死者等を弔う日だったためです。しかし、この日が私のノルディックウォーキングによるボランティア活動のはじまりでした。

✚ コミュニティや連帯感の形成も期待

社会的な自立を目指す行動につながっていくに違いない！

　ノルディックウォーキングは、フィンランド発祥の2本のポールを使って歩く運動です。ポールで身体を押し出すように歩くので、背筋が伸び、普通に歩くより楽に歩くことができます。ポールを使うことにより、身体を安定させながら背中、腕、腰、脚など、日頃動かしていないところをほぐすこともできます。また、仲間と会話を楽しみながら、実施することができます。そのため支援活動では、外歩きを継続することによってコミュニティが形成され、避難所および仮設住宅等で異なった地域から集まった住民同士の連帯感が生まれることを期待しました。

　ノルディックウォーキングのもう一つの大きな特徴として挙げられるのが、誰かに何かをしてもらうのではなく、自らの気持ちにもとづいて身体を動かすことができるという点です。そのことが身体の健康、そして社会的な自立を目指す行動につながっていくに違いない、と期待したのでした。

「あんたもしてみないかい？」

　最初に活動を行った場所は、甚大な被害を受けた陸前高田市にある陸前高田市立第一中学校につくられた避難所と仮設住宅でした。被災地でのノルディックウォーキング活動ははじめての経験であり、最初はドキドキでした。

　そんななか、中学校のグランドにできたばかりの仮設住宅で暮らすおばちゃんから声をかけられ、ポールを入れた赤い大きなバック見て、「ゴルフかい？ それとも釣りかい？」と聞かれました。「おばちゃん、お暇ですか？」と尋ねると、「何もすることないよ」というご返事でしたので、「それなら、ノルディックウォーキングしてみませんか？」とお誘いし、ポールを持ってもらって体験をしていただきました。私たちの傍らを行き交う方々も、珍しそうに眺めていたので、「あんたもしてみないかい？」と声をかけると、どんどんとポールを手にする人が増えていきました。

　最初に声をかけてくれてポールを持って歩いてくれた菅野おばあちゃんは、その後もまとめ役として頑張ってくれました。

✚ 長期的支援を視野に特殊奉仕団を結成

個人活動から団体活動へ

　私がノルディックウォーキング団体としてではなく、日本赤十字社防災ボランティアリーダーとしての支援活動で健康生活支援の仕組みづくりに携わろうと考えたのは、人道的な支援活動の一環として関わりたいと思ったからです。認知度のない団体では、避難所や仮設住宅等での活動すらままなりません。

　しかしながら、赤十字マークを付けていれば、単なる民間団体にはない信用を補ってくれます。そのため、私は平成23年4月から8月まで、日本赤十字社岩手県災害対策本部員として一人

で活動しました。

　被災地支援には息の長い活動が必要であり、支援活動を継続するためには、指導者養成も重要となります。そのため、地元に戻り、仲間と相談して、日本赤十字のボランティア精神とノルディックウォーキングという、それぞれの特徴を活かした特殊奉仕団（北海道ノルディックウォーキング赤十字奉仕団）を9月25日に結成し、個人活動から団体活動へと移行することにしました。そして11月からは、日本赤十字社岩手県支部と共催で活動を再開しました。

翌年2月、現地で健康支援を行うJNFA指導員を養成

　翌年2月には現地で、日本ノルディックフィットネス協会公認のアクティビティリーダー、9月には9名の同じくインストラクターを養成しました。現在も、養成されたインストラクターが仮設住宅等を巡回訪問し、ノルディックウォーキング体験会を継続して健康支援活動を行っています。

　この活動では、多くの国々から支援いただいた救援金で、日本赤十字社岩手県支部がポールを購入して参加者へ貸し出しを致しました。そのお陰で仮設住宅等で暮らす方々も毎日、ポールを使って歩くことができるようになりました。改めて世界の支援者の方々に私からも感謝とお礼を述べたいと思います。

✚ 効果は、かけがえのない「自信」と「笑顔」

大切なのは、自分の足で歩ける自信

　ノルディックウォーキングは、室内にこもりがちな方々に屋外へ出ていただく大きな力になりました。体を動かすことから爽快感が生まれ、元気になって「ニコニコ」と笑顔が生まれます。仲間ができ、孤独や孤立が解消され、ひいては「心のケア」にもつながっていったように思います。しかし、実はもっと大切なのは、健康で生きること、そして生涯、自分の足で歩けることではないかと思います。そのような「自信」が密接に関わっていると多くの方々に気づいていただきたいと思います。

　東日本大震災の支援活動の中で仮設住宅まで出向いて行ったノルディックウォーキング体験会での健康生活支援事業を通して、腰の曲がった方、円背（えんぱい）の方、足腰に不安のある人、杖を必要とする人、シルバーカーを体の支えにして歩く人など、加齢とともに運動器が衰え、満足に歩くことができない方々と一緒にノルディックウォーキングを行ってきました。募集型の一般的な体験会には参加しないであろう方々に出前型の事業だからこそ出会え、一緒に歩く体験ができたのだと思います（**写真4-8-1**）。

指導者側にとってもはじめての経験―新たなニーズを実感

　私たちにとって、このような状態の方々とノルディックウォーキ

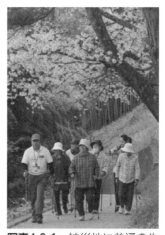

写真4-8-1 被災地に普通の生活が戻るときまで

ングを行うのははじめての体験でした。動きにくくなっていた体を少しずつ動かすことを通じ、それまではちょこちょことしか歩けなかった方が、あるときから急にトコトコと歩きはじめたのにも驚かされました。そのときに改めて、このような方々をターゲットに歩ける体をつくることが大切であると気づきました。

そこで、動きにくくなっていた体を動くようにする事前のトレーニング方法として、ポールストレッチングに着目しました。そして、「毎日できる10種類のポールストレッチング」というパンフレットを作成し、参加者に届けるために仮設住宅を巡回しました。高齢者を中心とした健康生活支援活動では、体のアライメントの調整を事前に行ってから歩き出すことが欠かせません。こうした準備によって、腰の曲がったおばあちゃん、杖をつかっていた方、膝が痛いと言っていた方々も元気に歩き出すようになるのです。「〇〇さん、背が伸びたね！」「足取りが力強くなったね！」というかけ声が歩くことの楽しさをより深いものにし、自信と笑顔をもたらすのでしょう。

ポールストレッチングのパンフレットは、毎日の運動継続と「生涯笑顔で自立歩行」を願ってつくったものであり、高齢者にとってとても大事なツールになったと思います。

✚ 国際社会で広く役立つ運動として認知されるまで──

災害時の生活不活発病対策として活用されるための体制整備を！

大震災のような災害は、日本だけに発生する訳ではありません。世界中に可能性があるわけです。今回、私たちが経験したこの貴重な体験の記録が、将来起こるかもしれない震災時の対策として、いつでも誰でもが役立てられるようにまとめられていることが大切です。また、諸外国においても、日本を追いかけるように急速に高齢化が進んでいます。国際社会でも広く役立つ運動として、ノルディックウォーキングが改めて認知され、普及していってほしいと思います。

これからも東日本大震災の復興のために、仮設住宅がなくなり、被災地に普通の生活が戻るときまで、ノルディックウォーキングよる支援活動を続けてまいります。どうかご指導とご支援をお願い致します。

【問い合わせ先】
北海道ノルディックウォーキング赤十字奉仕団
委員長　藤田隆明
〒052-0317　北海道伊達市大滝区優徳町64番地10　（藤田気付）
TEL/FAX　0142-68-6106
e-mail　hokkaido.n.w.redcross@gmail.com

> 東日本大震災の被災地支援での効果的な実践事例—地元の人的資源を有効活用する試み

被災地・福島におけるポールウォーキングを核とした健康づくり支援活動
—元気高齢者を増やし、安心して暮らせる健康社会づくりを目指す

● 一般社団法人日本ポールウォーキング協会代表理事、株式会社コーチズ代表取締役　杉浦伸郎

✚ 運動の即効性と持続性を特色とするポールウォーキングを運動教室に採用

　東日本大震災と、それに伴う原発事故以降、福島で生活される多くの人々は、屋外での活動制限、作物の出荷制限などの日常生活の変化や、閉じこもり等の心理的な落ち込みなどよる健康障害に晒されることになりました。

　なかでも、慣れない仮設住宅で不自由な生活を余儀なくされ続けている高齢の避難者においては、それらの心理的な落ち込みも影響して、生活不活発病が深刻な問題となりました。

　このような健康課題への対応策として、いつでも誰でも安全かつ効果的に、さらに運動の即効性と持続性が期待されるポールを手にした運動教室が、飯舘村や伊達市などで採用され、成果を上げましたので、報告します。

✚ 飯舘村の場合——高齢避難者のための「までい健幸運動教室」

県内5か所に散らばった仮設住宅の集会所等で教室を実施

　「日本で最も美しい村」連合の一つである福島県飯舘村はその名の通り、のどかな田園風景がどこまでも広がる農山村でした。「までい」精神にのっとり、自らの村に誇りを持って自立し、美しい地域を将来にわたって守る活動を地道に続けており、家庭で自家用の野菜をつくったり、孫の面倒を見たり、野山の恵みを食卓に載せたりと、運動量も十分で、食生活もバランスがとれ、健康の面からは好ましい生活を営まれていました。

　ところが、原発災害による長期避難生活から、精神的・肉体的疲労を貯め込み、総じて生活が不活発になり、心身機能が低下して健康を損ねる人が少なくありませんでした。住民の多くが震災後に肥満に推移するケースが多かったことから、その解決策として身体活動量を増やすことが課題となりました（図4-9-1）。

　飯舘村健康福祉課では早速、高齢者の心身の健康状態を維持・増進し、希望をもって故郷へ帰ることを目的とし、県内5か所に散らばった仮設住宅の集会所や飯坂温泉にある村の保養施設

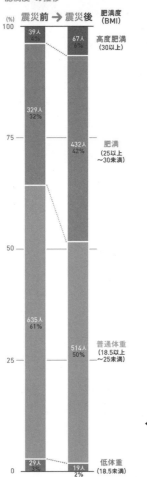

「いやしの宿」で「までい健幸運動教室」と称する体操教室を平成24年7月〜25年3月まで実施しました（**図4-9-2**）。この事業は60歳以上の全村民を対象に提供され、計390名の村民が参加されました。

なお、本プロジェクトでは、つくばウエルネスリサーチが筑波大学との共同研究を基盤に開発した「e-wellnessシステム」と呼ばれる多数の住民に個別処方できる個別運動・栄養プログラム提供・管理システムが採用され、個別運動プログラムとしてはポールウォーキングが採用されました。

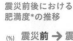

図4-9-2 「までい健幸運動教室」の実施体制

◀最も目立った変化は、体重の増加で平均2.1kg増えていた。40歳以上の平均をとると肥満度が上昇し、高齢者においてはサルコペニア肥満該当者率も上昇していた。
出典：飯舘村役場発行「道しるべ」2013 No.6（福島県立医科大学放射線医学県民健康管理センター「震災前後における肥満度（body mass index）の推移（全体）」「飯舘村における震災前後の健康診査結果の変化に関する分析結果報告書」平成25年4月18日）

図4-9-1 震災前後における肥満度（BMI）の推移

ポールウォーキングコーチが保健師らと個別訪問し、運動実践と栄養補給を周知

ポールを持って歩くことにより、転倒懸念を払拭し、誰もが効き目のある「しっかり歩き（速歩）」、すなわち理想的な有酸素運動を得ることができ、眠っていた下肢筋力を十分に使った歩行によって歩行機能やバランス機能が改善します。また、ポールを使ったストレッチングや筋力トレーニングは、狭い仮設住宅でも手軽に実践できます。このような特徴を有するポールウォーキングは、フレイル（虚弱）やサルコペニア（筋肉減少）を改善する安全で最適なツールであり、だからこそ採用に至ったと言えるでしょう。

高齢の避難者の多くは、不活発な生活習慣によりフレイル状況に陥っているケースが少なくなく、身体機能の低下により健康障害が起こりやすい状態で、とくに日常生活活動量の減少と歩行速度の減弱、筋力の低下が顕著でした。

そこで、月2回の健康相談日には、ポールウォーキングコーチが村の保健師らと個別訪問し、栄養の補給（たんぱく質、ビ

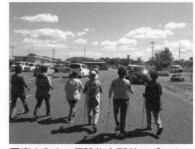

写真4-9-1 仮設集会所前でポールの貸し出しを受け、駐車場を颯爽とポールウォーキングされる教室参加者

タミン、ミネラルなど）と、適切な運動の実践（ポールウオーキングなど）の重要性を強く説いて廻りました。また、開始から2年たった頃には、各会場にポール20組が配備され、ポールを活用したしっかり運動教室がほぼ毎日提供される体制が整いました。

なお、教室内容は90分間で、概ね**表4-9-1**のようなプログラム構成となっています（**写真4-9-1 ～ 4-9-4参照**）。

表4-9-1　「までい健幸運動教室」の概要

運動教室の内容
・「しっかり歩き」の励行（活動量計を携行）を目指し、ポールウォーキングを核とした有酸素運動とポールを活用したストレッチング&筋トレを実施
・1時間程度の習慣的な運動を定着させる目的で教室を実施
・体格および四肢の身体的運動能力の変化を運動処方前後で記録
・活動量計データを毎回、システムに取り込み、月次レポートによる振返りと、その運動実績の見える化をした上で、フィードバック

プログラム構成
・概ね90分間
・血圧測定→体組成測定→活動量計データ取り込み
・ポールを使ったストレッチング&ウォーミングアップ(20分)
・ポール筋トレ(20分)
・健康ワンポイントアドバイス(15分)
・ポールウォーキング(20分)
・休憩(15分)

体力年齢が5.3歳若返るなどの成果の一方、継続支援体制の課題が浮上

飯舘村仮設住宅における「までい健幸運動教室」の成果等をまとめると、次のようになります。

【成果】

・60歳以上の全村民を対象に合計390名（仮設住宅居住者全519人のうち277人、53％が参加）が教室に参加し、そのうち334人（86％）が運動教室に1回以上参加した。
・事業終了後、開始前と比較して体力年齢が平均5.3歳若返り、体力得点も4.1点増加した（運動教室の効果を確認できた）。
・参加者の体力が向上した要因として、とくにポールウォーキングにより「しっかり歩数」が増加したことが挙げられる。具体的には、高齢者のしっかり歩数は開始時732歩／日から6か月後に1,465歩／日に増加しており、虚弱高齢者においても同じく6か月間で356歩／日から733歩／日に増加していた。

【課題】

・事業終了後、開始前と比較し、サルコペニア肥満者数の減少を確認できなかった。
・総歩数は、平均約5,000歩／日で推移しており、歩数の増加が見られなかった。
・筋トレ実施回数は、平均6回／月前後と少ない傾向にあった。
・運動の効果は中止すると消失してしまうことから、運動の継続へ向けた支援体制の確保が欠かせない。そのため、自主グループやリーダーの育成が大切である。

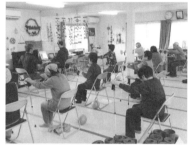
写真4-9-2　集会所でのポールを使った体操&ストレッチング

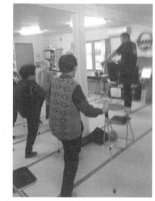
写真4-9-3　仮設住宅内でも実施できるようなポール筋トレもレクチャーした

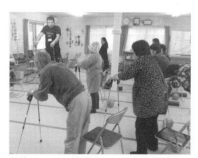
写真4-9-4　指導には、ポールウォーキングコーチが当たった

伊達市の場合—
伊達市民自主グループ「だて健幸隊」始動!!

元気高齢者を核としたポールウォーカーによる安心健康社会づくりプロジェクト

　少子高齢化の進展に伴い、地方の町はどこも活力が失われつつありますが、とくに福島県は東日本大震災に伴う原発事故による放射能問題を原因とし、その傾向に拍車がかかっています。また、人口の流出や急速な過疎化の進行、さらには外遊び制限による子どもの肥満傾向の増大等を含め、さまざまな課題に直面しています。ピンチをチャンスに変えるまちづくりが被災地等で進められていますが、肝心のインフルエンサーと呼ばれる良い影響を及ぼす市民プレーヤーの顔が一向に見えてきません。

　そうしたなか、健幸都市宣言のもと、地域再生を積極的に推進する福島県伊達市では、健康運動教室に通う市民やその卒業生による元気高齢者を核とし、安心健康社会づくりに向けて汗を流す市民共助グループが発足しました。その名も「だて健幸隊」。伊達市の健康運動教室の運営を受託する株式会社コーチズ（日本ポールウォーキング協会東北支部も兼ねる）が伊達市健康推進課と連携し、サポートしています。

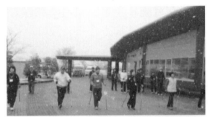
写真4-9-5　ポールウォーキングスキルチェック

　自身の健康づくりと地域づくりを通じて、セーフティネット機能を高めることができるのが、元気高齢者です。「歩く相談相手」として、子ども、一般市民、高齢者までを対象とした地域づくりへ貢献することが期待されています。また、そうした役割は、自身の生きがい・居場所づくりや健康づくりにもなり、生み出される社会的価値は計り知れないものがあると考えられます。

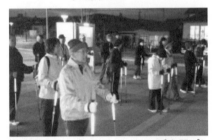
写真4-9-6　ポールウォーキング夜間パトロール

蘇生法や健康づくり等の訓練を受けて地域デビュー

　伊達市の人口は、2025年には現在より1万人減少し、高齢化率は30％から36.5％に上昇すると予測されています。

　そうしたなかで、市を支える活力となり、地域でのメーンプレーヤーとなるのは、ほかならぬ元気高齢者です。人口の減少と高齢化の進展はどの市町村にも確実に訪れる未来であり、そのような観点からQOLを重視し、健康寿命を延伸する方向に舵を切ることは、喫緊の課題と言えます。

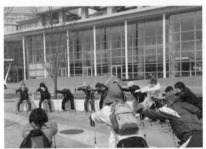
写真4-9-7　市役所前の広場にて筋トレ

　「だて健幸隊」は、市の健康づくり教室に参加した1,400人に及ぶ元気高齢者の中から自身の健康体を健康コミュニティ形成のために提供しても良い、という有償ボランティア50名程度に蘇生法や健康づくり支援の方法論、さらには子ども向け体験学習の提供法の訓練機会を提供し、地域の元気高齢者

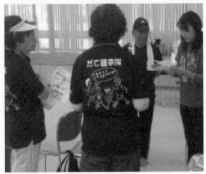
写真4-9-8　健康推進課職員・保健師・栄養士から定期的アドバイスとサポートを受ける「だて健幸隊」のメンバー

のウォーキング活動を活用しながら安心健康社会づくりに貢献するものです。

　このような自己効力感の高いシニア層の活躍の場を創出することにより、介護・福祉、健康づくり、子育て支援、伝承遊び紹介、まちづくりなど、地域社会が抱える多様な課題の解決につながることが期待されています。同時に、「だて健幸隊」が地域で新たな社会的役割をもって活動すること自体が介護予防にもつながり、相乗効果も期待できます。

アクションプランも策定し、「だて健幸隊」の地域活動を行政的に担保

　「だて健幸隊」による地域活動が社会にもたらす効用は、次の3つです。
① **「健康なまち」をつくる**　市の健康運動教室のサポートを通じたメタボ・介護予防運動支援
② **「活発なまち」をつくる**　市のウォーキングイベントや健康イベントサポートを通じた地域づくり支援
③ **「安全安心なまち」をつくる**　安全見守りウォークを通じた救急救命活動

　この3つの効用を確かなものとし、さらに相乗性を発揮するため、伊達市健康推進課では、次のような具合的なアクションプランも策定しました（「→」は手法）。

①全員がマイポールの貸し出しを受けられる体制とし、いつでもどこでもできる効き目のある「歩行」「筋トレ」「ストレッチ」運動法を自身の健康づくりとして習得してもらうとともに、健康運動教室やウォーキングイベント時にサポート出動を要請できる
　→効き目のある歩行法・筋力トレーニングとストレッチング講座の定期的開催（2か月に1回）と現場での実践

②子どもと高齢者のふれあいを通じて、震災ストレス下にあるに子どもたちに自己概念を再形成してもらうため、小学校施設を利用した「体験学習」による古典伝承や遊び運動教室を開催する
　→子どもたちのライフスキル（生きる力）を養成するための知恵を子ども運動特別教室開催時（伊達市内小学校20か所にて株式会社コーチヅが定期開催中）に併せて提供

③老若男女の安全教育として、ウォーキング中に起こる危機の回避に対応するAED・CPR・救急処置について啓発する講座を提供するとともに、普段のウォーキングを「パトロールウォーク」として推奨する
　→CPR（心肺蘇生法）＆AED（自動体外式除細動器）講習会を定期開催（6か月に1回）

④ポールウォーカーを目印としたコミュニティ内の「元気の源となる出会い」や「高齢者の見守りの機会」「登下校学童の見守り」となる声かけを推奨する
　→ポールウォーキング講習会の定期開催（2か月に1回）と現場での実践（ポールの貸し出し）

　私たちは、少子高齢化対策を積極的に推進する行政と連携し、「世のため」「人のため」「自分のため」に活動できるポールウォーカーを育成することが今後の重要な使命だと考えています。

【問い合せ先】

一般社団法人日本ポールウォーキング協会　本部
〒247-0061　神奈川県鎌倉市台2001-13
TEL　0467-42-6336　FAX　0467-42-6337
URL　http://www.polewalking.jp

大学等と連携した中高年向けサークル活動の事例

大学等と連携した中高年者の
ノルディックウォーキング実践活動
――キャンパスの活気で身も心も若返ってもらう「京田辺ノルディック」

● 日本ノルディックフィットネス協会会長　竹田正樹

✚ 国際ノルディックウォーキング協会の指導方針に準拠したスタイル

日本のナショナル協会として全国普及を目指す

　私ども日本ノルディックフィットネス協会（JNFA）の取り組みを紹介するため、少しだけ発足の経緯を説明します。

　ノルディックウォーキングを日本に導入したのは1998年11月、フィンランド人のアリ・カヨ氏とユッカ・オッカヤ氏とされています。彼らは札幌で、そして12月の北海道フィンランド協会でのクリスマスパーティでこのスポーツとポールを紹介しました。その後、北海道伊達市（旧大滝村）の教育委員会が主催となって、このスポーツを取り上げるに至り、1999年以降、少しずつ知れわたってゆくこととなりました。

　大きな転換期は2007年、日本ノルディックフィットネス協会（JNFA）が立ち上がったときでした。2000年に発足した国際ノルディックウォーキング協会（INWA）の指導のもと、仙台フィンランド協会の関係者やスノースポーツその他のスポーツ専門家（筆者もその一人でした）が、伊達市において、その普及に取り組んできた人たちと手を取り合い、世界20か国のオフィシャル協会のうちの一つ、日本のナショナル協会として、全国普及を目指すことになったのが、その発端でした。

人の身体の構造等に逆らうことのない自然な動きを重視

　本協会が普及させてきたノルディックウォーキングスタイルは、子ども、若者、中高齢者、そして疾患者などを含め、性別や年齢を問わず、いつでも誰でもが健康のために取り組める、安全で効果的で楽しみをもたらしてくれるスタイルです。

　なぜなら、私どもJNFAが推奨するノルディックウォーキングスタイルは、人の身体の構造や動作に逆らうことのない自然な動きを重視したものであるからです。

　これは、INWAの指導方針に準拠しているからというだけでなく、そのINWAが年に一度の国際会議を経ながら理論とテクニックをブラッシュアップさせており、その努力によるところも大きいと考えられます。

大学内を歩き、自然の中も歩き、世代や立場を超えた交流も目的の一つに

大半が60歳以上の
ノルディックウォーキングサークル「京田辺ノルディック」

　JNFAは発足以来、数多くの資格講習会を開催してきました。その結果、全国各地にノルディックウォーキングが普及してきました。紙面の都合上、すべての愛好者を取り上げるわけにはいきませんが、ここで少しだけユニークな私の地元である京都府京田辺市のノルディックウォーキングサークル「京田辺ノルディック」の活動を紹介しましょう。

　このサークルが立ち上がったのは、2005年4月でした。会員数は100名ほどで、ほとんどが60歳以上です。2週間に一度だけ、1回あたり90分を目標にみんなで歩いています。「京田辺ノルディック」は、「京たなべ・同志社スポーツクラブ」という市と大学の連携で成り立つクラブに所属しており、サークル会員だけでなく、大学所属のスキー部の学生やスポーツを専門に学んでいる学生、そして地元のスポーツ指導員とともに歩き、世代や立場を超えた交流をはかることも目的としています。

キャンパス内を歩いたり、泊まりがけの
ノルディックウォーキング旅行を実施

　市内にいくつかあるウォーキングコースのうち、大学のキャンパス内をコースとして歩くようにしていることも特徴的です（**写真4-10-1**）。高齢者にとって、若者がたくさん集まっている大学内は何かと刺激的です。キャンパス内の学生の活気を感じてもらうことにより、身体はもちろん、心も若くなってもらいたいと思い、そのようなコース設定にしています。

　また、このサークルでは年に一度、泊まりがけのノルディックウォーキング旅行を実施しています（**写真4-10-2**）。これまでに新潟県や長野県の保養地、あるいは滋賀県の琵琶湖畔にも何度か足を運びました。標高1,000m以上の高原地帯で森林浴をしながら、また琵琶湖の景色を見ながら歩くのは、とても快適です。夜はお酒を飲みながらノルディックウォーキングの話をして、さらに交流を深めます（**写真4-10-3**）。

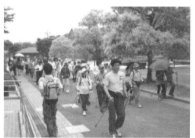
写真4-10-1　キャンパス内をノルディックウォーキングで歩く「京田辺ノルディック」

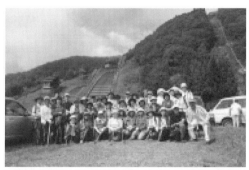
写真4-10-2　泊まりがけのノルディックウォーキング旅行（新潟県の赤倉シャンツェで）

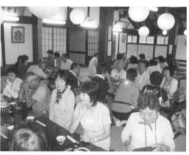
写真4-10-3　ときにはお酒を酌み交わした交流も

このほか年に2回、少し規模の小さい日帰り郊外ノルディックウォーキングも企画しています(**写真4-10-4**)。近場の観光地をノルディックウォーキングで歩くこれらの企画は、すべて自主的なサークル運営で行われており、決められた役員がその任に当たっています。

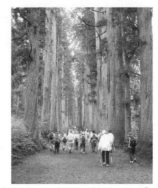

写真4-10-4　日帰り郊外ノルディックウォーキング

関西ノルディックウォーキング協会(KNWA)にも所属し、交流

また、「京田辺ノルディック」は、関西ノルディックウォーキング協会(KNWA)にも所属しています。そして、KNWAに所属する他のサークルとも情報交換し、ここでも交流を深めています。

KNWAには、大阪、京都、奈良、兵庫、滋賀のおよそ10のサークルが属しており、それぞれがウォーキングイベントなどの企画を行っています。自分のサークルを超えて参加できるのが特徴で、地元の景勝地しか知らないという人が他地域を楽しく歩く機会を増やすことを目指しています(**写真4-10-5**)。

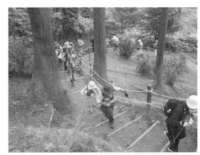

写真4-10-5　サークルを越えて参加できる関西ノルディックウォーキング協会のイベントの一コマ

「京田辺ノルディック」には、楽しい企画がたくさんあります。興味のある方は是非、参加していただきたいと思います。

【問い合わせ先】

京たなべ・同志社スポーツクラブ(KDSC)
京田辺ノルディック
〒610-0331　京都府京田辺市丸山19
TEL&FAX　0774-63-2855
E-mail　kdsc@kyotanabe.ed.jp

§2 地域で展開する際の手順と体制
——大田区を例として

> **必要な高齢者に必要なノルディックウォーキング・ポールウォーキングを提供できる体制**
>
> 高齢者を把握し行政とつながっている
> 地域包括支援センターと深く連携すれば、
> 参加者探しや体制づくりは苦労しない!
>
> ● 大田区地域包括支援センター入新井センター長(社会福祉士) 澤登久雄

✚ シニアを元気にしてしまう「ポールdeウォーク」

「ポールdeウォーク」が結んだご縁で友人が増えた高齢者たち

「来週は、野鳥公園の散策! 朝10時に現地集合です」

そんな指示を受け、約束より早い時刻に帽子をかぶり、タオルを首に巻き、都立東京港野鳥公園のバス停付近に続々と集まってくるシニアたち。当初は、手提げ袋に飲み物や着替えなどを入れて来ていた方も、回を重ねるごとに鮮やかな色のリュックサックに買い替える方が増え、服装や格好もスポーティになってきました。その手にはポールを握り、そして背筋を伸ばして颯爽とした姿のシニアたちは、この活動を通して友だちになった人たちと一緒に、この瞬間を楽しもうと溢れんばかりの笑顔を見せています。

地域包括支援センター、行政、高齢者見守りネットワーク、指導者らが連携してこそ

この取り組みこそ、大田区役所、大田区が委託している地域包括支援センター、そして地域包括支援センターが地元の企業・医療機関・介護関係事業所などを巻き込んで取り組んでいる「おおた高齢者見守りネットワーク」(愛称:みま〜も)と、ノルディックウォーキング・ポールウォーキングを含むウォーキングの普及・研究を行う一般社団法人木谷ウオーキング研究所との連携で生み出されたシニア向け介護予防事業「ポールdeウォーク講座」です。

冒頭の光景は、参加者たちが「ちょっと遠くまで遠征してみたい!」とノルディックウォーキング・ポールウォーキングの指導者らと企画した「ポールdeウォーク講座」のいわば遠足編。当日は、野鳥舞う汽水池、ヨシ原、東京港が広がる園内で「ポールdeウォーク」を満喫し、たくさんのおしゃべりを楽しみ、心地良い汗を流しました。

本章では、超高齢社会を迎えたわが国の「介護予防」においてノルディックウォーキング・ポールウォーキングがいかに有効であるか、そしてポールを使ったウォーキングをどのように地域に普及し、自治体の事業へと昇華させていったのか、そのプロセスを中心に説明します。

✚ 介護予防における一次予防、二次予防、三次予防という3つの段階

高齢者対策でとくに重要なキーワードは「社会参加」

その前にまず、介護予防に考え方について、簡単に概説しておきましょう。

高齢者に医療や介護のお世話にならずに引き続きお元気でいただく介護予防には、一次予防、二次予防、三次予防という3つのフェイズ（段階）があり、これらを同時に実施することが不可欠です（図4-11-1）。

おおた高齢者見守りネットワーク「みま〜も」とは!?
――早い段階で専門機関とつながっていただくため、そして役割を持って地域で活躍いただくための社会参加の仕掛け人

大田区地域包括支援センター入新井センター長（社会福祉士）　澤登久雄

高齢者のよろず相談窓口・地域包括支援センター

高齢者が安心して暮らし続ける地域づくり（地域包括ケア）を推進するため、平成18年より、地域包括支援センターが全国の市町村に設置されています。地域包括支援センターとは、介護保険法により定められた高齢者の総合相談の窓口であり、健康維持や生活の安定、医療・保健・福祉の向上、さらには財産管理、虐待防止といった課題に対し、総合的な支援とマネジメントを行い、課題解決に向けた取り組みを実践していくことを主な業務とする包括的な拠点です。

しかし、急速に高齢化が進み、一人の高齢者が抱える問題が多様化・複雑化している都市部において、地域包括支援センターが介護保険制度の枠組みの中だけで対応するには限界があります。「高齢化の一途をたどる大都市・東京において、高齢者が住み慣れた地域で生活を継続するためにはどうしたらよいのか？」。この課題解決に向けて、当地域包括支援センターが呼びかけたのがきっかけで、高齢者に携わる各種専門機関と地域団体、企業等が協働して誕生したのが、「おおた高齢者見守りネットワーク（愛称『みま〜も』）」です。

気づき・見守り・支え合う地域づくりを目指す「みま〜も」

高齢者の状態を悪化させる原因の一つが、「孤立」です。その孤立を予防するためには、①高齢者自身が元気なうちから地域とつながる意識を持ち、できるだけ早い時期から相談窓口であり、さまざま専門機関とネットワークを持っている地域包括支援センターとつながっていること、そして、②地域において身近な高齢者の異変に気づき、専門機関へ早期に連絡できること――が必要です。地域のつながりが薄いと言われる大都市ですが、その一方で、多くの人々が住み、数多くの人材、機関が存在する東京は、実は人材と社会資源の宝庫であるとも言えます。「みま〜も」は、『気づき・見守り・支え合う地域づくり』を合言葉に、そのような大都市のメリットを活かした都市型の見守りネットワーク構築を目指し、90ほどの組織・団体と連携して活動を続けています。

その主な活動は、地域で暮らし働くすべての人々と協

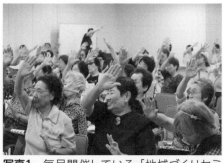

写真1　毎月開催している「地域づくりセミナー」。テーマは、「介護保険ってなあに?」「オレオレ詐欺に遭わないために」「認知症―早期に気づく眼力」などさまざま

一次予防とは、主として活動的な状態にある元気高齢者を対象に生活機能の維持・向上に向けた取り組みを行うものでありますが、とりわけその精神・身体・社会活動における各活動性を維持・向上させることが重要で、いわゆる「社会参加」が主要なアプローチとなります。

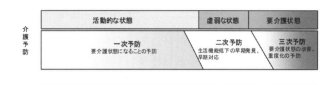

図4-11-1 介護予防における一予防、二次予防、三次予防の考え方

働して行う地域住民とくに高齢者を対象とした「地域づくりセミナー」の開催（写真1）、緊急事態や認知症による徘徊時にも専門機関とつながれ、その安心感から外出も促進する「高齢者見守りキーホルダーシステム」（写真2）という基盤づくり、高齢者にさまざまな情報提供や普及啓発をしたり、高齢者が社会的役割を持てるような活動を行う場である「みま～もステーション」（写真3）という三本柱のほか、地域団体や専門機関との連携を促す研修会・イベントなどを実施しています。

地域資源を超高齢社会仕様にチェンジし、高齢者の社会参加の場を広げる

いずれも、その理念のとおり、地域の高齢者が地域包括支援センターその他の専門機関・専門職と早い段階からつながるための仕掛けと言えます。

その中でも、三本柱の活動の一つである「みま～もステーション」は、商店街と協働し、空き店舗を活用したお休み処を利用して開催しているサロンで、高齢者の居場所づくりとしても機能しています。地域の誰もが気軽に集え、役割や楽しみを持って活動できる場を目指しているため、ミニ講座の開催や公園の管理運営、商店街と合同のまつりなどを地域の高齢者とともに実施しています。ちなみに、公園の管理等を行っているのは、高齢者が足を運びやすい公園づくり、居場所づくりを目指すためです。

「みま～もステーション」では平成24年度、ミニ講座を108講座開催し、延べ700名の参加を得ており、平成25年度にも230講座を開催して、延べ1,700名もの住民に参加していただきました。また、公園の管理運営や夏まつりなどの開催にあたっては、高齢者自身にボランティアになっていただき、主体的に運営に関わっていただいています。これらの高齢者は「みま～もサポーター」として登録し、年会費を支払い、本活動の応援者として活躍してくれています。その数は、現在80名を超えるに至っています。

このように、おおた高齢者見守りネットワーク「みま～も」は、多くの人々と一緒に縦横無尽の人脈を築き、地域に存在するさまざまな社会資源をこれから本格化する超高齢社会仕様にマイナーチェンジさせながら、高齢者の社会参加の場を広げているのです。

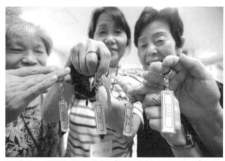

写真2 高齢者の命綱「見守りキーホルダー」。大田区の事業になり、区在住の高齢者15万人のうち、平成26年1月時点で登録者数は19,000人に達した

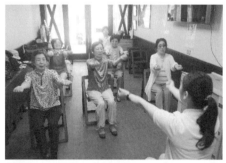

写真3 高齢者の居場所の一つ「みま～もステーション」。毎週さまざまな講座が開かれる

二次予防とは、要支援・要介護状態に陥るリスクが高い高齢者を早期発見し、早期に対応することにより、状態を改善し、要支援・要介護状態になることを遅らせる取り組みです（自治体による地域支援事業が該当します）。
　そして三次予防とは、すでに要支援・要介護状態となった虚弱高齢者を対象に状態の改善や重度化を予防するものです（介護保険によるサービスが該当します）。

✚ 介護予防の種類―介護予防給付と介護予防事業

介護保険の事業者が重度化を予防するために行う「介護予防給付」

　介護予防のもう一つの切り口は、その主な財源を介護保険財源に求めるか、自治体の一般財源等に求めるか、という点です。介護保険で行うものを「介護予防給付」、そして自治体が主体となって行うものを「介護予防事業」と呼びます。
　「介護予防給付」とは、要支援1および要支援2の要介護認定を受けた被保険者（第2号被保険者を含む）を対象に状態の改善と重度化の防止を目的として、介護予防サービスを提供するものです。デイサービスセンターに通って、食事や入浴その他の必要な日常生活上の支援や機能訓練、「運動器の機能向上」「低栄養ケア」「口腔機能の向上」などを日帰りで受けるサービスがこれに該当します。

市町村が元気高齢者を増やすために行う「介護予防事業」

　一方、「介護予防事業」とは、要支援・要介護に陥るリスクの高い高齢者を対象にした「二次予防事業」と、活動的な状態にある高齢者を対象に、できるだけ長く、生きがいを持ち、地域で自立した生活を送れるように支援する「一次予防事業」で構成されています。
　超高齢社会における重要課題は、活動的な状態にある高齢者の一次予防から、要支援・要介護に該当する高齢者に対する二次予防、三次予防までを地域で切れ目なく、そしてこれらを地域において同時に展開することであり、それこそが介護予防の肝と言えます。

2015年度からは市町村の裁量でこれらを一体的、弾力的に実施

　ちなみに、要支援者に対する「介護予防給付」については、住民主体の取り組みを含めた多様な主体による柔軟な取り組みによって、効果的かつ効率的にサービスの提供をできるよう、2015年度から介護保険の枠組みから外れて、市町村が地域の実情に応じて実施する地域支援事業へと編入されます。介護予防給付は、対象者である要支援1、2がなぜか介護度1〜3へと悪化してしまう場合も少なくなく、虚弱な高齢者ばかりで行われるためにダイナミックな活動にならないために参加率が悪い――といった欠点もありました。この見直しの背景には、そうした弊害を解消する狙いもある、と言われています。
　いずれにしても、市町村が有効と判断した取り組みがあれば、それに対し、市町村が地域支援事業として予算化するようになります。そこにノルディックウォーキング・ポールウォーキングを採用してもらうようアプローチすることが関係者には求められます。

「個人へのアプローチ」から「地域へのアプローチ」へ

「心身機能改善・機能維持のための訓練」からの脱却

　超高齢社会の到来を迎え、介護・福祉の現場は今、大きな変革の時期にあります。

　その大きな要因の一つは、高齢者の絶対数が3,500万人ほどに増え、一人ひとりの高齢者が抱える問題が多問題化、複雑化していることにあります。多問題を抱え、人との関わりを拒否している高齢者の問題解決のために、たった一人の医療・保健・福祉の専門職が関わったところで、その心の扉を開くことはできません。必要なのは、そういう高齢者の存在を早期につかみ、専門職につないでくれる「地域の力」です。

　そうした中、厚生労働省は2012年3月に「介護予防・日常生活支援総合事業の手引き」を見直し、介護予防において目指すものは、「高齢者本人の自己実現」と「生きがいを持ち、自分らしい生活を創る」ための支援であるとした上で、可能な限り住み慣れた地域・自宅においてその人らしく自立した日常生活を営むことが望ましく、そのために地域のさまざまな社会資源を活用し、連携し、適切に組み合わせる仕組み、すなわち地域包括ケアシステムを構築することが重要としました。そして厚生労働省は2014年2月、全国の市町村担当者を集めた全国介護保険・高齢者保健福祉担当課長会議の資料において、これまでの介護予防の問題点を整理・分析し、これからの介護予防の考え方について表4-11-1のように明記しました。

　すなわち、「介護予防」＝「心身機能改善・機能維持のための訓練」という発想から、「高齢者自らが地域で役割を持って生活できる地域（まち）の実現を目指し、その担い手となる、今までの人生の中で培ってきた経験をもとに社会的な役割を担う」という発想に大きくシフトさせたわけです。

表4-11-1　厚生労働省が提示したこれからの介護予防の考え方

これまでの介護予防の問題点
・介護予防の手法が、心身機能を改善することを目的とした機能訓練に偏りがちであった。
・介護予防終了後の活動的な状態を維持するための多様な通いの場を創出することが必ずしも十分ではなかった。
・介護予防の利用者の多くは、機能回復を中心とした訓練の継続こそが有効だと理解し、また介護予防の提供者の多くも、「活動」や「参加」に焦点を当ててこなかった。

これからの介護予防の考え方
・高齢者を生活支援サービスの担い手であると捉えることにより、支援を必要とする高齢者の多様な生活支援ニーズに応えるとともに、担い手にとっても地域の中で新たな社会的役割を有することにより、結果として介護予防にもつながるという相乗効果をもたらす。
・機能回復訓練などの高齢者本人へのアプローチだけではなく、生活環境の調整や、地域の中に生きがい・役割をもって生活できるような居場所と出番づくり等、要介護状態になっても、生きがい・役割を持って生活できる地域の実現を目指す。
・住民自身が運営する体操の集いなどの活動を地域に展開し、人と人とのつながりを通じて参加者や通いの場が継続的に拡大していくような地域づくりを推進する。

http://www.mhlw.go.jp/file/05-Shingikai-12301000-Roukenkyoku-Soumuka/0000038326.pdf
厚生労働省全国介護保険・高齢者保健福祉担当課長会議（平成26年2月）「老人保健課関係・介護予防について」より

社会資源を高齢者が暮らしやすいようにシフトさせるアプローチへ

　いわば「介護予防」という考え方が、高齢者個人に対するアプローチだけでなく、その高齢者を取り巻く「生活環境」、その高齢者が暮らす「地域（まち）」へとアプローチを大きく広げたのです。私たちは、こうした「介護予防」の新たな考え方を踏まえ、今までの身体機能訓練重視の

介護予防プログラムだけではなく、身体機能や認知機能の改善、そして社会的役割、仲間づくりなどの要素を包含した新たな介護予防プログラムはないものか、と頭を巡らせました。

そして、新たなプログラムを模索していた時期に私たちは、ノルディックウォーキング・ポールウォーキングと出逢ったのです。

✚ ポールを持ったウォーキングとの出逢いと科学的根拠

高齢者の居場所に付与すれば、介護予防が実現でき、身体機能が向上すると直感！

私たち地域包括支援センター入新井は、厚生労働省が示した新しい介護予防のイメージを先取りする形で、社会資源を超高齢者仕様にシフトさせるべく、高齢者が足を運びやすい居場所づくりや、各種の事業者や専門職同士が連携したネットワークづくり、そして高齢者と日常的に接している地域の人たちと専門職たちがつながったネットワークづくりを実現させようと、別項に紹介したおおた高齢者見守りネットワーク「みま〜も」を組織し、さまざまな活動を地域で展開していました。

そんなとき、「みま〜も」の取り組みを通して以前より関係のあった本書の発行元・ライフ出版社の編集者から、シニア向けノルディックウォーキング・ポールウォーキングについて説明を受けたのでした。そして、直感的に「これは新たな自治体の介護予防プログラムとして、そしてすべての高齢者の健康づくりのツールとして、とても可能性がある！」と直感しました。

行政の事業に昇華させる際に不可欠な大学との連携も鍵

もちろん、ノルディックウォーキング・ポールウォーキング自体にも魅力を感じましたが、それ以上に、自治体の新たな介護予防プログラムとして期待できそうだ、と感じた大きな理由としては、ノルディックウォーキング・ポールウォーキング団体だけでなく、大学がその効果検証に関与しているという点が挙げられます。すなわち、次章でシニア向けノルディックウォーキング・ポールウォーキングの効果について執筆されている東京医療保健大学医療保健学部の山下和彦教授が実施当初から関わってくれた点が非常に大きかったのです。

自治体が主体となって実施する介護予防事業としてのプログラムには、実施前と実施後の成果が数値で見えることが重要です。その点、「ポールdeウォーク講座」では、山下教授が人間工学や高齢者福祉工学の立場から開発した測定機器を用いて、参加高齢者の下肢筋力やバランス機能、歩行機能の前後評価をしてくださることが前出の編集者により調整済みでした。

つまり、"科学的根拠"が担保されることがわかっていたので、その採用を決めるのに躊躇しなかったのです。

科学的根拠は、行政事業には必要不可欠な要素

大学の関与があったからこそ私たちは、将来的に大田区の介護予防事業に「ポールdeウォーキング」が導入されることを見据えながら、おおた高齢者見守りネットワーク「みま〜も」の任意の講座として「ポールdeウォーク」を導入することができました。

実績をつくって科学的根拠を数値で明確に行政に示すことができれば、区の介護予防事業へつなげるのは容易であろうという見通しをつけることができた点が、着手時の成功のポイントだったと言えます。

➕「ポールウォーク講座」第1期生たちに驚くべき変化が！

参加高齢者は、機能低下の予見も加味し、地域包括支援センターがピックアップ

早速、開催した「ポールdeウォーク講座」は、3か月間を1クールとした全12回（週1回）、1回あたり90分間のプログラムとし、初回と最終回に下肢筋力等の測定を実施することとしました（**表4-11-2**）。この時点での実施主体は、私たち大田区地域包括支援センター入新井、そして当センターが事務局的役割を果たしているおおた高齢者見守りネットワーク「みま～も」、ノルディックウォーキング・ポールウォーキング関係団体、そして測定を担当する東京医療保健大学医療情報学部・山下和彦教授の研究室でした。

参加者については、当センターが日頃の関わりの中で接点のあった高齢者のうち、参加を希望する高齢者とともに、十分に自立していて行政が行う介護予防事業に該当するほどではないものの、「体力の衰えが心配」「一人暮らしで閉じこもり傾向が見られる」「元気がない」といった少し気になる高齢者もピックアップすることにしました。

第1期生17名（69～92歳）のシニア向けノルディックウォーキング・ポールウォーキング実施前後の測定結果は、驚くべきものがありました。下肢筋力、バランス機能、歩行機能を測定したところ、実施前後でほとんどの項目が改善していたのです。そのデータを一部抜粋して、**図4-11-2～4-11-4**に示します。

表4-11-2 みま～も「ポールdeウォーク講座」プログラム案

実施前	関係者スタッフ等へのレクチャー・実技指導（1回2～3時間）
第1回	講話「ノルディック・ウォークとは？」／足指力測定（実施前ベースライン）
第2回	基本動作（ポールの長さ、グリップ、突き方、歩き方）
第3回	上体を起こして姿勢正しく歩こう！
第4回	足裏のローリングを意識して歩こう！
第5回	ファッションモデルのように骨盤のスライドを意識しよう！
第6回	前方着地メソッドスタイルで歩こう！
第7回	後方押出しメソッドで歩こう！
第8回	筋力の弱い方や障がいのある方のための歩き方
第9回	歩行スタイル別50m計測（歩幅・速度の変化）
第10回	インターバル歩行をやってみよう！
第11回	ウォーキングフォームの仕上げ／足指力測定（実施後アウトカム）
第12回	カッコよく歩こう！／測定結果発表
実施後	関係スタッフと情報共有（参加者の前後評価結果等）

「歩行機能は歩くことでしか改善しない」を実感

東京医療保健大学の山下教授は、この測定結果についてこのように話しています。

「足部に特別な筋力トレーニングを施したわけでもないのに、これだけの効果が出ており、正直驚いています。歩行機能が改善した要因は、やはりポールです。ポールを身体の前方に着くことによって、支持基底面という身体を支える面積が格段に広がり、それによる安心感から、自然に前足部の機能が使えるようになり、鍛えられる。つまり、フラフラ感がなくなり、思い切って体重を前方に預けられるようになるので、前足部を使って強く蹴り出せる。ポールによって、理

想的な歩き方を身体も思い出すのでしょう」

足腰に不安があると、蹴り出しが弱くなり、足が上がらず、歩幅も狭くなり、歩行速度が落ちて、不安定になって転倒に至る——そうした負の連鎖がノルディックウォーキング・ポールウォーキングを取り入れた講座によって解消されたわけで、歩行機能は歩くことでしか改善できない、ポールを使って歩くことで転倒予防につながる、ということを私たちは目のあたりにしました。

✚「講座」に参加するごとに若々しくなり、深まる絆

姿勢が良くなり、若々しく

測定結果の数値にも驚きましたが、驚かされたのは、そればかりではありません。私たち地域包括支援センターのスタッフがもっと驚いたのは、参加者の回数を重ねるごとに見違えるように変化する歩行姿勢と取り組む意欲でした（**写真4-11-1、4-11-2**）。

最初のうちは、ポールを使って歩くということに慣れず、足元を確認しながらうつむいて歩行する人がほとんどだったのですが、回を重ねるごとに背筋をピンと伸ばし、まっすぐに前を向いて威風堂々と歩めるようになったのです。

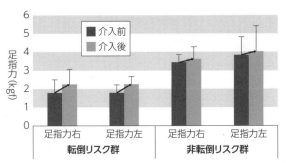

図4-11-2 下肢筋力の介入前後比較 （山下教授提供）

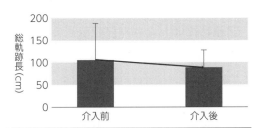

重心の総軌跡長は、身体のブレの45秒間の軌跡の長さで、バランス機能を示す指標。総軌跡長が介入後に15％減少しており、身体の揺れが軽減したことがわかる。

図4-11-3 開眼静止立位時（45秒間）の重心の総軌跡長の介入前後比較（山下教授提供）

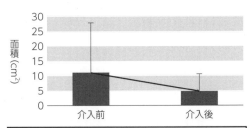

重心の移動面積は、身体のブレの45秒間の軌跡が描いた面積を表し、バランス機能を示す指標。重心の移動面積が介入後に55％減少しており、身体の揺れが軽減したことがわかる。

図4-11-4 開眼静止立位時（45秒間）重心移動の面積の介入前後比較（山下教授提供）

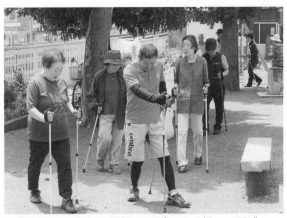

写真4-11-1 当初は不慣れなポールの扱いに戸惑い、歩行姿勢にもぎこちなさが見られたが…

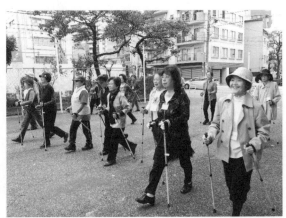

写真4-11-2 講座を重ねるうちにポールにも慣れ、今ではこのような颯爽とした歩行姿勢に

そして、自身の歩行姿勢の変化や測定結果の数値に表れた歩行に関する機能の向上は、参加者の「やる気」「意欲」の向上にも直接的につながっていきました。

体調不良の際に買い物を代行するような関係性にまで発展

当初は、レンタルポールを使用していたのに自分の好きな色のマイポールを購入する人、両手でポールを持つため手提げかばんから好きなデザインのリュックサックに切り替え、講座当日にほかの参加者に自慢する人、そのリュックサックに影響を受けて自身もリュックサックを購入し、次回の講座で自慢する人…。

講座参加者たちのファッションや服の色合いは、次第に明るいものになっていきました。そして、みんなが同じように機能向上するからか、連帯感が芽生え、お互いの絆も深まっていったのです。この講座への参加を機に友だちになり、一方が体調不良の際に買い物を代行したりするような関係性にまで発展していったのには、さらに驚かされました。

介護予防という施策の考え方が、本人への機能訓練的なアプローチだけでなく、高齢者を取り巻く生活環境、さらには高齢者が暮らす地域（まち）へのアプローチへと大きく拡大したことの意味を、この「ポールdeウォーク講座」が教えてくれたように思います。

✚ 大田区の二次予防事業として新たなスタート！

「こんなにも歩行機能が向上するのですか…」

第1期生（2013年5月～7月）の講座の測定結果を踏まえ、大田区介護保険課で介護予防を担当するT係長のもとへ、東京医療保健大学の山下教授、主催側である一般社団法人木谷ウオーキング研究所の代表理事とともに報告に行きました。ちなみに、T係長は介護予防事業を担当していた関係で、この新しい取り組みに関心を持っており、ドロップアウトもほとんどなかった第1期生の様子を何度か見に来ていました。

前述の測定結果に加え、参加者の介入前後の歩幅の広がりを示すデータ、そして「普段の歩き方が良くなった」（85％）、「講座をきっかけに知り合いが増えた」（54％）、「講座をきっかけにほかの運動や活動への興味が高まった」（69％）、「講座をきっかけに気持ちが前向きになった」（77％）といったアンケート結果を含む検証結果を見せながら、山下教授が説明を行うと、T係長はデータに目を近づけ、資料を隅から隅まで読み込み、一つひとつ山下教授に質問し、そして一言、「こんなにも歩行機能が向上するのですか…」と思わず感嘆の声を漏らしたのでした。

「社会参加」に不可欠な「歩行機能」の改善を促した点がポイント

高齢者にとって「歩ける」ということは、とても重要な要素です。友だちに会う、買い物に出かけるなど地域での暮らし、生活に欠かせない機能でありますし、介護予防としても有意義な「社会参加」に不可欠な機能でもあります。それが「講座」によってある程度、担保されるということは、非常に重要と言えます。

そして大田区は、こうした効果を評価し、この「講座」を新たに二次予防事業として採用する

ことを決め、2014年度から、まずは私たちの地域包括支援センター入新井のエリアからスタートすることにしました。T係長からは、「まずは二次予防事業対象者へこのポールdeウォークを行い、先々にはすべての高齢者を対象とした介護予防事業プログラムとして考えたい！」との提案までなされました。

✚ 戦略的かつ計画的な体制づくりと、介護予防ツールとしての普及

増加する新規参加者のための「ポール de ウォーク学校」

　大田区の二次予防事業がスタートするに当たり、「ポールdeウォーク講座」も新たな段階に向かうことになり、関係者で今後に向けての計画を立てることになりました。

　その話し合いの中で課題になったのは、①二次予防事業でポールdeウォーク講座に参加した高齢者たちが二次予防事業を終了した後も運動習慣を継続するための受け皿が必要ではないか、自主グループ化が必要ではないか、②大田区内の行政・医療・保健・福祉専門職に対するこの取り組みの周知をどのように行うか、という二点でした。

　二次予防事業参加者の終了後の受け皿づくり、自主グループ化については、その機能を担う受け皿として、従来の「ポールdeウォーク講座」を「ポール de ウォーク学校」と改称して位置づけ、靴の履き方やシニア向けノルディックウォーキング・ポールウォーキングの基本、フットケアなどを学ぶいわゆる初心者向けの教室としました。

　そして、この「ポールdeウォーク学校」を2クール終了した参加者が通う「ポールdeウォーク大学」を新たに創設することにしました（図4-11-5）。

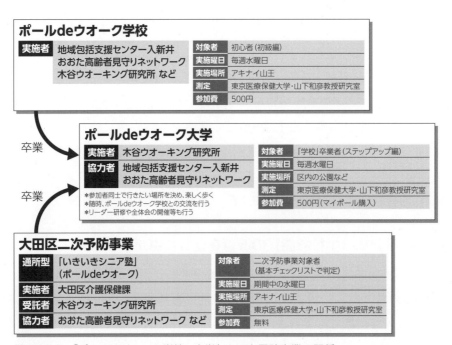

図4-11-5　「ポールdeウォーク学校・大学」と二次予防事業の関係
（「ポールdeウォーク大学」は、3か月で終了する2次予防事業の参加者の運動継続の受け皿としても機能することが期待されている）

自主グループ化のエンジンとシニア指導者の輩出を目指す「ポールdeウォーク大学」

「ポールdeウォーク大学」は大学ですから、基本的に課外授業が中心となります。仲間たちと行きたい場所を決め、集合時間を決めて、その日に学びたいテーマを決めて、ポールを持って外出をするというわけです。

この「大学」こそが、自主グループ化のエンジンであり、ゆくゆくは入学して学んだ大学生がノルディックウォーキング・ポールウォーキングの指導者となって、それぞれの地域での水平展開を図る、ということを目指したものです。このような学校形式をとったことで参加者たちは、これまで以上に目標を持って取り組むことが可能になったのでした（**写真4-11-3**）。その一端を示すのが、冒頭の光景です。

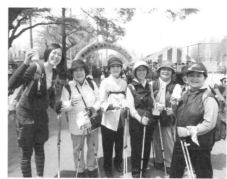

写真4-11-3　「ポールdeウォーク大学」の大学生ら。区内の公園等のほか、江戸川ツーデーマーチにも遠征

行政のキーパーソンをパネラーにしたシンポジウムを開催

一方、行政職員、医療・保健・福祉専門職への周知に関しては、「ノルディックウォーキング・ポールウォーキング推進団体連絡協議会」が主催する「超高齢社会を救う切り札！介護予防シンポジウム—ノルディックウォーク・ポールウォークを活用した新しい介護予防モデルのご提案」と題したシンポジウムを2014年5月29日に大田区内で開催することとしました（**写真4-11-4、4-11-5**）。

このシンポジウムでは、東京都福祉保健局高齢対策部長の中山政昭氏（当時）に出席いただき、今後、東京都が目指す介護予防の考え方と予算の概要、シニア向けノルディックウォーキング・ポールウォーキングプログラムへの期待について話してもらい、東京都医療保健大学の山下和彦教授からも「みま～も」の講座で実証した高齢者向けのノルディックウォーキング・ポールウォーキングプログラムの有用性について解説していただきました。このシンポジウムを傍聴した都内の地域包括支援センターや行政関係者などから「連絡協議会」にシニア向けノルディック

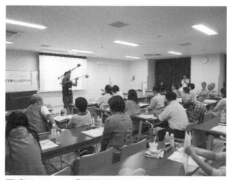

写真4-11-4　「超高齢社会を救う切り札！介護予防シンポジウム—ノルディックウォーク・ポールウォークを活用した新しい介護予防モデルのご提案」の様子

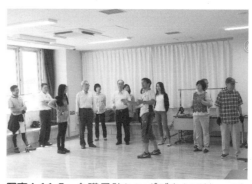

写真4-11-5　介護予防シンポジウムでは、ノルディックウォーキング・ポールウォーキングのデモンストレーションも行われた

ウォーキング・ポールウォーキングについての問い合わせも入っているようで、関心の高さをうかがわせます。

大田区大森でスタートしたプログラムは、このような普及啓発活動も通して、大田区全域に広がっていきました。やがて全国へも波及するに違いありません。

✚ すべての高齢者の健康づくりに有効なツールとして

予防給付廃止で注目を浴びる一次・二次・三次予防の機能を持つツール

2015年度からの介護保険制度改正によって、要介護認定におけるこれまでの「要支援」対象者への介護保険サービスである「予防給付」が廃止になり、「地域支援事業」という形で統合されて各市町村によるサービスへと移行されます（図4-11-6）。このことにより、従来の一次予防、二次予防、そして「要支援」対象者すべてを対象とした介護予防事業プログラムが必要となります。

2014年2月厚生労働省老健局が示した資料「介護保険制度改正案について」には、新たな地域支援事業の介護予防プログラムについて、次のように書いています。

介護予防・生活支援の充実
- 支援する側とされる側という画一的な関係性ではなく、サービスを利用しながら地域とのつながりを維持できる
- 能力に応じた柔軟な支援により、介護サービスからの自立意欲が向上

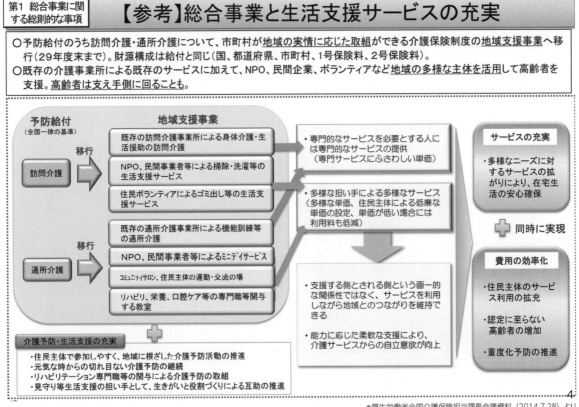

図4-11-6 介護予防・日常生活支援総合事業の概要

・住民主体で参加しやすく、地域に根ざした介護予防活動の推進
・元気な時からの切れ目ない介護予防の継続
・リハビリテーション専門職等の関与による介護予防の取り組み
・見守り等生活支援の担い手として、生きがいと役割づくりによる互助の推進

　そして、その前書き部分には、「既存の介護事業所による既存のサービスに加えて、NPO、民間企業、ボランティアなど地域の多様な主体を活用して高齢者を支援。高齢者は支え手側に回ることも」と記されています。

元気高齢者が虚弱高齢者を支える地域を実現するツール

　このような介護保険制度改正の動向からも、「ポールdeウォーク講座」というプログラムは、すべての介護予防対象者に有効なプログラムであると言えるでしょう。

　それは、一次予防、二次予防、三次予防のどのフェーズにも適用できるばかりか、元気高齢者がノルディックウォーキング・ポールウォーキングの指導者資格を取得すれば、地域で高齢者を集めたサークル活動も展開でき、社会参加の場づくりまでも実現可能であるからです。大田区としてもきっと、そんな可能性のあるプログラムであると感じたのではないでしょうか。

➕ 地元の地域包括支援センターと組み、新たな介護予防を！

個別対応に翻弄されている地域包括支援センターの手助けを！

　私たちが働く「地域包括支援センター」には、①総合相談・支援、②介護予防ケアマネジメント、③権利予防事業、④多様な社会資源を活用した包括的・継続的ケアマネジメント支援——という機能が期待されています。

　そして、高齢者が安心して住み慣れた地域に暮らし続けられるような「地域づくり」も重要な役割であり、私たち大田区地域包括支援センター入新井のスタッフは、この機能こそが地域包括支援センターの真骨頂である考えています。

　しかし、介護予防ケアプラン作成件数の増加、相談件数の増加、そして相談に訪れる方たちの多問題化などの要因により、そうした活動は後回しになり、その結果、地域包括支援センターとのつながりの乏しい高齢者を生み出し、後手後手の対応になってしまうことも少なくありませんでした。「このままでいいはずはない！」と思い、今から6年前に地域で働く専門職、地域密着企業等に協力を求め、発足させたのが、前出の「みま〜も」でした。

　この「みま〜も」とノルディックウォーキング・ポールウォーキング関係団体とが大田区でつながり、大田区発信の新たな介護予防事業プログラム「ポールdeウォーク講座」を生み出したのは、時代の流れの必然と言って良いのかもしれません。

ハイリスク高齢者も積極的にターゲットにしてほしい

　最近は、各地でノルディックウォーキング・ポールウォーキングを楽しむ高齢者の姿がメディアなどでも紹介される機会が増えました。指導者資格を有する人たちがそれぞれの地元で参加者

を集い、サークル的に活動することは、もちろん重要です。

その一方で、元気高齢者を中心としたそのようなサークルに参加することをためらう高齢者も存在します。実は、そうした高齢者たちこそ、自らの身体機能の衰えを痛切に感じ、「いつまでも自分の足で歩きたい！」という思いを強く感じている存在であり、その意味では、最もノルディックウォーキング・ポールウォーキングを必要とするユーザーと言えます。

指導者のみなさんには、そうしたハイリスク高齢者も含めたターゲットに積極的にアプローチしてもらいたいと思います。

世界的にもまれな超高齢社会を上手に乗り越えるために──

その際に重宝するのが、地域包括支援センターです。地域包括支援センターは、全国に約1,700ある市町村のすべてに設置されており、その数は約4,200か所に達します。

前述のように、高齢者の保健医療福祉介護等に関わる相談を受けつけるよろず相談所であり、高齢者が安心して暮らせる地域づくりの機能も有しているので、介護予防に資するノルディックウォーキング・ポールウォーキングにもきっと関心を持つはずですし、日常の関わりの中で少し気になる高齢者の存在を把握しているので、生活機能低下が危惧されるハイリスク高齢者も紹介してくれるはずです。ノルディックウォーキング・ポールウォーキング指導者がやみくもに対象者を探し集めるよりも効率的でしょう。

そして、元気高齢者等を対象にした高齢者の新たな「居場所」としてのサークル的活動にも協力し、行政とのつなぎ役の役割も果たしてくれるに違いありません。

地域で活動をしているノルディックウォーキング・ポールウォーキングの関係者には、ぜひとも地域包括支援センターにアプローチし、一緒に地域づくりに取り組んでもらいたいと思います。それが上手くいけば、私たちが取り組んだ「ポールdeウォーク講座」のような共助の象徴のような活動が地域の中に生まれるでしょう（図4-11-7）。

そして、ポールを持って友人たちと出かけ、汗を流した帰りに、これに出合っていなければ足を運ばなかったであろうスポーツショップに立ち寄り、色とりどりのウェアやシューズを購入し、それらを身にまとった姿をみんなに見せびらかそうと、講座当日を指折り数えて楽しみに待つ、そんなアクティブなシニアを大勢生み出すに違いありません。

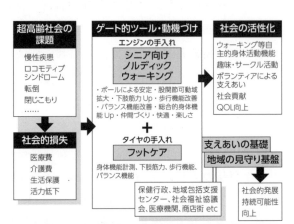

図4-11-7 介護予防としての「ポールdeウォーク講座」の位置づけ。その先には、社会貢献、ボランティア等による支え合い活動、趣味・サークル活動が待っている

大田区の取り組みのその後の展開──次予防事業や各エリアのリーダー養成へ

大田区の「ポールdeウォーク」には、2015年度から一次予防事業「介護予防普及啓発事業」が新たに加わりました。区報による募集では、受付開始30分で初回定員（40名）に達し、あまりの人気に福祉部全体が騒然となったそうです。男性7名、女性33名で88歳までの多士済々の参加者は、大田区六郷地域力推進センターでの毎月第一木曜日の90分間の教室を楽しみ、歩幅が最終回で改善したことに満足顔でした。指導に当たった全日本ノルディック・ウォーク連盟の芝田竜文指導員が卒業時に「美しく、かっこよく、モデルになったつもりで歩こう！」と提案した「ポールdeウォーク六郷コレクション」には喝さいが沸き起こりました。

「杖をついて来た人がスイスイと歩けるようになるのが嬉しい」

一般社団法人木谷ウオーキング研究所・代表理事　木谷道宣

複数のスタイルを上手く使いこなすベテラン指導員

　ベテラン指導員としてご紹介したい方がいます。神奈川県座間市在住の梶田洋治さんです。定年退職後、地域で何かやりたいと模索していた平成19年、64歳だったときに「健康生きがいづくりアドバイザー」の資格を取り、先輩に勧められてノルディックウォーキングの魅力にはまり、日本ノルディックウォーキング協会のインストラクター資格を取られました。そして平成21年、座間市の県立谷戸山公園で同好会を結成され、毎月、体験会を開いて仲間づくりに乗り出されました。

　受講された市民に次々にインストラクター資格の取得を勧められてリーダーを増やし、昨年は70回以上の体験会とイベントを開催され、約2,300人の参加者を得るまでに活動を広げ、仲間同士でツアーを組んで、ノルディックウォーキングの本場フィンランドなどに遠征までするほど、熱心に取り組まれています。

　そうした中、ノルディックウォーキングはもともと、スポーツトレーニングがベースになっており、リハビリ中の人や足腰に自信のない高齢者にとっては、運動強度も高すぎるのではないかと考えた梶田さんは、整形外科医が考案した日本ポールウォーキング協会の指導者資格を取得し、体力に自信のない方たち向けに月2回、ポールウォーキング講習会も開始されました。

　15人いたノルディックウォーキングのインストラクターのうち、7人が梶田さんと同様にポールウォーキングの指導者資格を取得され、「ポールウォーキングは、体の前に専用ポールを2本着地させるので、支持基底面が広がり、ノルディックウォーキングよりも安全で簡単ですよ」と、足腰の弱い人、膝が痛い人などにはまずポールウォーキングを勧め、対象者の状態に応じた区別化した講習会とされたのです。そこでは、「元気にみんなと歩けるようになったらノルディックウォーキングを！」と説明し、2つのスタイルを上手に組み合わせて参加者のモチベーションを高めておられます。

シニア指導員こそ、ニッポンを救う!!

　今では、毎回40～50人が参加するノルディックウォーキング講習会を月8回、そして15～20人が参加するポールウォーキング講習会を月2回、開催されています。ともに、神奈川県有数の観光地で関東百名山の一つでもある大山や丹沢山系を望む広大な谷戸山公園の四季折々の自然や鳥たちをめでながら、仲間と楽しくおしゃべりしながら歩くことをモットーにノルディックウォーキング、ポールウォーキングを楽しんでおられます。

　「介護用の杖をついて来られた方に2本のポールをお渡しし、歩き方を指導すると、ご本人が驚くほどにスイスイと歩けるようになられるのが本当に嬉しい」。梶田さんは、そう嬉しそうに話されます。もともと自分の楽しみではじめたことを「楽しいから」と仲間を募って同好会に発展させ、さらに多くの方々が楽しめる環境をつくっていくその姿に、シニアならでは息の長い運動の意義を感じます。

　2種類のポールを持ってそれぞれの体力に合わせて複数のスタイルを楽しむ方々が一人でも増えることを夢見る梶田さんのような指導者がますます増えることを期待します。

　一方、増加する参加者の受け皿を各エリアにつくるため、2015年10月からは大田区地域力推進課の「地域力応援基金スタートアップ事業」に審査の結果、認定され、指導者資格を取って地域の高齢者の支援にあたるリーダー養成もスタートしました。地域包括支援センターの声かけにより名乗りを上げたデイサービスセンターや訪問看護ステーション、薬局などのスタッフらが日本ポールウォーキング協会の杉浦伸郎代表理事の指導のもと、ポールの効果を伝え、外出の機会、仲間づくり、コミュニティビジネスの場を区内各地につくってくれるでしょう。大田区がシニア向けノルディックウォーキング・ポールウォーキング普及の都市型のモデルになると確信しています。

（一般社団法人木谷ウオーキング研究所代表理事　木谷道宣）

第5章
シニア向けノルディックウォーキング・ポールウォーキングの効果
―― 大田区における「ポールdeウォーク教室」の検証結果から指摘できる有効性

● 東京医療保健大学医療保健学部医療情報学科教授（工学博士）　山下和彦

身体機能低下へのアプローチが重要である理由とは!?

要介護要因の上位を転倒、関節疾患、衰弱が占める

　超高齢社会が到来し、高齢者の絶対数が増加する中で重要になるのは、要介護状態になることを予防する介護予防です。このうち、生活機能が低下した虚弱な高齢者を水際で防ぐ二次予防と、元気な高齢者にいつまでも元気に活動してもらい続けるための一次予防がとくに重要です。

　高齢者の要介護要因のトップに位置するのは、脳血管疾患ですが、骨折・転倒や関節疾患、高齢による衰弱が続いており、身体機能の低下への対応の重要性が指摘できます（**図5-1**）。

　身体機能が低下する要因を詳細に見てみると、変形性膝関節症や変形性股関節症などの関節疾患と、糖尿病や高血圧症などの血管に関連する慢性疾患などが挙げられます。これらは、重度になれば医療機関での医療的対応が必要となります。しかし、介護予防における一次予防や二次予防に該当する高齢者においては、これらの問題を抱えつつも、比較的元気に活動している方が多数を占めていますので、医療や介護が必要になる前段階の保健領域、つまり医療機関や介護施設ではない、地

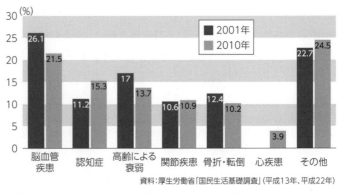

図5-1　要介護状態の原因疾患（2001年と2010年の比較）

域生活や日常生活の中での対応が求められます。

　関節疾患には姿勢や筋力、骨格といった要素が密接に関連しており、また高血圧症や糖尿病には筋肉量と関係する代謝や運動機能が関連しているので、その両方に効果的とされるノルディックウォーキング・ポールウォーキングを活用した身体活動が有効です。

高齢者への指導には疾患等に即した対応の理解が必須

　手軽に、かつ効果的にこれらの機能の向上を促すという点で、ノルディックウォーキング・ポールウォーキングは、とても有益なツールと考えて良いでしょう。

　ただし例えば、股関節の軟骨が老化などにより磨り減って変形し、痛みや機能障害を招く変形性股関節症などは、その重症度によっては、一概に背骨を伸ばした姿勢が良いとは言えないケースがあるので、注意が必要です。変形性股関節症の場合、股関節を大きく曲げ伸ばしする動作に痛みを伴いやすいからです。

　変形性股関節症の患者は、50～70歳代後半に最も多く、その総患者数は日本には約700万人おり、総人口の約5.5％を占めるとされているため、現場の指導場面で遭遇する可能性が少なくないと思います。これらの疾患を持つ高齢者等の指導にあたる場合には、簡単で構わないので、疾患や状態像に適した対応の理解が必須です。その対応策の開発・普及が、指導者養成団体における今後の重要課題と言えるでしょう。

　そこで本章では、シニア向けのノルディックウォーキング・ポールウォーキングの効果について概説し、とくに効果を正しく理解するために高齢者の歩行機能などの基本的要素に触れたいと思います。

　ところで、歩行について指導する際、何に着目し、重要なポイントとして、具体的にどのような内容について高齢者等に話されているでしょうか。恐らく、その例として、「歩行で重要なのは踵から着いてつま先で蹴ること」を指導されていると思います。しかし、高齢者等の歩行が実際にどのような状況であるか、そして、なぜ踵から着いてつま先で蹴ることが重要なのか、その理由まで明確に説明できているでしょうか。

　ここでは、その点にまで踏み込んで解説したいと思います。

転倒要因のうち、可変因子の「バランス能力」「下肢筋力」「歩行能力」に注目すべし

　高齢者の転倒に密接に関連するのは、海外の多くの研究からも指摘されている表5-1に挙げた要因です。このうち、「年齢」「性別」は変えることのできない要因であり、「移動障害」も事後的な医療対応に頼るほかありません。また、「薬」「パーキンソン病等の疾病」についても、変えることがむずかしい因子であり、劇的な改善があまり期待できません。

　しかし、「バランス能力」「下肢筋力」「歩行能力」「歩幅」などの要因については、改善が可能です。現に効果的な歩行指導、とくにノルディックウォーキング・ポールウォーキングの活用が有効であるという推察が各方面においても、すでになされつ

表5-1　高齢者の転倒に関連する要因

| ①年齢（80歳以上） |
| ②性別（女性） |
| ③移動障害（脳血管疾患等） |
| ④バランス能力 |
| ⑤下肢筋力 |
| ⑥歩行能力 |
| ⑦歩幅 |
| ⑧薬 |
| ⑨パーキンソン病等の疾患 |

つあります。

　要するに、深刻な疾患等にまだ至っていない人々を対象とした保健領域からの支援によって改善が見込めるのは、「バランス能力」「下肢筋力」「歩行能力」「歩幅」といった身体機能に関する項目であり、予防の観点からはこれらを改善させることが何よりも重要である、と言えるのです。

踵から着いてつま先で蹴り出す歩行が、なぜ良いのか？

危険なのは、転倒リスクの高い「すり足歩行」

　先ほどの質問に戻りますが、なぜ歩行においては、踵から地面に着いてつま先で蹴り出すのが良いのでしょうか。

　転倒リスクが高い虚弱な高齢者に特徴的に見られる歩行パターンは、いわゆる「すり足」です。歩幅が狭く、足裏全体をペタペタと着きながら、そろそろと歩く様子が思い浮かぶのではないでしょうか。

　この状態がまさに、前述の「バランス能力」「下肢筋力」「歩行能力」「歩幅」に問題があり、身体機能の低下を原因とする転倒リスクの高い歩行です。

歩行のメカニズム──「前脛骨筋」「腓腹筋」「ヒラメ筋」を機能させる

　歩行のメカニズムを述べる前に、歩行に密接に関連する筋肉について解説しておきましょう。

　歩行に使う筋肉については、自分の足で試してみると良くわかります。椅子に座り、脛（むこう脛、弁慶の泣き所）を手で触りながら、つま先を上げてみましょう。この際、踵は地面に着いたままにしてください。すると、脛の筋肉が硬くなるのが確認できます。さらに、ふくらはぎを触りながら、踵を上げてみましょう。同様につま先は、地面に着けたままです。すると、ふくらはぎの筋肉のうち、上の筋肉2つと下の筋肉1つが硬くなるのが確認できるでしょう。

　つま先を上げる脛の筋肉は「前脛骨筋」と呼ばれ、踵を上げる筋肉はふくらはぎの上の2つの筋肉である「腓腹筋」、下のアキレス腱部分の「ヒラメ筋」と呼ばれています（図5-2）。

　続いて、歩行メカニズムを見てみましょう。歩行時には、まず踵が地面に接地します。このとき、足首の関節（足関節）の角度はほぼ90度であり、つま先は上を向いています。つまり、脛の前脛骨筋が働きながら、踵が接地しているわけです。そして、体重が前に移動し、一本足で地面に着いている瞬間（単脚支持期）に、も

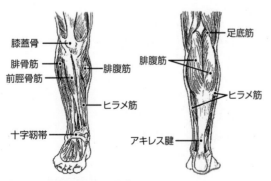

図5-2　下肢の筋肉の名称

し浮いている足のつま先が下がっていたら、つま先が地面に引っかかって転んでしまうはずです。転ばないまでも、つま先が下がったまま足を前に出して接地すると、踵ではなく、つま先や足裏全体が地面に接地することになります。これが「すり足歩行」です。

すり足歩行は、転倒リスクの要因の一つです。これを改善する、すなわちつま先が引っかかるような歩行を改善するためには、単脚支持期に上げている足の足関節の関節角度を90度程度に保っておく動作、つまり脛の筋肉を機能させて、つま先を上げる動作が必要となります。

一方、ふくらはぎの筋肉が機能するのは、つま先で地面を蹴り出す瞬間です。この蹴り出しが弱いと、足が前に出ないため、歩幅が狭くなり、歩行速度が上がりません。したがって、適切な歩行には、ふくらはぎの筋肉が踵を上げる役割を果たし、地面を蹴り出した瞬間に足指でしっかりと地面を蹴り出す動作が必要となります。

下肢筋力が弱く、バランス能力が乏しいと狭くなる「歩幅」

歩行のメカニズムの流れを復習すると、足関節の角度をほぼ90度にして踵から地面に接地し、そのまま体重が前に移動したときに、つま先でしっかりと地面を蹴り出し、蹴り出した際には足先が伸びているため、脛の前脛骨筋を働かせて、足首の足関節を90度に戻して前に運び、再び踵から接地する——というプロセスとなります。

このように、歩行のメカニズムの観点から転倒予防を考えたとき、①歩行の中で足首の関節角度を大きく動かす、②歩行の蹴り出しの際につま先でしっかりと地面を蹴り出す——の2点が、とても重要であることがわかります。

これが、冒頭で述べた「踵から地面に接地し、つま先で蹴り出すこと」が歩行において重要である理由です。そしてこの点は、すでにおわかりのように転倒予防に密接に関係する要点でもあります。

先ほど、「バランス能力」「下肢筋力」「歩行能力」のほか、「歩幅」も転倒関連要因であると紹介しましたが、歩幅が転倒に関連するのは、歩幅が狭くなる要因が、蹴り出しが弱いことと関連しているからです。蹴り出しが弱いと、歩行速度が上がらないので、単脚支持期にバランスが悪くなってフラフラしてしまい、転倒に至るのです。

例えば、自転車に乗った際、ゆっくり走るのと、一定の速度で走行するのとでは、どちらが安定するでしょうか。多くの方がゆっくり走ったときにフラフラした経験がおありだと思います。歩行も同じで、ゆっくり歩くとフラフラし、一本足でいるのが不安定になるために、早くもう一方の足を地面に接地しなければならず、そのために歩行速度が上がらず、必然的に歩幅が狭くなって、結果、転びやすくなるわけです。これにも先ほどの①、②が密接に関連しています。

以上のことから、身体機能の観点から転倒に関連する因子として「バランス能力」「歩行機能」「下肢筋力」が重要視されている理由が理解いただけたと思います。

ところで、強い蹴り出しができないという点から考えると、サンダルやつっかけは転びやすい履物だと言えます。これらを履いて地面を蹴り出そうと思うと、履物が脱げてしまうか、不安定になるため、地面を蹴り出さないように歩くようになり、その結果として、転びやすくなります。歩行のメカニズムを知っていれば、容易に理解できます。

ポールを両手に持つことによる歩行機能への影響
— 科学的根拠にもとづく分析

シニア向けノルディックウォーキング・ポールウォーキングの効果の「可視化」

　現代人は、中高年も高齢者も多くの人が歩行の際、十分に足指を使って歩いていない可能性が考えられます。中高年の場合は、まだ下肢筋力やバランス機能、つまずいたときなどのとっさの反射が優れているため多少、歩行機能が落ちていても簡単に転ぶことはありません。

　しかし、75歳を超えた後期高齢者になると、バランス機能が衰え、反射機能も低下するため、とっさの対応が遅くなります。高齢化が進展し、足指を十分に駆使しない歩行を行っていた中高年層が高齢者となったときに、さらに蹴り出しが弱くなり、歩行機能が低下したら、ますます転倒リスクが高まるに違いありません。

　そうならないような手立ての一つとして有効と思われるのが、ノルディックウォーキング・ポールウォーキングです。その可能性を私たちが調査したデータが示していますので、ご紹介します。調査対象は、第4章に紹介されている東京都大田区の取り組みに参加した高齢者です。

■踵が接地したときのピーク

　図5-3は、ポールを持たないときの高齢者の通常歩行の一例です。また**図5-4**は、同じ高齢者がポールを持った際の通常歩行の一例です。このデータは、私たちが開発したセンサー内蔵の靴型の計測装置（**写真5-1、5-2**）により、歩行のメカニズムの中で足裏がどのように使われているかを調べた結果です。

　図5-3、5-4ともに、図中左側に大きな山（ピーク）が確認できます。このピークは歩行時に踵の接地した際の圧力を表しており、図5-3よりも、ポールを用いて歩いている図5-4のほうがかかる力が大きいことを意味しています。

■前足部で蹴り出したときのピーク

　図5-3、5-4で、もう一つ注目したいのは、蹴り出しの部分です。

　図5-3の右側に示されている折れ線グラフは、足拇指の付け根である母指球がかけた圧力による最も大きなピーク、次いで足の第3趾の付け根、そして足第5趾の付け根がかけた圧力のピー

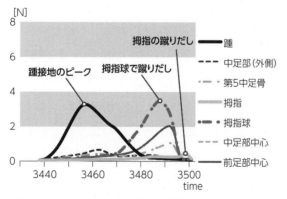

図5-3　ポールを用いないときの歩行パターン

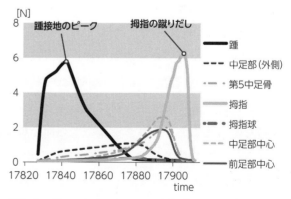

図5-4　ポールを用いたときの歩行パターンン

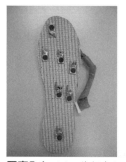
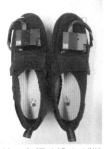

写真5-1 ソールにセンサーを埋め込んだ靴型姿勢制御能計測

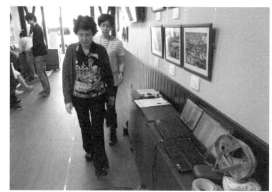

写真5-2 靴型姿勢制御能計測装置による測定の様子

クです。このグラフからは、前足部で地面を蹴り出してはいるものの、足指である拇指のピークは確認できません。さらに図5-3では、センサー各部位のピークが全体的に低いことから、かかっている圧力が弱く、とくに足指がほとんど使われていないことが確認できます。すなわち、サンダルやつっかけを履いているときの歩き方、あるいは「すり足」での歩き方に近い状態で歩いていることが推察されます。

それに対し、図5-4に示した2本のポールを両手に持った歩行時には、図中右側に大きなピークが示されており、足拇指で地面をしっかりと蹴り出せていることが確認できます。これを歩行のメカニズムに当てはめてみると、足指でしっかりと地面を蹴り出すことにより、スムーズな体重移動がなされ、きちんと踵から接地できており、安定な歩行が行われていることがわかります。また、図5-3、5-4ともに横軸を見ればわかるように、同程度の歩行速度であることから、図5-4のほうが強く地面を蹴り出せているため、安定した歩行ができていると推察できます。まさに理想的な歩行パターンを示している、と言えます。

ポールによる支持基底面の拡大が安定歩行と下肢筋力の強い駆動を可能にする

歩行中の単脚支持期にポールが足を支え、バランスが安定する

2本のポールを持った歩行によってなぜ、歩き方がこのようにダイナミックに変化するのでしょうか? その理由として考えられるのが、表5-2に示した2本のポールがもたらす効果です。

身体は、接地面を結ぶ面積が広いほど安定します。立っている状態で地面と接している部分の面積を支持基底面と呼びます。2本のポールを用いると、自身の足とあわせて計4点で結ばれ、支持基底面がかなり拡大します。これが、歩行を改善させる鍵の一つです。

表5-2 2本のポールの効果

| ①支持基底面の拡大 |
| ②歩行の後期までポールが接地していること |
| ③反対側のポールの動き |

支持基底面の拡大が安定をもたらすことを実感してみましょう。まず、片足立ちをしてみてください。その次に、片足立ちをしながら、手の指を1本だけどこかに触れてみましょう。触れる場所は、壁でも机でも何でも構いません。触れている手の指には、力や体重がほとんど加わっていないにもかかわらず、触れていない場合よりも、かなり安定することが実感できると思います。普通に片足立ちをしているときの支持基底面は、地面に接地している片足だけの面積ですが、手の指でどこかに触れているときには、片足の面積から指で触れているものが地面に接地している面積までが支持基底面となるので、普段よりずっと支持基底面が拡大します。そのために劇的にバランスが安定するのです。

　歩行中には、単脚支持期に一瞬だけ片足状態になります。このときが最も不安定になるのですが、ポールが地面に接地しているため、支持基底面が大きく拡大し、バランスが安定して、歩行中の重心移動がスムーズに行えます。これが、先ほどの図5-4のような下肢筋力を駆使した力強い歩行を担保するのです。

重心移動がスムーズになると膝への負担が軽減する

　ちなみに、重心移動がスムーズになると、膝への負荷が軽減できると考えられます。

　歩行時の膝の機能については、踏み込んで言及しませんが、実は膝は体の左右のバランスをとっており、ポールがあることによって、その膝にかかる負担が減少（ポールがその代替機能を果たしている）します。つまり、ポールを使用することによって、左右のバランスまでとっていた足指がその役割から解放され、足指がフルに機能するために、重心移動がスムーズな歩行が可能となっているのだろう、と推測されます。

歩行の後期である蹴り出し時までポールが地面に接地している利点

　続いて、表5-2に挙げた歩行の後期である蹴り出し時までポールが地面に接地していることによる効果、反対側のポールの効果について解説しましょう。

　ポールが蹴り出し時まで地面に接していて、しかも反対側のポールが次に控えているため、足裏だけで歩くような歩行の状態を解消して、上肢と上体の動きを自然に連携させます。この動きは、通常歩行では本来、腕の振りなどで得られるバランスをとるという役割を代行しており、すり足歩行時には見られない歩行中の前足部、下肢、上肢、そして上体の"力の発揮"を促すという方向に機能していると言えます。その意味で、大変重要な役割を果たしています。

歩くことでしか鍛えられない歩行機能をポールがダイレクトに高める

　このように歩行のメカニズムの一連の流れの中で、2本のポールがバランス機能を高めつつ、上肢と下肢の連携、筋力の発揮を促した結果、図5-4のような安定な歩行が実現するのだと考えられます。

　ポールを持った歩行は、ポールそのものが「杖」のごとく転倒を予防する役割を果たしているため、虚弱な高齢者にも転倒のリスクを回避しながらの歩行を可能にします。そして、その結果として、すり足歩行の中で眠ってしまった本来の歩行のためのバランス機能や下肢筋力、上肢と上体の連動など、「歩くこと」でしか鍛えられない歩行機能を、ポールによってダイレクトに高

めることができるわけです。その点からも、非常に優れたツールである、と強調することができるでしょう。

ポールを用いた歩行による下肢筋力の向上

蹴り出しと関係する「足指力」とバランス機能と関係する「膝間力」を測定

「下肢筋力」は、先ほど示した「バランス機能」「歩行能力」と並ぶ高齢者の転倒にとても密接に関連する因子の3本柱の1つです。

ここでは、ノルディックウォーキング・ポールウォーキングを比較的元気な高齢者（一次予防群）と要介護状態の少し手前の虚弱高齢者（二次予防群）に指導した際の下肢筋力への影響について述べます。なお、下肢筋力の計測・評価は、筆者らが開発した**写真5-3**の足指力計測器と、**写真5-4**の膝間力計測器により行いました。

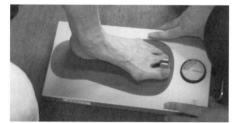

写真5-3　足指力計測器。親指と人差し指でつまむ力を測定し、下肢筋力の強弱を判断する

足指力とは、膝下の下肢筋力を反映したもので、地面をつかむような動作、地面の蹴り出し動作と関連があります。また膝間力は、股関節の内転・外転筋力を指し、主に左右の揺れを調整するバランス機能と関係します。

筆者らの研究により、この足指力と膝間力から、転倒リスクが推定できることがわかっています。具体的には、足指力が男性3kgf、女性2.5kgfを下回ると転倒リスクが高くなり、膝間力は18kgfを下回ると転倒リスクが高まります。したがって足指力、膝間力が両方とも低い対象者は、より転びやすい状況にあると判断できます。

このような転倒リスク指標を用いて、ノルディックウォーキング・ポールウォーキングの下肢筋力への効果を評価したので、次に説明します。

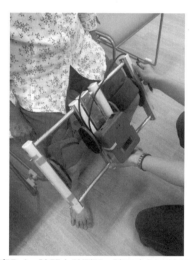

写真5-4　膝間力計測器。膝の内側で挟む力、膝の外側で開く力を測定し、バランス機能を見る

ポールを用いた歩行を取り入れた教室参加により「足指力」が改善

一次予防群の比較的元気な高齢者にノルディックウォーキング・ポールウォーキングを3か月間、計12回（1回あたり90分）、教室形式で実施した際の足指力の結果が、**図5-5**です。対象となった参加高齢者の年齢は73〜87歳であり、ほぼ後期高齢者に該当します。

教室実施前（介入前）に足指力が先ほどの転倒リスク群に該当していた対象者の数値は、ノル

ディックウォーキング・ポールウォーキングを実施した3か月後の介入後には1.3倍向上していました。このうち、足指力が向上しなかったのは1名のみで、極度な外反母趾を抱えている人でした。さらに、もともと一定の強さの足指力であった非転倒リスク群に該当した対象者においても、ノルディックウォーキング・ポールウォーキングの教室への参加により、足指力の数値が向上しました。

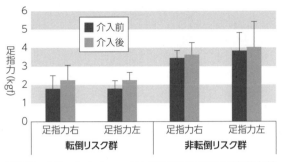

図5-5 「ポールdeウォーク」教室実施前後の健常高齢者の下肢筋力の変化

足部の柔軟性やクッション性を高める「セルフ・フットケア」も重要

ノルディックウォーキング・ポールウォーキングの実施により、一次予防のほとんどの対象者の足指力が向上することがわかりました。

しかし、十分な向上が認められない対象者も存在しており、それらの対象者の多くは、足爪や足部に変形が認められるケースでした。この課題への対応も欠かせません。

この教室では、入浴時の足指のマッサージ、タオルや新聞紙を足指でたぐり寄せるトレーニングや足爪の正しい切り方などを含め、自分で行うフットケア（セルフ・フットケア）を15分程度の健康講座の中でレクチャーするとともに、毎回、自宅で実施しているかをノルディックウォーキング・ポールウォーキングの指導者が確認するなどしました（**写真5-5、5-6**）。

地域で転倒予防、介護予防を目指す教室等を開催する際には、ノルディックウォーキング・ポールウォーキングに加え、このような足部のケアの重要性についても合わせて伝えることが重要です。

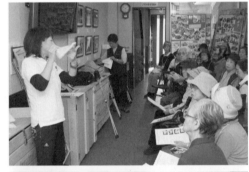
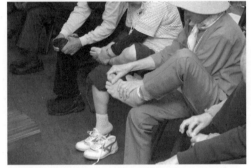

写真5-5、5-6 大田区における「ポールdeウォーク」教室では、セルフ・フットケアの講義を重要視している

ふらつきや体幹の安定と関係する「膝間力」も改善

図5-6は、二次予防群の虚弱な高齢者の膝間力の計測結果です。

先ほどの写真5-4で示した膝間力計測器では、股関節内転筋力と外転筋力を計測できます。図5-6の結果はそのうち、内転筋力を示したものです。膝間力の計測方法は、椅子に座って両膝の間に計測器を挟み込んで計測するので、高齢者同士でも安全かつ簡単に計測ができます。

この測定で調べる内転筋力は、腰回りの力と言い換えられます。これは、歩行などの際に骨盤を支え、体幹を安定にする役割を果たしており、その機能を評価するものです。すなわち、膝間力が衰えると、ふらつきが大きくなり、活動度が低下するので、計測しています。

この膝間力、すなわち内転筋力を計測したところ、二次予防群に該当し、なおかつ膝間力が18kgf未満の転倒リスク群に該当した群は、ノルディックウォーキング・ポールウォーキングの実施により1.5倍向上し、また非転倒リスク群に該当した群においても1.3倍向上したことが認められました。

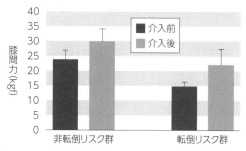

図5-6　「ポールdeウォーク」教室実施前後の虚弱高齢者の膝間力の変化

効果の「見える化」は、身体活動の継続にも関わる重要な要素

さらに詳細な理解のために、**図5-7**にノルディックウォーキング・ポールウォーキングによる介入前後の対象者ごとの変化を示しました。横軸はノルディックウォーキング・ポールウォーキングを行う前、縦軸は行った後の結果です。

図中の斜線より上にある点は、ノルディックウォーキング・ポールウォーキングにより膝間力が向上した対象者を示しており、全員が向上したことが確認できます。また、実施前に転倒リスク群に該当していた5人のうち、4名が非転倒リスク群に移行しました。

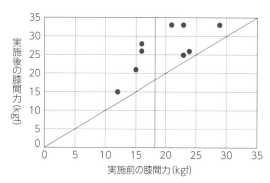

図5-7　虚弱高齢者の「ポールdeウォーク」教室実施前後の膝間力

これら歩行に直接関係する筋力は、このように簡便に調べることができ、誰でも簡単に理解できる指標になると考えられます。指導現場に導入すれば、活動自体の評価はもちろんですが、見えにくかった効果が「見える化」されるため、参加者自身の身体活動に取り組む意識の向上やモチベーションの維持などにも、とても有益です。

シニア向けノルディックウォーキング・ポールウォーキングによる高齢者の足圧分布の変化

足圧分布では、足指の接地、前足部の横アーチ、中足部の縦アーチに注目を

大田区の取り組みでは、シニア向けノルディックウォーキング・ポールウォーキングの効果を検証するために、介入前後の足圧分布を調べました（**写真5-7**）。足圧分布のデータには、足裏アーチの形状や足裏の筋肉、骨格の様子が反映されます。

足圧分布データの着目点は、①足指の接地の状況、②前足部の横アーチ、③中足部の縦アーチの状態などです。

足指は、姿勢を制御する上で重要な働きをしています。少し足を開いた立位状態から、足指を使わずに体重を前方に倒すとどうなるでしょう？ 足指を使えば踏ん張れるのに、使わないと重心を前方に移動できる範囲が狭くなってしまいます。

このように足指は、身体の前後方向の制御を行うとともに、先ほど解説したように歩行中の地面の蹴り出しにおいて重要な役割を果たしています。

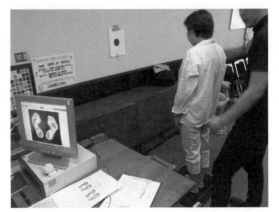

写真5-7 「ポールdeウォーク」教室での足圧分布の測定の様子

「浮き指」「前アーチ機能の低下」といった足裏の状態が改善
—— 取り戻されたクッション性

3か月間のノルディックウォーキング・ポールウォーキングの教室前後の足圧分布の推移を調べたのが図5-8です。濃く表示されている部分が圧力の弱いところで、薄い部分が圧力の強いところです。

これを見ると、図中左側の実施前の前足部が両足ともに、第3指の付け根部分が薄い色で表示されており、強い荷重がかかっていることが確認できます。通常、ここには前足部

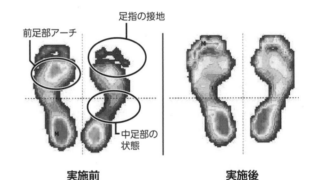

図5-8 一次予防群の高齢者の実施前後の足圧分布の変化

アーチがあるため、強い荷重は認められないはずなのですが、前足部の横アーチのクッション機能が低下している人の場合には、このように強い荷重が認められます。ここに強い荷重があると、足指が動きにくくなり、地面の蹴り出しが十分にできなくなっている場合が多いので、注意が必要です。

このデータは、一次予防群のうちの1名の足圧分布の一例であり、比較的元気な高齢者の足の状態を示しているのですが、図中左側の実施前には、足指部分が濃く表示されているように足指がやや浮き気味で、地面に着きにくい上、前足部アーチはその機能が低下していました。そして、右足の土踏まず部分を見ると、ここもやや濃い部分が確認でき、中足部の縦アーチが地面に接地しにくい状況になっているのがわかります。

ところが、図右側のノルディックウォーキング・ポールウォーキング実施後には、足指がしっかりと地面に接地し、前足部アーチの状態も改善していることがわかります。

前足部の横アーチや中足部の縦アーチは、足のクッション機能を果たしており、衝撃を和らげるとともに、地面をつかんで身体の前後方向のバランスを制御する役目があるので、ここが改善している点は注目に値します。

たまには靴の中敷きにも注目してみよう！

東京医療保健大学医療保健学部教授　山下和彦

靴の中敷きは、歩行中の荷重や負荷の「履歴書」

写真は、ある高齢者の靴の中敷きです。この中敷きから何がわかるでしょうか？

実は、靴の中敷きを見ることで、歩行中にどこにどのような荷重や負荷が加わっているかが大まかに推定できます。写真から読み取れるのは、①土踏まず部分が白くきれいな半面、足の外側が汚れている、②第3指の付け根あたりが汚れている、③左足の拇指に穴が開いている——です。ここから推測できるのは、この方は歩行する際、踵が地面に接地してから点線矢印のような軌跡（重心の移動）で体重移動がなされているということです。実際に、この方の歩行を調べてみたところ、まさに予想したとおりでした。

このように、足の外側を重心が移動し、拇指の部分に穴が開くくらい強く蹴り出すような歩行をしている場合には、膝に加わる捻じれのストレスが大きいため、膝に痛みが出る、あるいはすでに痛みがある可能性が推察できます。

一方、中敷き全体的に汚れが見られるような場合には、靴の中で足が動いてしまっていることが考えられます。歩行中に靴の中で足が動いてしまうと、地面の蹴り出しが不十分となり、歩行速度が遅く、歩幅が狭くなるなどし、十分な歩行機能の効果が得られにくくなり、転倒のリスクも高まります。したがって、靴の履き方や選び方などには、注意が必要です。

このような方の歩行がどのように改善するか、たまには靴の中敷きを見て確認するのも一つの方法です。そうした"検証と評価"こそ、けがや痛みを誘発しないノルディックウォーキング・ポールウォーキングの指導の実現につながるのではないでしょうか。

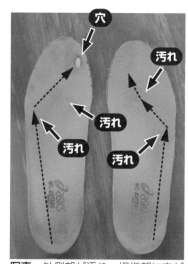

写真　外側部が汚れ、拇指部に穴が開いた靴の中敷き

歩行で重要な役割を果たす足指の接地機能が大きく改善

続いて、シニア向けノルディックウォーキング・ポールウォーキングの教室参加者全体の前後評価の結果を見てみましょう。

表5-3は、介入前後の足指接地状況をまとめたものです。実施前に足指が十分に接地しなかった人は、計測結果の追跡比較が可能だった12人中、9人で実に75％の方が該当しました。ところが、教室実施後は、全員が足指が地面に十分に接地できるようになりました。

これは、先ほどの図5-4に示したノルディックウォーキング・ポールウォーキングの歩き方に関連すると考えられます。つまり、ポールを2本持つことによって足指までしっかりと使って歩行ができるようになったことが要因であると推察されます。

さらにその影響は、中足部にも見られています。**表5-4**は、教室実施前後の中足部の縦アーチの変化を示したものです。これによると、実施前に正常だったのは5人、十分に地面に接地しな

かったハイアーチ（図5-8の左側のように、高いアーチのまま固まっていて、クッション機能が乏しい状態）は5人、扁平足は2人でした。ところが、実施後には、ハイアーチ傾向だった5人は全員が改善、扁平足だった1人も改善傾向が見られました。

　いずれも、シニア向けノルディックウォーキング・ポールウォーキングの教室参加を通じて、足裏全体を使うことができるようになり、その結果、筋肉が良い状態に変化したことが考えられます。

表5-3　「ポールdeウォーク」教室実施前後の足指接地の変化

	足指接地の様子	
	軽度不接地	正常
介入前	9	3
介入後	0	12

		介入後足指接地	
		正常	合計
介入前足指接地	正常	3	3
	軽度不接地	9	9
	合計	12	12

表5-4　「ポールdeウォーク」教室実施前後の中足部の変化

	中足部アーチの様子		
	正常	扁平足	ハイアーチ
介入前	5	2	5
介入後	11	1	0

		介入後中足部アーチ		
		正常	扁平足	合計
介入前中足部アーチ形状	正常	5	0	5
	ハイアーチ	5	0	5
	扁平足	1	1	2
	合計	11	1	12

高齢者の6割以上に足部や足爪の問題があることから「タイヤの手入れ」も重視すべき

足爪の変形、変色、爪が厚くなる肥厚、巻き爪といった足部の異常の改善が不可欠

　虚弱高齢者や転倒リスク群に多い足圧分布の一例が**図5-9**です。

　このケースは扁平足であり、足の外側に強く荷重しているのが特徴です。このケースでは、シニア向けノルディックウォーキング・ポールウォーキングの教室実施後においても、左足の中足部に強い荷重が認められました。

　このようなタイプは、足部や足爪が変形している場合が少なくありません。例えば、**写真5-8**に示したような外反母趾や足爪の変形、変色、爪が厚くなる肥厚、巻き爪といった変形・異常がしばしば見られます。

　本章では、下肢筋力、歩行機能、バランス機能が転倒に密接に関連していること

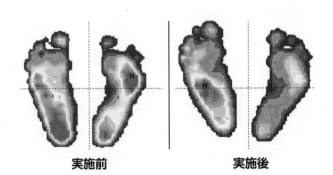

実施前　　　　　実施後

図5-9　虚弱高齢者に多く見られる足圧分布の一例（扁平足）

とから、これらの機能を向上させることが重要だと述べてきましたが、実は高齢者の多くに写真5-8のような足爪や足部自体が機能変化している例が数多く見られることから、これらの手入れについても視野に入れていただきたいと思い、取り上げることにしました。

なお先行研究においては、高齢者の6割以上に足部や足爪の問題があると報告されています。

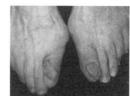
外反母趾、足爪の変形・変色
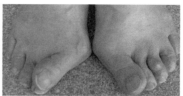
外反母趾と母趾付け根の脱臼、足指の変形
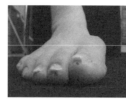
足爪の肥厚
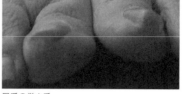
足爪の巻き爪

写真5-8 高齢者に多く見られる足部や足爪の変形

「エンジンの手入れ」と「タイヤの手入れ」の組み合わせが大切

このような足の状態では、下肢筋力、歩行機能、バランス機能をトレーニングによっていくら改善しても、それらの部位の痛みや、それに伴う接地の悪さから、満足な歩行機能の回復が期待できません。ノルディックウォーキング・ポールウォーキングは、これら機能や下肢筋力の改善を促すいわば「エンジンの手入れ」と言え、これと同時に、先ほど示したような足部の問題を改善するような「タイヤの手入れ」が不可欠です。

そのためには、たまに素足になってもらい、足部を観察した上、ケアに関する情報等を提供するなどの指導を行い、自宅等での継続的なセルフ・フットケアを促すことも重要と言えます。

前述の足指力は素足で計測を行うことから、その絶好のチャンスとなります。ノルディックウォーキング・ポールウォーキングの実践の際には、そのような機会を設け、高齢者の足部の観察やその改善・指導を行うようにしてみてください。より高い効果が期待できると思います。

有効な健康支援ツールは高齢者を正しく理解してこそ機能が発揮される

高齢者の特性を理解した上での適切な指導が求められる

このようにノルディックウォーキング・ポールウォーキングは、高齢者の健康支援および転倒予防に有効で、とくに「歩く」という行為を実現することから、歩行機能をダイレクトに改善することがわかってきました。

超高齢社会にすでに突入している日本においては、比較的元気な高齢者（一次予防群）にはいつまでも元気に活動してもらい、やや虚弱な高齢者（二次予防群）も楽しく前向きに活動してもらうと同時に、要介護状態にならないように身体機能の向上を促すことが求められます。本章の結果は、これらを後押しするものだと考えられます。

ノルディックウォーキング・ポールウォーキングの歩行の特徴として、踵から地面に接地し、つま先までしっかりと使って蹴り出しを行うことが比較的容易に実現できる点を紹介しましたが、ポールを2本持てば誰でもそうなれる、というわけではありません。

　一人でも多くの高齢者を歩けるように導くためのノルディックウォーキング・ポールウォーキングの指導においては、高齢者の身体的特徴や背景疾患の特性を理解し、それぞれの対象者にあった適切な方法で指導を行い、その利点を活かすことが不可欠です。

　併せて、高齢者には前述のように足部や足爪、足裏にさまざまな課題を抱える方も多く見られるので、それらへの対処方法も身につけていただきたいところです。

今後の課題は、高齢者の背景疾患の特徴を踏まえた指導方法の提案

　とくに今後は、後期高齢者が前期高齢者の2倍に達すると予想されていることから、**写真5-9**のような関節に変形が認められる虚弱な高齢者においても効果が得られるような、それぞれの対象者の状況、状態像に即した指導方法の確立が求められます。

　高齢者が増加する中、身体機能の向上や転倒予防には、そうした方法論が必要であり、それを個別のアセスメントを経て提示するための対象者の背景疾患の特徴や要点の深い理解も、今以上に要求されることでしょう。

　ノルディックウォーキング・ポールウォーキングの指導者、あるいはこれからそれを健康づくり活動に活用したいと考える中高年の方々、さらには介護予防への採用を考えている行政関係者等には、幅広い視点から高齢者が直面している課題を理解し、その上でそれらの解決方法の一つであるノルディックウォーキング・ポールウォーキング、ポールを活かしたポールエクササイズ、足部のケアなどを効果的に組み合わせて取り組んでいただきたいと思います。

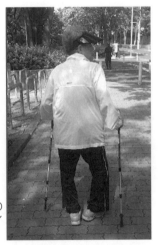

写真5-9 虚弱な高齢者のポールの使い方の一例。状態像に応じたオーダーメイドの指導方法の提案が課題

COLUMN

関節の可動域を広げ過ぎてはいけないケースもある
指導する側には高齢者が抱える関節障害等の一定の知識が欠かせない

東京医療保健大学医療保健学部教授　**山下和彦**

変形性膝関節症2,400万人、変形性腰椎症3,510万人という時代であるだけに…

　中高年以上の方に多く見られる関節疾患として、変形性膝関節症や変形性腰椎症、腰部脊柱管狭窄症などがあります。

　変形性膝関節症とは、膝関節のクッションの役割を果たす軟骨のすり減りや筋力の低下が要因となって、膝の関節に炎症が起きたり、関節が変形したりして痛みが生じる疾患です。当初は、膝の違和感を感じる程度ですが、やがて立ち上がりや歩きはじめといった動作の開始時に痛みが生じ、正座や階段の昇降が困難となります。そして、安静時にも痛むようになり、変形が進むと膝が伸ばせなくなったり、歩行が困難になったりします。わが国の50歳以上の方のうち2,400万人（男性840万人、女性1,560万人）が変形性膝関節症と推定され、うち痛みのある方は約800万人に上るとされています。

　一方、変形性腰椎症も非常に多い疾患で、患者は3,510万人と推定されており、痛みを伴う方は1,000万人以上に達すると報告されています。椎間板の加齢変化により、椎間関節や靭帯組織などにも変性が生じた結果、筋肉組織を含めた腰部の疼痛やだるさといった局所症状を起こします。変形がひどくなると体が側方に曲がったり（側弯）、後ろに曲がったり（後弯）し、痛みで長時間立っていることも困難になります。

　変形性膝関節症は、症状が進んでくると、通常の静止立位状態であっても、**写真1**のように膝が曲がったり、ガニ股で立つようになったりします。ちなみに患部は、**写真2**のように膝関節の

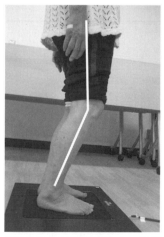

写真1◎変形性膝関節症で膝が曲がっている高齢者

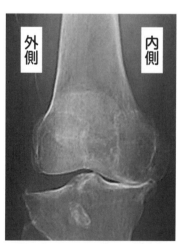

写真2◎変形性膝関節症の膝部のレントゲン写真

内側、あるいは外側の間隙が狭くなり、骨がぶつかった状態となっています。痛みを感じていない場合でもレントゲンを撮ると、写真2のようにすでに骨がぶつかり、初期にあたる「ステージ2」と診断される場合があります。これは、腰部についても同様のことが言えます。

リスクを察知する洞察力、障害を軽減する高い指導スキルが不可欠

　このような状態の方に、ノルディックウォーキング・ポールウォーキングを指導しても問題はないのでしょうか？　もちろん、変形性の膝関節症や腰椎症の方に運動を勧めた結果、筋力の向上等によって痛みなどの症状が改善することは十分に期待できます。

　しかし一方で、指導者が良いと考える姿勢や広めの歩幅を強いた結果、逆に症状を悪化させる可能性も否定できません。ノルディックウォーキング・ポールウォーキングの特徴の一つである、左右の腕を大きく動かし、背筋をピンと伸ばす歩行を行ったとき、膝関節に負担をかけ過ぎて、痛みを誘発する可能性もないとは言えません。さらに、背筋を無理に伸ばして腰部等の神経を圧迫してしまうと、10分程度歩くと足に痛みやしびれが発生し、休み休みでないと歩けなくなる間欠性跛行を来す場合もあり得ます。

　また、腕を大きく動かすと肩甲骨が動き、肩こりが改善するなどという指導が良く行われますが、多くの方には良い運動でも、肩の腱板断裂などの腱板損傷が起こっている、あるいは肩関節の関節可動域が狭くなっている方に肩や肩甲骨を動かす運動を強いると、余計に痛みや炎症が発生する場合も実は少なくありません。

　これらは、まれな症状ではなく、中高年以上の方に比較的良く見られる症状です。したがって指導者には、対象者の状態を的確に見極める能力が求められます。もちろん、ノルディックウォーキング・ポールウォーキングによって肩関節の可動域が広がり、そのメリットを享受する人が圧倒的に多いわけですが…。

　変形性膝関節症や変形性腰椎症のほかにも、変形性股関節症や肩関節痛といった関節障害を有する中高年、高齢者は多数存在します。これらに対し、医療ではなく、健康指導の領域から、とくにノルディックウォーキング・ポールウォーキングという楽しい支援ツールでアプローチして、その痛みを解消するという取り組みは、大変有意義です。

　しかし一方で、中高年、高齢者の多くが関節障害等を有する以上、指導者には、それらについての一定の知識を持ち、かつその対象者の状態を的確に把握する力を身につけた上で、無理のない、あるいは悪化をさせない適切な指導が行える高いスキルも求められます。つまり、対象者個々の様子からリスクを察知する洞察力、そして指導継続中における状態の変化を見極める力が要求されるのです。

　そのような知識、洞察力、指導力を身につけることが、シニアにとって有意義なノルディックウォーキング・ポールウォーキングを普及定着させる際には不可欠と言えるでしょう。

第6章

知っておきたい！身体活動と高齢者のカラダとココロ

—— 安全に運動指導を実施するために

- 東京都健康長寿医療センター研究所 社会参加と地域保健研究チーム 桜井　良太
- 東京都健康長寿医療センター研究所 社会参加と地域保健研究チーム 研究部長（テーマリーダー） 藤原　佳典

2割の高齢者が3年間に歩行機能の問題を抱える

閉じこもりがちな高齢者ほど歩行機能が低下

歩行障害や生活能力障害、認知機能障害の危険因子は「閉じこもり」

　高齢者は3年間に約20%が歩行機能に問題（階段が昇れない、400mくらいの距離を歩き続けることができないなど）を抱える、と報告されています[1]。こうした歩行機能の低下は、活発な生活を送っている高齢者にはあまり見られず、不活発な生活、すなわち家に閉じこもりがちな生活を送っている高齢者ほど生じやすいようです。実際、閉じこもりがちな生活は、歩行障害などの

閉じこもり

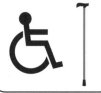
移動能力が低いために
閉じこもりがちとなる場合
タイプ1

移動能力が高いにもかかわらず
閉じこもっている場合
タイプ2

老化促進

図6-1　閉じこもりの2つのパターン

閉じこもりには、2つのタイプがある

　基本的な日常生活機能を低下させてしまう閉じこもりは、2つのタイプで定義されています。
　すなわち、移動能力が低いために閉じこもりがちとなる場合は「タイプ1閉じこもり」、移動能力が高いにもかかわらず閉じこもっている場合は「タイプ2閉じこもり」です。
　どちらの閉じこもりも、心身の老化を促進し、その後の生活機能の悪影響を与えるため、注意が必要です。

基本的な障害や、公共サービス等を使っての移動などの応用的な生活能力障害、さらには認知機能障害を引き起こす危険因子であることが知られており、抑うつ傾向や親しい友人がいないといった心理・社会的要因が原因となることが明らかになっています（図6-1）。

したがって、高齢期に日常の身体活動量を増やし、閉じこもりがちな生活を防ぐ運動習慣を持つことが必須の生活習慣となる、と言えます。

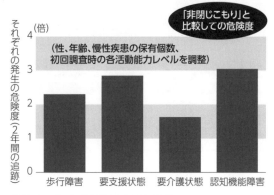

図6-2 タイプ2閉じこもりの予後

ある市町村で「タイプ2閉じこもり」の高齢者を追跡調査したところ、歩行障害の発生リスクは非閉じこもり高齢者と比較して2倍以上でした。また、認知機能障害のリスクは3倍以上にも達しており、やはり閉じこもりの予防は極めて重要と考えられます（図6-2）。

運動習慣を阻害する高齢者の主な疾病とは!?

適度な運動習慣や身体活動が健康のために重要であることは、誰もが理解しているところですが、高齢期になると、とくに運動習慣を阻害するさまざまな要因が生じるようになります。ここでは、その大きな要因となる疾病について概説しておきましょう。

血管の変化

加齢が一因となる本態性高血圧症

血液は、人間が生命を維持するために不可欠な酸素や栄養を体の各部分に運搬し、老廃物と炭酸ガスを運び去る役割を担っています。そのため、心臓から送り出された血液は、体の隅々まで流れていきます。このときに、血液が動脈の壁を押す力を血圧と言います。一般に収縮期140mmHg以上あるいは拡張期90mmHg以上の血圧の状態であれば、高血圧と診断します（図6-3）。原因のわからない高血圧を本態性高血圧症と言い、高血圧症の90%以上がこれに該当します。

本態性高血圧症は、遺伝的な因子や生活習慣などの環境因子が関与していますが、加齢もその一因です。高齢者では、とくに収縮期血圧が上昇することにより、高血圧の頻度が高くなります。高齢期に血圧が高くなる理由としては、動脈硬化が進み、血管の壁が厚く固くなったために血管の弾力性が低下することや、自律神経の働きが低下し、血管の収縮や拡張がうまくできなくなって血流に対する抵抗性が高くなることが挙げられます。

高血圧の状態が続くと、心臓は血流の抵抗に対する過重労働に対応しようとして、心筋が厚く大きくなる「心肥大」という状態になり、心臓の拍動の効率が低下します。

高血圧が引き起こす動脈硬化は脳卒中、心筋梗塞などの原因

　動脈の血管も、高い血圧に負けまいとして血管壁を厚くし、その結果、高い圧力によって動脈の内壁が傷つきやすくなります。その傷から血液中の単球（白血球の一種）が動脈の内壁に入り込み、コレステロールが加わるなどにより、プラークと呼ばれるコブ状の脂肪のかたまりが広がって、動脈硬化が進みます（**図6-4**）。つまり高血圧は、動脈硬化の主な危険因子なのです。動脈硬化は、全身の動脈に起こり、血液の流れを悪くします。そして、とくに多くの血液を必要とする臓器である脳においては脳卒中（脳梗塞・脳出血）、心臓においては心筋梗塞、狭心症、腎臓においては腎不全を引き起こす原因になります。

　このように高血圧は、動脈硬化を介してさまざまな疾患を誘発するため、血圧の管理は健康づくりの必須条件であると言えます。

各種疾患の上流概念である高血圧は、規則的な運動や活発な身体活動で改善

　高血圧をはじめとした加齢および生活習慣に起因した疾患は、食事量（エネルギー）や塩分の摂り過ぎといった食生活の乱れとともに、運動不足・身体活動量の低下を基盤として発症する、と考えられています。

　したがって、高血圧症の予防には、規則的な運動や活発な身体活動が欠かせません。実際に、規則的な運動や活発な身体活動が高血圧、糖尿病、高脂血症といった動脈硬化の危険因子を軽減し、その結果、循環器系疾患（心臓や血管の問題に起因した病気）の発症や再発を減少させることが知られています。例えば、運動療法の早期には、利尿を促すホルモンの活性化によって体液量が減少し、血圧が下がりますし、長期間運動を続けていると、交感神経活動の低下により末梢の血管の抵抗が減弱したり、血液粘度の低下（サラサラ化）、カロリー消費による内臓脂肪の燃焼など多くの因子が改善して、それらによって血圧が下がると言われています。

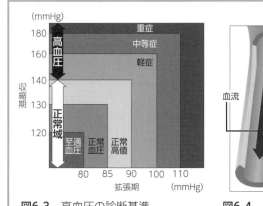

図6-3　高血圧の診断基準　　図6-4　プラークによる血流阻害

表6-1　動脈硬化の危険因子

高血圧
高脂血症
喫煙
肥満
糖尿病

　血圧が血管に通常以上の圧力をかける状態が高血圧です（**図6-3**）。これにより、血管の壁は引き伸ばされます。これをもとに戻そうと、動脈の壁は厚く、固くなっていきます。その結果、狭心症、心筋梗塞、脳出血、脳梗塞、腎不全といった命に関わる恐ろしい合併症を招きやすくなります。
　図6-4は、動脈硬化の原因の一つである動脈が脂肪のかたまり（プラーク）ができ、血流の流れが阻害される様子です。危険因子（**表6-1**）が多いほど、動脈硬化が進み、ついには血管が詰まって梗塞を起こす可能性が高くなります（高血圧や高脂血症は、動脈硬化の結果でもあり、原因ともなります）。

骨の変化

カルシウム量と日光を浴びてつくられるビタミンD量の減少で生じる骨粗鬆症

　高齢期には、体を支える骨にも加齢変化が見られます。例えば、高齢になるにつれて、骨そのものを形成している基質という構造が次第に失われ、結果的に骨の質量や強度が低下し、場合によっては、骨がスカスカになってしまいます。このような症状を総称して「骨粗鬆症」と言います。とくに閉経後の女性の場合、ホルモンのバランスが大きく変化することにより、骨密度の低下が急激に進むことから、骨粗鬆症になる人が多く認められます。

　骨密度が減少する原因の1つに、骨を強くするカルシウム量の減少が挙げられます。カルシウム量は、食事の総量が減ったり、食事のバランスが崩れることにより、食事から吸収されるカルシウムが少なくなるために減少します。

　また、体のカルシウム利用を促進するビタミンD量のわずかな減少も、骨密度減少の原因です。これは、食事の影響に加え、高齢期になるとビタミンDを体内でつくられるために必要な日光を浴びる機会、つまり外出する機会が少なくなるために起こります。

適切な食生活でカルシウムを摂取し、運動で骨密度の減弱化の改善を！

　このような骨密度の減少は、全身の骨に起こります。

　なかでも注意すべきは、特定の骨はほかの骨より弱くなる、という事実です。つまり、骨密度の減少の度合いが、ほかの骨より大きい骨があるのです。最も影響を受けやすいのは、臀部の大腿骨上端、手首の腕の骨の下端（橈骨、尺骨）、背中の骨（椎骨）です。そのため、高齢者が転倒すると、これらの骨を骨折するケース多くなります。

　日々の食生活の中で十分なカルシウムを摂取し、運動によって骨に適度な刺激（圧負荷）を加えることにより、骨粗鬆症、そしてその原因となる加齢に伴う骨密度の減弱化を改善することができます。栄養と運動は、とても効果的な処方箋である、と認識しておきましょう。

関節痛の原因は、加齢に伴う関節の狭小化と潤滑液の減少

　高齢期に入ると、関節の痛みを訴える人が多くなります。関節の痛みは、リウマチなどの自己免疫疾患（免疫機能が正常な細胞を異常と見なして攻撃してしまい、痛み・変形が生じる疾患の総称）が原因という場合もありますが、その多くは、加齢に伴う関節の形態的・機能的変化によるものです。加齢とともに、関節を構成する筋肉や腱が衰え、場合によっては、石灰化が進行します。また、関節の間に存在する隙間が狭小化するとともに、隙間を埋める潤滑液（関節の動きを良くし、関節に栄養を与える滑液）が減少します。このような関節の狭小化と潤滑液の減少によって関節内の軟骨が擦り減り、関節の変形や痛みが引き起こされるわけです。

変形性膝関節症は、しゃがみ・立ち上がり動作といった生活の影響を受ける

　こうした関節の変形・痛みを総称して「変形性関節症」と言い、それらはとくに膝・股関節に多く見られます。なかでも、女性は関節が柔らかく、筋肉が少ないため、男性に比べて変形性関節症になりやすい傾向にあります。

また関節の変化は、生活環境の影響によるところが大きいことが知られており、例えば変形性膝関節症になる人は、都市部の高齢者より、しゃがみ・立ち上がり動作などの多い農村部の高齢者に多いことがわかっています。

心の変化

高齢者には12.0〜22.4％と比較的高頻度で出現するうつ病

　人は誰でも、生活の中のさまざまな出来事をきっかけに、気持ちが落ち込んだり、憂うつな気分になったりすることがあります。しかし、このような気持ちの落ち込みや憂うつな気分は、原因が解決したり、あるいは解決しなくても気分転換をしたり、時間が過ぎることにより、自然に回復します。ところが、原因が解決しても気分が回復せず、強い憂うつ感が長く続いて、普段どおりの生活を送るのがむずかしくなったり、思い当たる原因がないのにそのような状態になったりする場合があります。それが、うつ病です。

　うつ病は、65歳以上の高齢者では比較的高頻度で出現することが明らかになっており、地域在住高齢者では12.0〜22.4％の罹患率であったとする報告もあります[2)〜5)]。

高齢者のうつ病の場合、憂うつ感等より、生理的症状や身体症状が現れる

　通常、うつ病の中心的な症状は、青年〜中年時のうつ病の場合、抑うつ的な気分、興味・喜びの喪失であるのですが、高齢者のうつ病の場合、憂うつ感や悲哀感は目立ちにくい傾向にあり、その代わりに不眠や食欲不振といった生理的症状、頭重感、倦怠感などの身体症状が比較的強く現れるのが特徴です。また、高齢期のうつ病においては、認知機能の低下を伴うことが知られており、認知症の発症と間違えてしまうケースがしばしばあります。

　これらのことから、少しでも精神的な変化が見られる高齢者に対しては、専門医への受診を勧めるなど、早めの対応が重要です。

近年明らかになってきた認知機能に対する運動の効果

ウォーキング群では、記憶機能も向上し、認知症リスクも半減

　近年、運動することによって頭の働き、すなわち認知機能が改善する可能性があることがわかってきました。例えば、アメリカで行われた研究では、120名の中高齢者をウォーキング群とストレッチ群の2群に分けて、それぞれの運動を行ってもらったところ、1年後にはストレッチ群では記憶機能を司る海馬という脳の領域の容量が減少したのに対し、ウォーキング群では海馬の容量が増加したことが確認されました。またウォーキング群では、この海馬の増加に伴い、実

際の記憶機能も向上しました[6]。

このように運動、とくに脳の血流循環を活発にするような有酸素運動は、認知機能を維持・改善するのに有効なようです。このほかにも、認知機能の低下が病的なレベルにまで至ると認知症と診断されるわけですが、30分以上のウォーキングを週3回以上していた人は、まったく運動していなかった人に比べ、認知症（アルツハイマー型認知症）の発症リスクが半分になるという研究成果[7]も報告されています。

頭を使う有酸素運動がより効果的である可能性を示唆する研究成果

では、どのような有酸素運動が良いのでしょうか？

毎回、開始前にラブコール！？
―二次予防事業としてのポールdeウォーク教室
一般社団法人木谷ウオーキング研究所　代表理事　木谷道宣

「えっ、ポールdeウォーク？　何のこと？」

　一般社団法人木谷ウオーキング研究所では2014年、ある自治体から二次予防通所型介護予防事業「いきいきシニア塾」を受託し、週1回、1クール10回のシニア向けノルディックウォーキング・ポールウォーキング教室を開始しました。シニア塾の"生徒さん"は、65〜84歳の男性2人、女性8人で、平均年齢は77歳でした。

　シニア塾スタートの数日前、参加される生徒のみなさんに念のために電話で確認したところ、80歳代の女性2人が「えっ、ポールdeウォーク？　それは何のことですか？」という反応でした。当方も「えっ？」とビックリし、「あなたの地区の地域包括支援センターからご推薦を受けた、こういう内容の介護予防教室ですよ」と概要を改めて電話口でお伝えすると、「あっ、そういえば、よくわからないけど、私に合いそうな運動だからと熱心に勧められたわ。でも、危なくないですか？」と思い出され、再び質問を受けましたので、再度、詳しく説明をさせていただいたのでした。

毎回の電話の甲斐あって皆勤賞、そして体力測定結果も良好！

　そしてシニア塾当日の朝。出席の確認のために再び電話したところ、何とお2人とも前とまったく同じ反応でした。再度、ご説明し、「会場の最寄りのバス停留所で13時に待っています」と約束して電話を切ると無事、2人揃ってお見えになりました。2人とも「ポールdeウォーク」という言葉の意味もわからなかった様子。そこで、「ポールは杖ではなく、いつまでも楽しく歩けるようにするための道具ですよ」とお渡しすると、物珍しそうにしばし眺め、その後ようやくシニア塾で初回の体力測定と実技講習を受けられました。そして、最後に「また次回も午前中にお電話しますからね」と伝え、お別れしました。

　その次からは、覚えていただき、「もう毎回の電話は結構ですよ」と言われましたが、2人ともお一人暮らしということもあって毎回、念のためにお電話を差し上げました。当方の母にもいつもこんなふうに電話をしてあげれば良かったなと、罪滅ぼしの気持ちもあって毎回、その会話が楽しみでした。すると、2人とも全10回のシニア塾を皆勤され、初回と比較して最終回の体力測定結果も大変良好でした。担当のノルディックウォーキング・ポールウォーキングの指導員らからも褒められて、大満足のご様子でした。

具体的には、中程度以上の強度の運動（ウォーキングで言えば、早歩き程度）を高い頻度でやればやるほど、脳に良い効果があることが知られています[8)〜9)]。

　しかしながら、強度の高い運動を継続するのは正直、大変なことです。そのようなむずかしい命題に答えた興味深い日本の研究があります。その研究では、高齢者を2つのグループに分け、エアロビクスをしてもらいました。2つのグループのエアロビクスの運動強度は同じレベルで、動きの内容も同じでした。ところが、各グループでは動きの構成が異なり、一方のグループでは同じパターン（例えばAという動きを5分行った後にBという動きを5分行う）の動きが続くのに対し、他方のグループでは動きのパターンが複雑（例えばAとBの動きを組み合わせた運動を5分行う）に構成されていました。その結果、30分間の運動前後の認知機能を比較すると、動きの

体調不良時に買い物を代行したり、友人関係を築いた参加者たち

　いきいきシニア塾にはこのほか、たびたび転倒骨折していたものの参加によって足腰に自信がつき、シニア塾の帰りにデパートなどに立ち寄れるようになった65歳の女性、参加を通じて親しくなって体調不良時に買い物を代行したり、見舞ったりする友人関係がつくれた80歳と78歳の女性、そして楽しくて毎回参加したかったけれど個人商店ゆえに店番をせざるを得ず、参加できなくなってしまった81歳の女性など、十人十色の人生模様が垣間見られました。90分間のシニア塾の合間には、故郷の話、子どもの頃の遊びの話、食糧難の頃の話など、互いに話し合う時間をたくさんつくるように心掛けました。すると、誰もが生き生きと自分を語り、またお互いによく聞きあって、みなさん楽しんでおられました。お互いを語り合う機会の効果は、計り知れないものがあると感じました。

　一方で、貴重な働き手でもある年中無休の個人商店を経営する高齢者や、同じく高齢のご家族の介護予防、健康維持増進の機会をどのようにつくってあげられるのか、今後の大きな課題だと感じました。

人生いろいろ、大手術後にもかかわらず最終回に間に合った生徒さん

　同年の秋には、新たな参加者を募って2クール目のいきいきシニア塾がスタートしましたが、今度もシニアならではの事件が連発しました。

　まず、75キロの体重を何とか減らそうと参加された77歳の女性は、外出時に自転車にぶつけられて歩行困難になり、また親戚のご不幸も重なって、やむなく計5回欠席されました。参加を楽しみにされていたこの女性は、最終回には何とか復活したものの、休んだことを本当に悔しがられていました。次いで、一番タフそうだった71歳の女性は、白内障の手術を受けることになり、1週間ごとに右目と左目を交互に手術して、都合3回のお休みを余儀なくされました。また、元小学校の校長先生で優しい物腰でみんなの人気者だった82歳の男性は急きょ、腹部大動脈瘤の手術を受けられることになり、後半の3回を欠席。入院先から毎回、「残念無念、みなさんに宜しく！」とお電話をくださり、最終回には大手術後にもかかわらず、会場までゆっくりゆっくり歩いて30分ほど遅刻しながらも、自力で修了式に出席されました。

　シニアを対象とした運動教室の場合、まさに内から外から、いつ何が起こるかわからない、と痛感した次第です。

パターンが複雑であったグループでは、認知機能が大きく向上していたことがわかったのです[10]。

この研究結果から、単調な運動ではない、すなわち頭を使うような有酸素運動であれば、運動の強度および頻度などはそれほど高くなくても、効果的に認知機能を高められるかもしれない、という可能性がうかがえます。

ポールを使ったウォーキングには認知機能改善効果？

ノルディックウォーキング・ポールウォーキングでは、歩いている間もポールを使って手を動かすことが求められます。つまり、足の動きと手の動きが協調して行われなければ、上手く楽しむことができないわけです。

このようなノルディックウォーキング・ポールウォーキング独特の手足を協調して上手く使う動作は、普通に歩くのに比べて、脳がより働いている可能性があります。また、普通に歩くのに比べて、身体の動きが大きくなるため（すなわち、複雑な動作を求められるため）、脳が体から受ける刺激もより大きくなることが予想されます。このような筋肉や関節からの刺激を「求心性刺激」と言いますが、こうした脳に対する過負荷・過刺激から考えても、ノルディックウォーキング・ポールウォーキングは通常のウォーキングに比べて、より効果的な認知機能改善効果を示す可能性があります。

高齢者の心理等に配慮したコミュニケーション方法

指導者らの理解、配慮が欠かせない

高齢期は、さまざまな喪失体験が押し寄せる時期

年齢を重ねると、「頑固になった」「丸くなった」など、性格に変化が生じたような表現が使われることがあります。80歳の高齢者を対象としたある調査によると、およそ半数の人が自分の性格の変化を感じており、そのうちの75％以上の人が「円満になった」「明るくなった」と回答しています。一見すると、加齢に伴って性格が前向きになるような印象を受けますが、その一方で高齢期は、さまざまな喪失体験が押し寄せる時期でもあります。前述の通り、意外と多くの地域高齢者がうつ病を抱えている可能性もあり、必ずしも精神的に安定した高齢者ばかりではない、という現実がうかがえます。

異世代とのコミュニケーションは考え方も異なり、案外むずかしい

人は日々、多くの人と多様な関係を持ちながら社会生活を送っています。しかし、すべての場面で円滑なコミュニケーションをとるということは、むずかしいものです。同世代の友人であれ

ば、共通する話題も多いことから、自然と会話も弾みますが、指導者など比較的若い異世代の人とのコミュニケーションとなると、共通する話題や考え方が異なるケースが多いため、打ち解けた会話が困難であったりします。また、自分にとって話しやすいスピードや声の大きさは、同世代にとっては聞きやすくても、異世代に同じように通じるわけではありません。

老人性難聴や言葉を聞きわける能力の低下を考慮した話し方が不可欠

しかも加齢に伴って、耳の器官は萎縮したり、性質が変化したりします。このような組織の老化により、徐々に難聴も進行していきます。

老人性難聴は、一般的に両側の耳に同じように起こり、低音に比べて高音のほうが聞き取りにくくなります。具体的には、「さ行」「は行」「か行」などいくつかの子音は、高齢者においてその聴力が低下している高い音域に属しています。したがって高齢者は、例えば「7時（しちじ）」を「1時（いちじ）」と聞き間違えることがしばしばあります。そのため、高齢者と接する際には、「しちじ」は「ななじ」と言い直すなどの配慮が必要な場合もあります。また、言葉を聞き分ける能力も、加齢とともに低下します。高齢者の場合、会話の声そのものは聞こえていたとしても、話の内容がよく聞き取れていないという場合もあります。

運動指導に際して話し手は、このような能力低下を十分に理解した上、重要な事柄については聞き手の表情を見ながら、できるだけゆっくり、はっきりと話すようにし、ときには繰り返し強調するように心掛けましょう。

育ってきた時代背景の違いに伴う価値観のギャップを理解し、信頼関係を築く

これらの身体機能（聞き取り能力）の変化に加え、高齢者は若い世代とは育ってきた背景が異なるため、さまざまな場面で価値観の違いを感じています。このような世代間の違いを包括的に理解することなくして、若い指導員等が円滑なコミュニケーションのスタートラインに立つことはむずかしいのではないでしょうか。高齢者とより良いコミュニケーションを取るためには、こうした世代間のギャップを認識した上で、まずは相手に配慮しながら、しっかりとした信頼関係を築いていくことが重要であると考えられます。

多様な効果が期待できる運動に対するモチベーションを高め、長く続けてもらうには!?

「週1回以上の外出」が身体機能の低下を防ぐというエビデンス

身体機能には個人差があり、その個人差は加齢とともに段々と大きくなっていきます。例えば同じ70歳の人でも、日常的にウォーキングなどの運動を行っている人もいれば、介護サービスを利用している人もいます。後者のような、身体機能に自信のない高齢者の場合、週に数回も運動

を行うことは困難です。

しかしながら、十分な体力があるわけではない高齢者であっても、週に1回以上外出することによって、その身体機能の低下を防ぐことができる、ということが明らかになっています[11]。そのため、身体機能が衰えてきている高齢者であっても、「外出して簡単な運動を行う」といった活動を維持することは、極めて重要であると言えます。

運動指導時には、「細く長く」を重視したマイペースの身体活動を目標に

では、高齢者の方の運動へのモチベーションを高めるためには、どのような点に注意すれば良いのでしょうか？

運動したがらない高齢者を対象として、運動しない理由について調査した研究によると、①健康状態の悪さ、②一緒に活動する仲間がいない、③活動の機会・興味がない——が主たる理由であったことが報告されています[12]。したがって、高齢者を対象とした運動教室を実施する際には、身体機能が低下してきている高齢者であっても、活動しやすい環境・雰囲気、例えば、①あいさつによる雰囲気づくり、②無理をさせない・しない、③活動の仕方に制限を設けない——といったことを心掛ける必要があります。そして、身体機能のレベルに個人差があることをふまえ、まずは負担のない範囲の活動への参加に誘い出すことを意識して、例えば「遊びに来てください」「仲間づくりのきっかけですよ」などと声を掛け、当初は低頻度でも構わないので、それをきっかけに継続的な活動につなげていくようなアプローチが必要でしょう。

本来なら、「太く長く」の身体活動が理想ですが、体力が心配な高齢者に対しては、まずは「細く長く」を重視して、ご本人のペースで行える身体活動を目標にしながら、運動指導をしてみてはいかがでしょうか。

体内の糖質や脂肪が酸素とともに消費される有酸素運動の効果を知り、有効に活用する

適切な運動強度を測定するカルボーネン法の活用

ノルディックウォーキング・ポールウォーキングの特徴である有酸素運動は、持続してこそ効果的です。

有酸素運動とは、瞬発系の運動ではなく、運動の強度そのものはあまり高くなくても、ある程度の時間をかけて行うような運動を指します。これは、呼吸によって体内に取り入れた酸素を使って、血中の糖分や筋細胞内に貯蔵してあるグリコーゲンを燃料として使い、筋肉を収縮させるためのエネルギー「アデノシン三リン酸（ATP）」を産生することから、そのように呼ばれています。生活習慣病やメタボの予防だけでなく、認知症の発症リスクを下げたり、記憶障害を改善するといった効果があることもわかり、近年改めて注目されています。有酸素運動の効率は、

一定期間継続することによって高めることができるわけですが、2〜3か月運動を中止すると、せっかく高まった能力がもとへ戻ってしまうとも言われています。したがって、基本的には一回につき、30分以上の持続性の運動を週に3回以上行うのが効果的と考えられています。

適切な運動強度を測定する方法としては、カルボーネン法（Karvonen Formula）が知られています。一般には、運動強度50％程度がよいと考えられています。例えば70歳の人は、最大心拍数が150と計算されます。安静時の心拍数が60の人が強度50％の運動をしたい場合、「0.5×(150－60)＋60＝105」、つまり心拍数が「105」になるよう運動すれば良いということになります。カルボーネン法を用いて適切な運動強度を測定し、有酸素運動の効果を有効に活かしましょう。

運動強度を測定するためのカルボーネン法
心拍数からの運動強度算出法
- 推測される最大心拍数＝220－年齢
- 運動強度(％)＝(目標心拍数－安静時心拍数)÷(最大心拍数－安静時心拍数)×100(％)
- 目標心拍数＝運動強度×(最大心拍数－安静時心拍数)＋安静時心拍数

医学的見地からの注意点・禁忌事項を知っておきましょう！

高齢者に起こりやすい救急疾患

人生最大の頭痛　脳出血

身体運動時には、さまざまな救急疾患が起こる可能性があります。とくに運動時には、体内の血流循環が活発になるため、脳や心臓（循環器）に問題が起こりやすくなります。

脳の疾患としては、力んだときなどに急に血圧が上昇し、血流に耐え切れず、脳内の血管が破けて出血する疾患である脳出血が挙げられます。脳出血では、「人生最大の頭痛」と呼ばれるほどの頭痛が発生し、吐き気・嘔吐、左右片側の手足の麻痺などが現れます。

胸部の痛みや締めつけ感、動機、呼吸困難　心筋梗塞、狭心症、不整脈

一方、循環器系疾患では、心筋梗塞、狭心症、不整脈が多く、この場合は、胸部の痛みや締めつけ感、動悸、呼吸困難などを生じます。また、肩の痛みや上腹部の痛みなど、典型的でない症状が生じることもあります。運動時には、体内の血圧循環の変化に伴い、これらの救急疾患の発症の危険性が高まることを常に意識しておく必要があります。

運動時に多い傷害　転倒

　また、運動時に多い傷害の一つに、転倒があります。高齢者の転倒は、骨折など重篤化することが知られています。高齢者の骨折は治りにくく、活動性の低下や寝たきりにつながるケースも多くなっています。したがって高齢者の転倒には、最大限の注意を払う必要があります。

　転倒を引き起こす要因には、本人に関わるものである「内的因子」と、環境に関わる「外的因子」とがあります。内的因子には、転倒を引き起こす可能性のある病気や、突然の失神を引き起こす可能性のある薬物の服用、身体機能の低下があります。一方、外的因子には、足がつまずいてしまうような住居内の構造や履物などの物理的な環境面の問題があります。筋力の低下や歩行機能、バランス能力の低下などの内的因子が複合的に重なることや、住居内の構造、履物などの物理的な環境面の状態によっても、転倒の発生率が高くなる可能性があります。

　ノルディックウォーキング・ポールウォーキングの指導を行う際には、運動時はもちろん、普段から大き過ぎないサイズの合った靴を履くことを勧めるなどしましょう。

服薬による体調の変化　注意散漫、めまい、ふらつきなど

　睡眠薬などの向精神薬や血圧を下げる降圧剤を服用していると、周囲への注意が散漫になったり、意識が遠くなったり、めまい、ふらつきなどが起こり、転倒してしまう可能性があります。その日の体調管理をきちんと行い、服薬によって体調に変化が生じるようであれば、その日の活動を控えたほうが安全です。

救急対応の実際

まずは、救急車の要請と気道の確保

　万全の注意を払っているにもかかわらず、運動参加者が意識を低下、もしくは消失してしまったら、どうすれば良いでしょうか？

　そのような場合には、救急車の要請に加えて、適切な救助者対応が必要です。意識レベルの低下した人では、筋肉が弛緩し、舌根が後方（背側）に落ち込むため、気道が塞がれてしまいます（舌根沈下）。このときに重要なのが、気道確保です。気道確保とは、呼吸に必要な酸素の通り道である気道の物理的な閉塞を予防・解除することにより、窒息を予防する処置です。

心肺停止状態ならAED（自動体外式除細動器）を活用

　心肺停止の状態になった場合は、AED（自動体外式除細動器。心臓に電気ショックを与えて心拍を再開させる機器）を準備します。AEDの操作は比較的簡単で、電源を入れると機器から音声で操作手順、方法が指示されるので、救助者はそれに従って電気ショックを与える（除細動と言う）ことができます。

　心停止後、除細動が1分遅れるごとに救命率が7〜10%減少するとされています。脳障害を起こさずに救命するためには、心停止後5分以内に除細動を行うことが必要です。

救急車を要請する際の注意点

状態の経過のほか、既往や服薬履歴等も報告する

　救急疾患のため、高齢者をかかりつけ以外の医院・病院に連れて行くときや、救急車を要請する際には、そのときに発生した病気の経過連絡に加え、次の2点も伝えましょう。
1) 過去の病気や手術について報告する。
2) 市販薬も含め、現在飲んでいる薬を持参し、内容や治療中の病気について報告する。

スムースな報告のためのアイデア
―必要事項を明記した名札

　これらの事項をスムースに報告するためにも、運動教室参加者には各自名札を用意し、その裏側に、①かかりつけ医、②過去・現在の病気や薬の情報、③家族等キーパーソンの連絡先を記名するといったルールを決めることも重要です（**写真6-1**）。

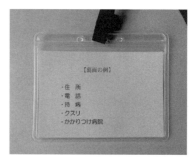

写真6-1 いざという時の情報共有のための名札（表面には氏名と生年を銘記）

重要なのは、活動前のセルフチェック

　上記の救急対応は、実際には極めて稀な事態です。したがって、日頃から過度に心配する必要はないでしょう。それよりも、むしろ活動開始前の体調管理のほうが重要です。そのために有効な方法が「体調チェック票」（**図6-5**）を利用する方法です。活動開始前に「体調チェック票」で自覚症状をチェックしていただき、該当する自覚症状がある場合には、その日の運動を見合わせてもらいましょう。

　また、できれば活動開始前に以下の要領で、血圧を測定してもらうと良いでしょう。

①運動前には排便や排尿を済ませ、数分間座ったまま休み、リラックスした状態で血圧と脈拍を各自測ります。

②運動前の最大血圧が180mmHg以上または最小血圧が110mmHg以上の場合は、安全の確保のため、当日の運動は自粛してもらいましょう（**第3章COLUMN「高齢者に対する運動指導時の注意点」**参照）。

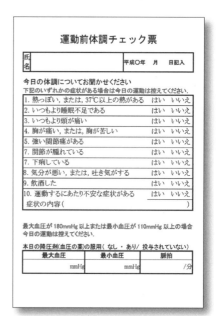

図6-5　体調チェック票の例

◎引用文献

1) Minneci et al., J Am Geriatr Soc. 2015.　2) Broadhead et al., JAMA. 1990.　3) Beekman et al., J Affect Disord. 1995.　4) Unutzer et al., JAMA. 1997.　5) Imai et al., Arch Gerontol Geriatr. 2014.　6) Erickson et al., Proc Natl Acad Sci. 2011.　7) Laurin et al., Arch Neurol. 2001.　8) Lautenschlager et al., JAMA. 2008.　9) Laurin et al., Arch Neurol. 2001.　10) Kimura & Hozumi, Psychology of Sport and Exercise. 2012.　11) Jacobs et al., J Aging Health. 2008.　12) Moschny et al., Int J Behav Nutr Phys Act. 2001.

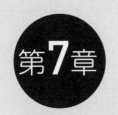

知っておきたい!!
わが国における主要4団体の
スキル・指導方法の特色

前章までは、超高齢社会の到来を踏まえ、シニア向けのノルディックウォーキング・ポールウォーキングについて解説してきましたが、本章では、すべての年齢層に向けて先進的にノディックウォーキング・ポールウォーキングの普及・定着に尽力されてきた、わが国における指導者資格認定主要4団体について紹介します。
各団体の事務局より、設立経緯や指導者資格制度、指導メソッド、活動などを概説いただいておりますので、ぜひ参考にしてください。

日本で最初に設立された
ノルディックウォーキングの普及団体

特定非営利活動法人
日本ノルディックウォーキング協会（JNWA）

理事　伊藤義昭

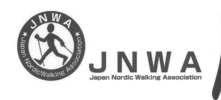

手軽な有酸素運動ツールの全国展開を目的に設立

日本ノルディックウォーキング協会は2003年7月、今後の余暇時間の増大、健康志向の高まりに対し、手軽でありながら効果的に有酸素運動を行えるノルディックウォーキングをイベントや講習会を通じて全国的に普及、振興させ、健康に暮らせる社会の実現に寄与することを目的として、日本で最初の全国的な普及団体として設立されました。

東京都のNPO法人として認可されたわけですが、実はそれ以前から講習会の開催や指導者の育成などを行っておりました。

その後、2007年10月にわが国で本格的に導入されていた北海道のNPO法人として移転しましたが、2010年5月には全国的な活動の展開を目的に東京都へ事務局を設置するために、内閣府承

認のNPO法人に変更し、さらに活動を広げるために2013年12月、本部を東京に移し、現在に至っています。

3つのレベルの指導者の養成と各地での体験会の開催

●指導者養成事業

新しいスポーツの普及には、指導者が欠かせないことから2002年より、指導者育成事業を展開しております。

本協会の指導者資格制度は現在、次の3資格から成り立っています。

①インストラクター　5,192名（2014年12月末現在）

ノルディックウォーキングの普及に意欲を持ち、基本技術、知識を身につけ、体験会や講習会を開催できる能力を有する者。

②上級インストラクター　125名（2014年12月末現在）

インストラクターの活動歴が1年以上あり、かつインストラクターの更新講習会や指導、助言を行える技術、知識、経験を有する者。

③マスタートレーナー　13名（2014年12月末現在）

インストラクターおよび上級インストラクターを養成できる能力を有し、かつ指導者を統括し、ノルディックウォーキングの普及を率先して行う者の中から、JNWA理事会において適任と認められた者。

なお、指導者への新しいカリキュラムの伝達やレベルアップのため、3年に1度、更新講習会を受講していただくこととし、指導内容の確認と指導技術の向上に努めています。

●イベント・講習会事業

インストラクター資格を習得した者は、それぞれの地域で一般向けの体験会や講習会を開催するなどし、普及活動を展開しております。

また、それとは別に東京と大阪では、本協会主催の体験会を毎月1回開催しています（**写真7-1-1**）。

本協会主催の体験会では、すでにインストラクター資格を習得した者が指導のノウハウを再勉強したり、講習会開催時の疑問点などを解消できるようインストラクーも参加することが可能

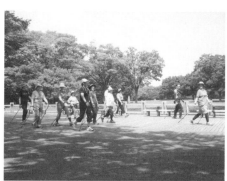

写真7-1-1　本協会主催の体験会の模様

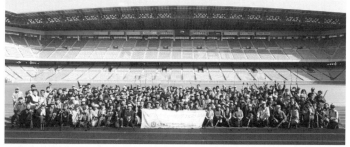

写真7-1-2　横浜市にある日産スタジアムを会場に開催されたノルディックウォーキングフェスティバル

で、情報交換をしながら勉強できる環境となっています。

一方、ノルディックウォーキングの普及と各地の指導者が集まれる機会として毎年11月、「ノルディックウォーキングフェスティバル」を開催しています（**写真7-1-2**）。全国のインストラクターはもちろん、初心者も一緒に楽しめるイベントとして、多くの参加者に好評をいただいております。

そのほかに、本協会共催や後援等のイベントも、全国各地で開催しています。

● **調査研究事業**

本協会では毎年、ノルディックウォーキングに関する研究事業の募集を行っており、理事会において承認された研究事業には、補助金を交付しています。

本協会の指導要網

本協会では、指導に際し、必ずノルディックウォーキング専用のポールを使用しています。実際に使用するノルディックウォーキング専用のポールは、次のような特徴を持っています。

● **グリップとストラップ**

ノルディックウォーキング専用ポールのグリップは、握りやすい細身のグリップです。太いグリップは、スキーや登山に適しており、長時間にわたって握っていても力が入りにくい構造となっています。しかし、ノルディックウォーキングは比較的、短時間で運動量を上げることを目的としているため、それを可能とする観点から、グリップが細めの構造となっているわけです。

ノルディックウォーキング専用ポールのもう一つの特徴は、そのストラップです。**写真7-1-3**のように、グリップから手を離してもポールが離れないようにストラップが付いており、すぐに握り返すことができる特殊な構造となっています。これは、次に説明するノルディックウォーキング特有の歩き方、すなわち腕を体の後方まで振るために必要な"腕振り"のための構造です。

初心者への指導においては、ポールを握らせて歩かせると肩に力が入りがちです。そのため、まずポールを握らずに歩き、肩を軸に下ろした肘を伸ばした状態で手を自然に前後に振り、手が前から後ろに移る際、ポールの先端が地面にひっかかるところで、ポールを使って体を前へ押し出すようにと指導しています。

この歩き方は、先ほど述べたストラップ構造だからこそできる歩き方と言えます。体の後方に腕を振ることではじめて肩甲骨を含めた上半身後部の動きも追加されます。ポールから手が離せない構造のストラップでは、体の横から後ろ側へ手を押し

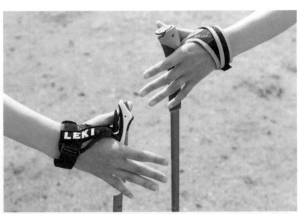

写真7-1-3 ポールを体の横から後へと動かす際、手を離してもポールが離れないよう、グリップにストラップが付いている

出すことができないのです。

また、地面に突いたときにポールが斜めになるため、その先端のラバーの角度も斜めになっています。

●ポールの長さ

ポールの長さは通常、地面にポール先端を着いたときに、ストラップの付け根がおへその位置に来るように調整します（**写真7-1-4**）。この指示伝達部位を「トリガーポイント」と言います。運動量を上げる場合には、より推進力を出せるようポールを長くしますが、健康増進目的の場合にはトリガーポイントをおへその位置で行うのがベストです。これにより、肩や腰など余計な負担がかかりにくくなります。

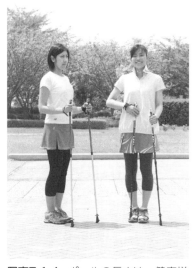

写真7-1-4 ポールの長さは、健康増進目的の場合には、ストラップがおへその位置にくるように調整する

両肘を伸ばし颯爽と上半身とポールで体を送り出すフォーム

●基本フォーム

本協会が推奨する基本フォームは、**写真7-1-5**の通りです。

姿勢は真っすぐにし、腕は前の肘を自然に伸ばし、後方の肘も伸ばします。肩関節から前後に腕を振る自然な腕振りの状態です。

歩き方は、前方に伸ばした腕からポールの先端を開いた両足の中間地点に軽く置き、肘をそのまま伸ばした状態で後方へポールを押し出すようにして歩きます。

このとき、ポールを押し出すというよりも、ストラップでつながったトリガーポイントを押すようにします。前の掌は軽く握るようにし、体の横を過ぎたら掌は開きます。

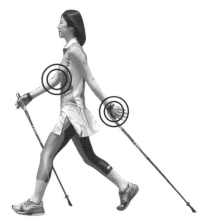

写真7-1-5 肘を伸ばし、後方へ押し出したポールのグリップは握らずに手を放す

●普通歩行ができる人向けのメソッド

普通歩行ができる方にフォームを指導する場合、次のような流れで指導します。

まずは**写真7-1-6**のように、ポールを握らず、リラックスしたまま歩きます。このとき、ポールは地面を引きずったままです。肩の力を抜き、20メートルくらい前方を見て、姿勢をまっすぐにして歩きます。

次に、肩を軸として、肘を曲げずに腕を前後に大きく振って歩きます（**写真7-1-7**）。自然な歩行の状態でポールを意識せずに歩きます。

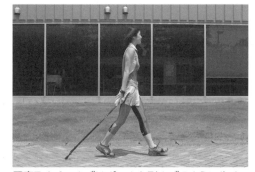

写真7-1-6 まずはポールを引きずるように歩く

第7章　知っておきたい!! わが国における主要4団体のスキル・指導方法の特色

このときもポールは握らずに引きずって歩きます。このように腕を振って歩き出すと、腕を前に振り再び後ろに振り出したときに、ポールが地面に引っかかる地点があることに気づきます。この地点でトリガーポイントの位置を中心にポールを後方へ押し出すと、体が前方に押し出され、上半身の動きが加わることを感じ取れます。ただし、この時点でも、まだ掌は開いたままです。

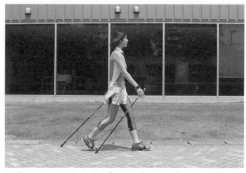

写真7-1-7　腕を伸ばし、ポールが地面に引っかかった際にグリップに付いたストラップと手首を結ぶトリガーポイントで、上半身の力を伝えるようにして歩く

　この自然な腕振りの状態から入ると、ノルディックウォーキングにおいて最も重要なポールを押し出すという動作を感じることができます。

　この動作を可能にするのが、先ほども述べたノルディックウォーキング専用ポールです。繰り返しますが、手を放せるストラップのないポールでは、常にグリップを握っていなくてはならず、体の後ろにポールを押し出すことができません。

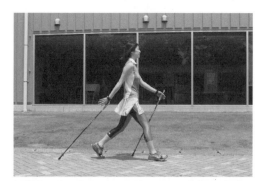

写真7-1-8　専用ポールだからこそ可能な自然な歩行スタイル

　この腕振りがマスターできると、次の段階に入ります。先ほどまでの歩行スタイルですと、ポールを常に引きずって歩いている状態でしたが、この段階に入ったら、腕を前に振り出したときにポールを軽く握るようにしましょう。

　ポールを地面に突いた状態で腕と上半身でトリガーポイントを押し出し、体の横で掌を開き、そのまま後方まで腕を振り切ります。このとき、肘を曲げずに振り出します。後方に振り出した腕を前に振り出すときに、ノルディックウォーキング専用ポールを用いれば、グリップが自然に掌に収まります。

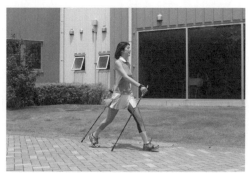

写真7-1-9　指先の運動は脳にも刺激を与える

そのときに、体の横に来たあたりでポールを掌で軽く握ります（**写真7-1-8**）。

●全身の90％の筋肉を使うレクリエーションスポーツ

　これを繰り返すと、理想的なノルディックウォーキングができます。この動きが実践できるようになれば、指先の運動も加わって、グーパー運動よる脳への刺激も見込めます（**写真7-1-9**）。なお、ノルディックウォーキングは、全身の90％の筋肉を使うレクリエーションスポーツであるため、普段使用しない部位も動かすことになります。したがって、運動前の十分なウォーミングアップと終了後のクールダウンが必須です。

参加者のレベルに応じた指導と環境づくりが実践できる指導者の養成を重視

　ここで紹介した基本フォームは、すべての人に適応できるわけではありません。したがって、基本フォームで歩行できない方への指導法もあります。

　基本的にJNWAのプログラムは、健常者から高齢者・障害を持った方、あるいはアスリートレベルの方までが、それぞれに効果を楽しめるレクリエーションスポーツですので、インストラクターは参加者の状態にあった指導法を考え、実践することができます。

　具体的には、基本フォームで歩けない高齢者・障害を持った方には、本書でも紹介したようにポールを体の前方に着いて歩くスタイルの指導も行うことができますし、また健康づくりよりもさらにアクティブに体を動かしたいという方には、ポールを活用して運動強度を上げるスポーツスタイルの指導なども必要に応じて行っています。詳細はぜひ、インストラクターにご相談ください。

　ノルディックウォーキングは、健康な生活を目指してはじめる人が多いと思いますが、運動は継続することではじめて効果をもたらすものですので、一度だけの体験で終わらず、できるだけ長く継続することが欠かせません。

　とはいえ、初心者がノルディックウォーキングを継続することは案外大変なことです。そのため、指導者には参加者が継続したくなるような指導が求められます。

　そこで、日本ノルディックウォーキング協会では、インストラクターがただ単に技術の指導を行うだけにとどまらず、ゲーム的な要素を盛り込んだ、ノルディックウォーキングを体験して楽しかったと思える内容の指導も講習会で行っています。また、全国各地に数多くの指導者を養成・定着させることにより、定期的に歩ける環境をつくることも重要と考えており、そのような観点からの指導者養成を重視しています。

【問い合せ先】
特定非営利活動法人日本ノルディックウォーキング協会（JNWA）　本部事務局
〒170-0002　東京都豊島区巣鴨1-25-7
TEL 03-6861-3605　FAX 03-6861-3606
URL　http://www.jnwa.org/

メタボ予防、介護予防、そして地域人材の有効活用も視野に

一般社団法人 日本ポールウォーキング協会（NPWA）

代表理事（ポールウォーキング共同開発者、教育学修士）　杉浦伸郎
技術アドバイザー＆コーチ／慶應義塾大学体育研究所准教授　山内 賢

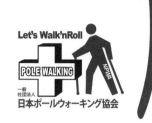

心身の健康の維持増進とアクティブシニアの人的資源としての有効活用など目指す

　一般社団法人日本ポールウォーキング協会（NPWA）は、ポールウォーキングおよびその他の健康増進フィットネス全般の啓発・教育活動を通じて、国民の心身の健康の維持増進を図り、かつインストラクターの地位向上、コミュニティに存在するアクティブシニアの人的資源としての有効活用（ひいては、本人の介護予防に貢献）と価値の提供、会員相互の情報交換ならびに親睦および厚生を図ることを目的に設立されました。

　設立は2006年12月12日であり、2010年9月に一般社団法人化しました。会長は、ポールウォーキング考案者で、整形外科専門医、スポーツドクターである安藤邦彦氏（医学博士）が務めております。

　ロゴマークは、先の通りで、その中の「Walk'n Roll」というキャッチフレーズには、次のようなメッセージが込められています。

　① Walk ＋ Stroll ……お散歩、気晴らしにポールウォーキングの励行
　② Walk ＋ Patroll … 地域コミュニティの安全パトロールとしての存在意義
　③ Walk ＋ Hiproll … 活発な身体活動として骨盤をローリングしての積極運動

　また当協会では、前述の目的を達成するため、次の事業を行っております。

【事業内容】

1) ポールウォーキングの実践・普及・啓発に関する事業
2) 健康増進のための運動習慣の普及・啓発に関する事業
3) ポールウォーキング指導員の育成・教育・研修に関する事業
4) ポールウォーキングのコーチ資格認定および検定に関する事業
5) ウォーキングを核とする健康サービスの創出・展開に関する事業
6) ソーシャルビジネス・コミュニティビジネス創出に関する事業
7) 会員相互のポールウォーキングに関する知識および経験の交流
8) 国内外のウォーキング関係団体との交流
9) ポールウォーキングの社会的な認知を促進するための広報活動
10) ポールウォーキングによる地域コミュニティパトロールの普及啓発

　なお、当協会の指導員の構成は、次のようになっております。

【指導員数】
1) マスターコーチ（資格認定研修会を開催する教育トレーナー）50人
2) アドバンスコーチ（介護予防や特別対象者向けに指導を担当するコーチ）500人
3) ベーシックコーチ（広く一般向けに健康維持・増進に向けた指導を担当するコーチ）800人
4) パトローラー（安全かつ効果的なポールウォーキングを実践する愛好者）2,500人

＊2015年より、スマ歩（スマート歩き）検定コーチ始動

ポールウォーキングのさまざまな特徴と基本フォーム

●4点支持歩行と支持基底面拡大

ポールウォーキングは、ポールを手に持つことによる4点支持歩行と支持基底面の拡大により、安全かつ効果的なウォーキングを実現することができ、とくに高齢者・低体力者など普段あまり運動していない層を受け入れやすい点が特徴です。

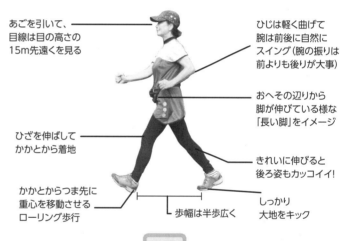

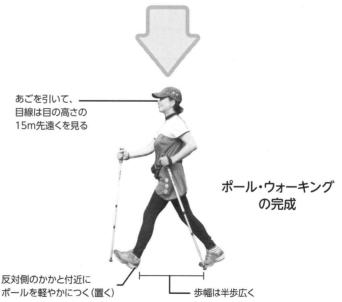

図7-2-1 ポールを持つだけで理想的なウォーキングフォームが実現できる

最大の利点は、ポールを手にした瞬間から正しい姿勢でウォーキングエクササイズをはじめられる利便性と再現性（図7-2-1）、それと全身運動による運動効果の即効性です。また、ストレッチングや筋コンディショニングにポールを活用することにより、効率の良い運動の実践が可能となる点も、大きな利点と言えます。

　足とポールによって生まれる面積（支持基底面）が拡大する点も、大きな特徴です。支持基底面が広いほど安定し、その基底面内に体の重心があれば、転倒を回避することができます。歩行に際しては、一般的なＴ字杖の使用時よりも左右バランスのとれた安定した歩行が可能（図7-2-2）となりますし、安定した状態であるため、体操や筋トレも安全かつ効果的に実施することができます（**写真7-2-1**）。

　このようにポールウォーキングは、性別・年齢・身体能力にかかわらず、すべての人々に適応するエクササイズです。とくに高齢者層にも安全で効果的なツールであることから、リタイヤされた団塊世代層に「健康づくり＆居場所づくり」のためにポールを手に歩いていただければ、「地域パトローラー」としての存在価値も新たに見出すことができます。一人でも多くの地域住民にポールウォーキングを実践していただければ、コミュニティの活性化をもたらすばかりか、二次的にも高騰する医療費、介護費の削減に貢献できるに違いありません。

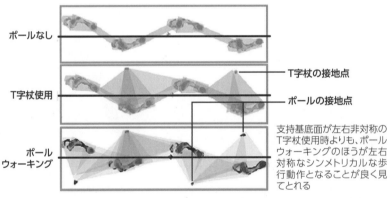

図7-2-2　通常歩行、Ｔ字杖使用歩行、ポールウォーキングの歩行時における支持基底面の違い

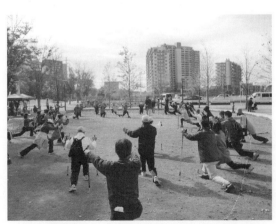

写真7-2-1　ポールを用いたストレッチ

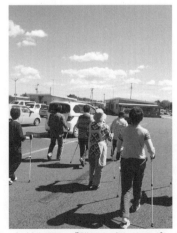

写真7-2-2　年齢を問わず誰でも楽しめるポールウォーキング

●ポールウォーキングで期待される効果

　通常のウォーキングと異なり、ポールの使用によって上肢と下肢、体幹筋群を使う全身運動（約90％の筋肉が使われる）となるため、年齢を問わず誰もがポールを持って歩くだけで正しい姿勢のまま、歩幅を広げてバランス良く歩けるようになります（**写真7-2-2**）。

　また、エアロビック効果が高く、脂肪を効率良く燃焼させる効果もあるため、ダイエットや肥満の予防にも有効です。エネルギー消費量は、通常のウォーキングに比べて20〜30％高いのが特徴で、かつ前述のように上半身と下半身がねじれあう回旋運動であるため、コアマッスル（腹部深層筋）が強化され、しなやかなボディメイクも可能にします。

　このような特徴から最近では、メタボリックシンドローム対策、サルコペニア肥満対策、ロコモティブシンドローム対策などのツールとして、医療・行政関係者などからも熱い注目を浴びています。また、腰痛、頸肩腕部の凝りを軽減するほか、下肢筋力を改善し、歩行機能を向上させることから、介護予防やリハビリテーションの現場でも取り入れられ、今後さらに導入施設が増えると予想されています。

【ポールウォーキングのさまざまな効果】

1）上半身も使った全身運動となり、通常ウォーキングと比較し、20〜30％増のエネルギー消費量を可能とする
2）メタボリックシンドローム（内臓脂肪症候群）の改善や減量ダイエットに有効である
3）ポールによって背筋が伸び、左右バランスのとれた正しい姿勢が保持できる
4）無理なく歩幅が拡がり、腰の上下動が大きくなり、エネルギー消費量がアップする
5）首、肩周りの血行を促進し、肩こり等が改善される
6）上半身と下半身がねじれあう回旋運動により、体幹筋群が強化され、無理なくシェイプアップできる
7）ポールを使えば、手軽にウォーミングアップ、ストレッチング、バランストレーニング等が可能
8）上腕筋や肩甲骨周辺の筋肉、大胸筋、広背筋等の筋強化が可能である
9）視線を落とさず前方を向いて歩けるため、気分も爽快になり、自己効力感が高まる
10）下肢や脊椎への負担を軽減できるので、運動能力が異なった人同士が同じコースを一緒にウォーキングすることができる。また、お喋り歩行中も運動強度が下がることもなく、健康増進に資する一定レベル以上の運動強度を楽しく維持することができる
11）ポールを持った4点支持ウォークでは、足腰への負担が軽減され、転倒も予防できる

●健康づくりから介護予防まで幅広い用途

　ポールウォーキングが推奨される対象者例を列挙すると、次のようになります。

【ポールウォーキングが推奨される対象者】

1）生活機能低下（認知症を含む）のリスクを低減させ、自立した生活を送りたい方
2）メタボ・ロコモ対策が必要な方
3）健康のために運動をはじめたいけれど、なかなかきっかけがない方

4) 運動をはじめてはいつも3日坊主で終わってしまう方
5) 運動の進め方がわからずに伸び悩んでいる方
6) 仲間がほしいという方、また仲間とおしゃべりしながらも運動強度を維持したい方
7) 転倒予防運動が必要な方
8) 年寄り扱い、運動音痴扱いされたくない方
9) 手軽にできるウォーキングをわかりやすく教えてほしいと思っている方
10) しなやかなカラダをつくりシェイプアップしたい方
11) 短時間で効果的な運動を行いたいと考える多忙なビジネスマン
12) 夜道のひとり歩きに不安を覚え尻込みしている女性　など

なかでも、ポールウォーキングは、ポールの使用によって膝関節・股関節・足関節にかかる負荷が軽減するため、中高齢者向けとして最適です。支持基底面の拡大により、安定した正しい姿勢保持が容易であり、腰痛その他の関節痛を出現させにくい安全なウォーキング手法なので、軽度な関節症患者のリハビリテーションの一つとしても有用です。

要するにポールウォーキングは、①効率的に安全な有酸素運動を提供できる点からシェイプアップ、生活習慣病予防などの健康づくり、②その安定性から軽度な関節症や高齢で歩行不安等を抱えた高齢者向けの歩行トレーニングなどとして幅広く活用できるのが特徴です。

●フォアポイントタッチメソッド（4点〈前〉支持歩行）のメリット
Four/Fore-Point-Touch Method

ここで、ポールウォーキングの基本フォームなどについて解説しましょう。

ポールウォーキングは、スポーツドクターで医学博士の安藤邦彦氏（安藤整形外科松代クリニック院長。長野県）と、筆者である運動専門家の杉浦らが、フィンランド発祥のフィールドスポーツ・ノルディックウォーキングを参考として、日本向けに開発したものです。

一般的な腰痛やひざ痛、頚肩痛、肥満など運動不足による症状を改善するには、軽いウォーキングが推奨されますが、医学的に安全かつ確実にその効果を上げるには、正しいフォームでのウォーキングが重要となります。前出の図7-2-1ようにポールウォーキングでは、ポールを用いるだけで、それが可能になります。また、膝や足首などに痛みを有する高齢者にとって、ポールの使用で膝や足首への負荷が軽減され、スムーズな歩行が可能となります。

ポールを体の前に着く（置く）ポールウォーキングは、神経と筋、関節、靭帯等の協調性を意味する神経筋協応能という体のセンサーを研ぎ澄ます、という利点もあります。ポールを着くと、地面からのフィードバックが得られ、神経と筋肉の合目的的な協調性が高まるわけですが、神経筋協応能とは、いわば動きを調節する力、自分の体を思い通りに動かす力ですから、転倒しそうなときの咄嗟の対処や、服を着替えるといった生活に必要な能力につながる機能の維持・向上に有効であるとも言えます。

また、適度な有酸素運動と頭を使う課題（簡単な計算など）を組み合わせると、脳の神経を成長させる「脳由来神経栄養因子」というタンパク質が増えると同時に、脳の刺激で新しい神経細胞がつながりやすくなり、認知症予防になると指摘されています。実際、国立長寿医療研究センターは、歩きながら引き算やしりとりをするなどのコグニサイズ（コグニション〈認知〉とエクササイズ〈運動〉を組み合わせて名づけられた）によって、認知機能が向上し、記憶力が高まっ

専用ポールを手に歩行するだけで
歩幅が半歩ほど拡大し、エネルギー消費量も通常歩行より15～20％増加

一般社団法人日本ポールウォーキング協会代表理事　杉浦伸郎
同協会技術アドバイザー／慶應義塾大学体育研究所准教授　山内　賢

　ポールウォーキング専用ポールを、成人初心者6人（男性4人、女性2人。24～56歳。平均36歳）に使ってもらい、歩幅や消費エネルギーの変化を測定（2005年）したところ、先行研究とほぼ一致する結果が得られました。

　方法は、トレッドミル上で通常歩行を20分行い、休憩後にポールウォーキング専用ポール（商品名：レビータ）を用いたポールウォーキングを20分実施するというもので、歩行速度はいずれも3～6km/hまで増加させました。測定場所は長野県工業技術総合センターで、指導には当協会会長の安藤邦彦が当たりました。

　その結果、初心者であっても、ポールウォーキング専用ポールを手にするだけで歩幅がおよそ半歩ほど拡大し、さらにエネルギー消費量は通常歩行より15～20％増加しました。この結果から、ポールウォーキングは有酸素運動として効果的と言えます。

　また、上肢の筋活動電位は、通常歩行に比べて約10倍（最大）を示し、歩行時に上肢が動員されていることが確認できました。下肢の場合、ポール使用時の筋活動電位は速度に影響されることが確認されましたが、個体差が認められました。これは、ポールウオーキングの習得レベルが関与したと考えられます。

　ポールを持つことにより、上肢の運動中心は無意識に肩関節になるので、理想的な上肢のスイングが獲得できます。上肢のスイングに連動して踵部が接地することになるので、安全で安定したエクササイズ歩行がいつでも実行できることがうかがわれました。

測定項目	内　容	結果概要
ストライド長（歩幅）	左踵部離地から次の左踵部接地までの距離を計測し、40秒間の平均値を算出	歩幅はポールウォーキングで拡大傾向を示し、低速ほど増加率は高い。
酸素摂取量 エネルギー消費量	呼気中の酸素量から計測	速度がアップするとポールウォーキングは通常歩行より酸素摂取量＆エネルギー消費量が増大する（変化量に個体差を認めた）。
筋活動電位（筋電図）	表面電極にて活動電位を計測（上腕二頭筋、上腕三頭筋、腹筋群、背筋群、大腿外側広筋、大腿二頭筋）	ポールウォーキング時には上肢の活動電位は通常歩行の数倍～10倍に増加した。

平均ストライド長（歩幅）増加率の比較
（ポールウォーキングによってストライド長は増加）

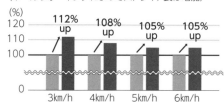

ストライド長増加率（％）の算出方法
［ポールウォーキングの平均ストライド長］÷［通常歩行の平均ストライド長さ］×100

平均消費エネルギー増加率の比較
（ポールウォーキングによってエネルギー消費量は増加）

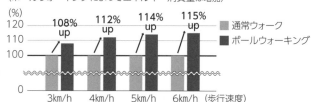

消費エネルギー増加率（％）の算出方法
［ポールウォーキングのエネルギー消費量kcal/min］÷［通常歩行のエネルギー消費量kcal/min］×100

たことを確認しています。身体活動自体にも、脳の血流を促すため、認知症予防の効果があるとされていますが、ポールを用いた歩行では、コーディネーション動作が加わり、より脳を刺激するため、さらなる認知症予防の効果が期待できます。

一方、高齢になると、立位時に体が振れ、転倒不安を抱く方が少なくありません。姿勢の揺れは、固有受容感覚と筋力の低下によるものが大きいとされますが、適切な長さの専用ポールを持つことによってそれらをカバーし、背筋がスーッと伸びて左右バランスのとれた正しい姿勢を保持することが可能になります。

このように四点支持歩行には、実に多様なメリットがあるのです。

●ポールの着き方（置き方）

ポールウォーキングでは、腕を前に振り出したポールの先ゴムを、反対の足の踵接地付近に置くようにして着き、立脚側をサポートします。ポールを着くというより、むしろ軽やかに置くようなイメージ（プレイスメント）です。

そして、ポールのスイング動作に同調して反対側の足をスムーズにフォローさせます。出だしの一歩が正確になされれば、後は自然なポール運びとそれを追う形のストライドを心がければ問題ありません。手さえ動かせば重心が前方に移動し、バランスをとるために脚が自動的に前に出るわけです。

この動きの連続体が、ポールウォーキングです。はじめは自然な腕の振りだけでスタートしても構いません。

●ポールの長さの調節

続いて、ポールの長さの調節方法です。

ポールの長さ調節方法については、ポールの種類に「一本式（ワンピース）」「伸縮機能付き」などメーカー独自のアジャスト方法がありますので、取扱説明書をよく読んで適切な長さを選択、または調節しましょう。伸縮機能付きのポールでは、調整後に必ずしっかりと固定するようにしてください。

ポールの長さの目安は、ゴム先を地面に付けたときに肘が90度になる高さが理想です。その際、**写真7-2-3**のようにポールを握った状態ではなく、グリップに手を載せた状態で直角になるようにしましょう。通常は、「身長（cm）×0.63〜0.65＝適切な長さ」ですが、肘が直角になることが理想ですので、そのように調整してください。

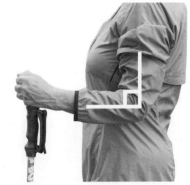

写真7-2-3 肘の角度

ポールウォーキングの3つの強度設定

ポールウォーキングには、運動強度を調節する3つのギアシフトがあります（ポストリハビリ等の特別対象者向けのローギア〈L・Gear〉を入れると4つのギアシフト）。技術の習得状況、そ

の日の体調や歩行環境に応じて使い分けると良いでしょう (**表7-2-1**)。

表7-2-1 ポールウォーキングの3つのギアシフト

ギア	歩き方(イメージ)ネーミング	歩く速さ(分速) (下段:時速)	Mets RPE	歩幅／身長
ローギア	遅足(足腰再生、もう一歩前へ)	転倒回避最優先	—	—
1段	普通に歩く(お散歩・買い物) Stroll Walk	70m/分 (4.2km/h) 〜	3mets 10-11	〜37%
2段	やや速く歩く(駅に向かう・半歩広く) Patrol Walk	90m/分 (5.4km/h) 〜	4mets 12-13	〜45%
3段	体幹をひねり股関節まわりを大きく動かす(1歩広く) Hiproll Walk	110m/分 (6.6km/h) 〜	5mets 14-15	〜50%
参考	ジョギング　ランニング	120m/分 (7.2km/h) 〜	6mets	

● 1段ギア＝お散歩ストロールウォーク

　腕は自然に、重力に逆らわずに軽くスイングさせます。肘の角度は、90度程度です。ポールを体の前方へ着地させ、反対側の足の裏全体がその横にくるように足を運びます。お散歩ストロールウォークを行っているときの腕は、自然な腕ふり子運動を意識し、ポールを前に置くように出します。

　生活習慣病や軽度な膝関節症などを抱えた高齢者、歩行がアンバランスな人に安全な有酸素運動を行ってもらう際に適しています。また、安全なウォーキング手法であるため、軽度な膝関節症患者などのリハビリテーションの一法としても有用です。

● 2段ギア＝軽快パトロールウォーク

　肩甲骨の内側から続く「長い腕」をイメージし、ポールを突き出すようにし前方に着きます。このとき、腕を出す掛け声として「前へ、前へ！」とつぶやくようにすれば、より高い効果が期待できます。機関車のようなイメージです。ポールを着いたあたりに、反対側の踵が来るように足を運びます。へそのあたりから脚がはじまっているように「長い脚」を意識して、歩幅を広げます。一方、腕はアクセルの役目を果たすイメージで、「長い腕を前に出したら長い脚もすかさず着いていく」という意識を持つと、脚も自然に動きます。

　このとき、"ちょこまか歩き"にならないように注意しましょう。パトロール隊の颯爽としたイメージです。殿部の下ではなく、おへその辺りから長い脚が伸びている感じを意識しましょう。

● 3段ギア＝捻りピップロールウォーク

　腕の動作は、前述のパトロールウォークと同様ですが、脚を一直線上（中央線寄り）に運ぶように意識してください。コアコンディショニングとして、体幹部の回旋運動により、さらなる引き締め効果とくびれ効果が期待できます。骨盤を左右交互に回し、バランスを取りながら、お腹周りの深層筋（インナーマッスル）を意識してリズミカルに歩きましょう。なお、このときに頭部の位置が上下することも意識してください。

二足歩行を獲得した人類の骨盤は、垂直方向の過重から上体と内臓を支えるために幅が広がりました。通常の歩行時には、その骨盤を立脚側の股関節を中心に4度前方へ回旋させています。つまり、骨盤を交互に回し、バランスを取りながら歩いているわけです。一直線上を歩くことができるのも、このためです。骨盤を回旋させることで「解剖学的下肢長」による歩幅よりさらに歩幅が拡大しますが、これを「機能的下肢長」の増大と言います。

　骨盤を回旋させると、それに呼応するように体幹も回旋します。積極的に体幹を回旋することにより、腹筋群の回旋パワーを歩行に連動させることができ、さらに歩幅が広くなります。なお、3段ギア採用対象者は、シニア層の中でも健常なアクティブシニアに限定されますので、注意しましょう。

●ギアシフトウォーク

　前述の1段ギア、2段ギア、3段ギアをインターバル的にシフトし、歩行にアクセントをつけるとともに、さらなる運動効果を狙います。

ポールを活用したストレッチング＆筋トレのすすめ

　ストレッチング＆筋トレにポールを取り入れることで、より安全かつ効果的に実践することができます。その際、ストラップから手を開放し、グリップの上に手の平を置き、関節をなるべく大きく動かすようにすれば、そのメリットがさらに大きくなります。万が一、転倒しそうになってもポールがあるため、安全に対処できます。なお、体が運動できるようになるには、時間が必要です。ポールを用いた体操などで十分に体をほぐしてから、運動に取り組みましょう。

　次に代表的なポールを活用したストレッチング＆筋トレを紹介します。

●ポールを用いた体操—ウォーミングアップ＆クールダウン

　ポール体操は、ウォーミングアップやクールダウンに最適で、ストレッチやバランストレーニングとしても有益です。

ポールを用いた体操
ウォーミングアップ＆クールダウン

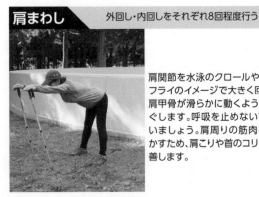

肩まわし 外回し・内回しをそれぞれ8回程度行う

肩関節を水泳のクロールやバタフライのイメージで大きく回し、肩甲骨が滑らかに動くようにほぐします。呼吸を止めないで行いましょう。肩周りの筋肉を動かすため、肩こりや首のコリも改善します。

足ふりこ（前後）

腸腰筋や大殿筋をストレッチしたり強化します。ウォーキングの基本になる筋群です。

足ふりこ（左右）

脚を動かす内外転筋や殿部の筋肉を鍛え腰まわりの安定性を増しヒップアップ。

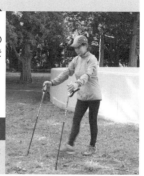

足ふりこ体操

長い脚を意識しつづけるためのリハーサルとし、気持ちよさを感じましょう。10セットを1セットとして、左右1セットずつ行います。

体側ストレッチ　左右にゆっくりと10回程度傾ける

ポールを2本束ねて頭上に掲げ、足を肩幅程度に広げ、正面を向いてから、片側に無理のない位置まで横に倒します。その状態で4秒間、体勢を保持します。このとき、息を止めないようにし、息をゆっくりと吐き続けましょう。反対側も、同じように繰り返してください。

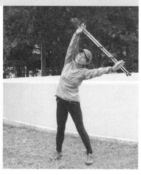

ふくらはぎとアキレス腱のストレッチ　左右の足で15〜20秒程度ずつ、各2回行う

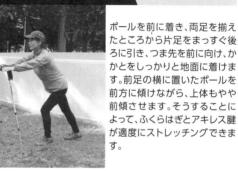

ポールを前に着き、両足を揃えたところから片足をまっすぐ後ろに引き、つま先を前に向け、かかとをしっかりと地面に着けます。前足の横に置いたポールを前方に傾けながら、上体もやや前傾させます。そうすることによって、ふくらはぎとアキレス腱が適度にストレッチングできます。

●ポールを用いた筋トレ

　ポールを用いると、いつもの支持基底面よりもずっと体の重心が外側にずれるため、普段は使うことのない筋肉が使われます。ポールウォーキングとともに、ポールを用いた筋トレもオススメです。雨天など屋外で歩けない日も行えますし、テレビを見ながらでも実施できるお手軽トレーニングです。

ポールを用いた筋トレ

（　）内は強化する筋肉

スクワット（大腿四頭筋・大殿筋・大腰筋）

10回1セット行います。

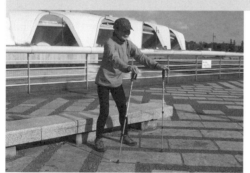
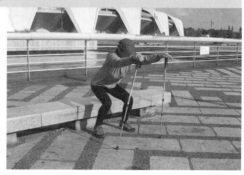

① 足を肩幅よりやや広めに開き、背筋を伸ばし、ポールを持った両手を伸ばし安定させる。

② つま先と膝を同じ方向に曲げ、3秒かけてゆっくり座るように膝を曲げ、1秒間姿勢を保持する。

③ 3秒かけてゆっくりで元の姿勢に戻す。
注）膝はつま先より前に出ないように。下を向かないように。

ニーアップ&後ろ蹴り出し（大腰筋・ハムストリング・殿部）

左右10回1セットづつ行います。

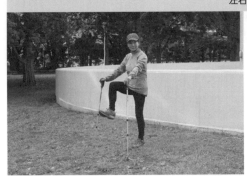

①背筋をのばし、腰の位置を固定したまま、膝を引き上げる。
注）上半身が前傾しないように。足を上げる際は腰をそらさないように。

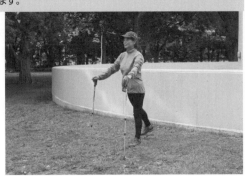

②足首を直角のままひざを伸ばして、お尻の下の方に足を伸ばす。

一石二鳥のポールウォーキングで社会貢献を目指す

　ポールウォーキングは、いわゆるメタボ対策とロコモ対策の両方に有益（**図7-2-4**）であり、時代のニーズ、地域のニーズ、社会のニーズに対応できるソリューションプログラムとして、今後ますます期待が高まると思われます。

　日本ポールウォーキング協会では、ポールウォーキングの普及・啓発・教育活動を通じて、広く国民の心身の健康の維持増進を図るとともに、ポールウォーキングを核とする健康サービスの新たなコミュニティビジネスを創出・展開することを通じて、地域社会の問題解決に貢献することを主たる目的としております。

　したがって、生活習慣病予防、さらにはロコモ予防、サルコペニア予防といった介護予防などに取り組み、元気高齢者の増加を目指すだけでなく、さらにその元気高齢者に指導員、準指導員として活躍いただくなど、リタイヤメント層の人的資源を有効活用し、新しい社会的価値の創出、持続可能な社会保障に貢献したいと考えています。

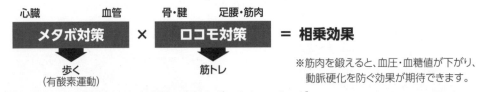

図7-2-4　メタボ対策とロコモ対策に有益なポールウォーキング

【問い合せ先】

一般社団法人日本ポールウォーキング協会（NPWA）　本部
〒247-0061　神奈川県鎌倉市台 2001-13　テラススタジオ 121 内
TEL 0467-42-6336　FAX 0467-42-6337
URL　http://www.polewalking.jp

フレイルやサルコペニアを改善する安全で最適な運動・ポールウォーキング

日本ポールウォーキング協会会長（整形外科専門医、公認スポーツドクター、医学博士） 安藤邦彦

　筋力低下、不良姿勢、変形性関節症、骨粗鬆症、腰部痛、体力低下などで自立歩行などに苦慮している患者さんを多く診察する中で、自立歩行のサポートや体力増進などを目的にポールウォーキングを考案しました。体重が両足と2本のポールに分散されるので、腰部や膝関節に負担をかけず、無理なく、下肢筋力を中心に全身の筋肉を強めることができます。さらには、重心が安定するので、転倒のリスクが低下し、安全な歩行が可能になります。

　サルコペニアは、加齢により筋量が減少し、筋力低下が起きて、運動機能（自立歩行など）が低下する状態です。さらに、中高年者の中には、内臓脂肪が蓄積しやすいタイプもおり、両方を併せ持つサルコペニア肥満になる場合もあります。サルコペニア肥満は、筋肉の量が減っても脂肪を蓄えているため一見、標準体型に見えますが、脂肪が蓄積した肥満です。筋力低下と肥満によって、腰部→股部→下肢へ負担が増大するので疼痛が出現したり、脊椎症や関節症が進行悪化して、日常生活が困難になります。内臓脂肪の蓄積などにより、血糖を調節するホルモン（インスリン）の働きが悪くなると、血糖値が上昇し、動脈硬化も進行し、高血圧も併発し、メタボリックシンドロームのリスクが高まります。こうしてサルコペニア肥満の方は、内科で糖尿病や高血圧症などを治療しながら、整形外科で変形性関節症や腰痛症の治療を行うケースが多くなっています。こんな患者さんに筆者は、ポールウォーキングを処方しています。

　一方、フレイル（虚弱）は、老化による身体の機能低下により健康障害（要介護、日常生活困難など）が起こりやすくなった状態で、「体重減少、主観的疲労、日常生活活動量の減少、身体能力減弱、筋力低下」の5項目によって評価されます。運動器の障害であるロコモ症候群、サルコペニア、メタボ、栄養摂取不良などは高齢者に起こりやすく、フレイルの要因となります。フレイルは、栄養の補給（たんぱく質、ビタミン、ミネラルなど）と適切な運動の実践を組み合わせることで予防が可能です。

　豊橋市民病院と名古屋大学で17人の重症な変形性膝関節症の患者さん（平均年齢75歳）に、通常歩行で10m、ポールウォーキングで10m歩行してもらい、痛みのレベルと歩幅の変化を検討したところ、ポールウォーキングによって60％は痛みが軽減し、全員の歩幅が拡大するなど、有効性が確認できました。また、毎日15分のポールウォーキング励行により、血糖値も軽快しました。空腹時血糖値（基準値70～109mg/dl）が122mg/dlから113mg/dlに改善した82歳の女性、198mg/dlから140mg/dlに改善し、現在は122mg/dlで安定している83歳の女性は、変形性膝関節症、変形腰椎症でも困っていましたが、日常生活の活動も改善し、歩き方もスムーズになりました。ポールウォーキングは、サルコペニア肥満に関連した高血糖値のコントロールにも効果的だったのです。

世界とともにノルディックフィットネススポーツの普及を目指す

特定非営利活動法人
日本ノルディックフィットネス協会（JNFA）

名誉会長（上越教育大学名誉教授、医学博士） 三浦望慶

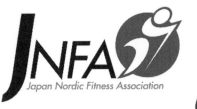

わが国唯一のINWA加盟団体として設立し、世界とともに活動を展開

　ノルディックウォーキング発祥の地は、フィンランドです。フィンランドでは1997年、ポールを持ったウォーキングを「ノルディックウォーキング」と呼ぶことにし、普及がはじまりました。そして2000年には、首都ヘルシンキに国際ノルディックウォーキング連盟（INWA；International Nordic Walking Federation）が誕生し、世界各国への普及もスタートしました。

　表7-3-1に示すように、日本ノルディックフィットネス（スポーツ）協会（仮称）は、正式な設立に先だって2005年、設立準備委員会が仙台市で組織されました。これは、同市が産業や文化面でフィンランドと交流をしていたことによります。

　その後、日本ノルディックフィットネス協会（JNFA；Japan Nordic Fitness Association）は2007年1月、仙台市で国際ノルディックウォーキング連盟の第18番目の承認国、わが国唯一のINWA加盟団体として設立されました。事務局は、仙台市青葉区にある仙台フィンランド健康福祉センター研究開発館内に置かれています。

　設立総会には、INWAのAki Karihtala会長が来日し、JNFA初代会長のSinikka Saloさん（仙台フィンランド健康福祉センター研究開発館館長）と調印式がなされました。以来、本協会は、INWA加盟各国とともに、世界の仲間たちと普及活動を行うようになりました。そして、2009年2月には、特定非営利活動法人格を取得しました。会員数も年々増加し、2014年4月現在の会員数は個人会員2,500人を超え、団体会員も106団体に達しています。

　説明が前後しますが、国際ノルディックウォーキング連盟は、2000年にフィンランドで設立され、事務局は現在、ロンドンの英国ノルディックウォーキング協会内にあります。加盟国は現在

表7-3-1　日本ノルディックフィットネス協会の沿革

2005年	日本ノルディックフィットネススポーツ協会(仮称)準備委員会設立
2007年1月	わが国唯一のINWA公認団体として認定を受ける
2007年1月	日本ノルディックフィットネス協会を設立（事務局：仙台市）
2008年11月	NPO法人日本ノルディックフィットネス協会設立総会開催
2009年2月	NPO法人日本ノルディックフィットネス協会設立

24か国ですが、世界およそ46か国でINWAの指導法が広く採用されています。なお、アジアの加盟国は日本、中国、韓国、インドで、これからアジアの国々にもさらなる普及が進められる計画です。

ニーズに応える指導者養成や競技志向イベントの開催などに注力

　本協会の活動は、ノルディックウォーキングをはじめとするノルディックフィットネスに関するスポーツの普及を通して、人々の心身の健康増進に貢献することを目的としています。ノルディックフィットネスとしてのスポーツとは、2本のポールを持って行う全身（有酸素）運動であり、具体的にはノルディックウォーキング、ノルディックスキーイング、ノルディックスノーシューイング、ノルディックブレーディングなどを指します。

　本協会の活動内容（事業）は、次の4つすなわち、①教育事業、②普及啓発事業、③情報提供事業、④環境整備事業です。これらの事業について、以下に述べます。

●教育事業―INWAと連携した指導者養成

　教育事業には、JNFAおよびINWAが認定を行う指導者養成があります。優れた指導者を養成することは、ノルディックウォーキングの普及はもとより、健康や体力の維持向上、活動や出会いの喜びなど参加者の充実感、幸福感につながることから、最も重視をしています。表7-3-2には、指導者資格と現在の指導者人数を示しました。

　INWAが認定する指導者資格には、インターナショナルコーチ（IC）とナショナルコーチ（NC）があります。インターナショナルコーチは、国際的なノルディックウォーキングの普及活動とナショナルコーチの養成と指導を行い、ナショナルコーチは各国の協会に所属し、その国のノルディックウォーキングの指導や普及活動を行います。JNFAに所属するナショナルコーチは、指導者養成の講師をしたり、インストラクターの指導、公認コースの認定などを行っています。

　一方、JNFAが認定をする指導者資格には、アドバンスインストラクター（AI）、ベーシックインストラクター（BI）、アクティビティリーダー（AL）があります。いずれのインストラクターも、JNFAの団体会員への指導や、サークルを立ち上げと運営、体験会やイベントの開催の際の指導を行います。

　それぞれのインストラクターの活動内容を挙げると、アドバンスインストラクターは、まず体力測定の実施・評価、プログラムの作成、そしてアクティビティリーダーとベーシックインストラクターの研修会講師、さらに体験会講師およびイベント講師を担えます。また、ベーシックインストラクターは、体験会講師およびイベント講

表7-3-2　INWAおよびJNFAが認定する指導者資格と人数

（2014年4月1日現在）

INWA公認	インターナショナル コーチ(IC)	1名
	ナショナル コーチ(NC)	8名
	マスター インストラクター(MI)	12名
JNFA公認	アドバンス インストラクター(AI)	80名
	ベーシック インストラクター(BI)	174名
	アクティビティ リーダー (AL)	1,168名
合計		2,532名

注）INWA公認インストラクターのマスターインストラクター(MI)は、2007年まで養成講習が行われていたが、それ以降はナショナルコーチ養成講習に変更された。

師などの指導をします。さらに、アクティビティリーダーは、ノルディックウォーキング関連行事でインストラクターをサポートすることをその活動内容としています。

●普及活啓発事業―体験会のほか、競技志向イベントの開催

普及啓発事業では、JNFAフォーラム、体験会、イベントの実施やこれら大会の公認、レンタルポールの貸し出し、インストラクターの派遣などを行っています。全国各地にサークル活動が存在していますので、その中から指導者養成を希望する団体に団体会員として登録をしてもらい、団体会員および個人指導者に体験会の開催、体験会に続くフォローアップ講座、イベントの開催やその講師などを担っていただきます。

それらのイベントでは最近、「ノルディックダッシュ」「ノルディックマラソン」といった競技志向の人たちのニーズに応える企画を実施しています。また、その一環として「ノルディックウォーキングレース」の開催も検討しています。

JNFAが主催する最も大きなイベントは、「ノルディックフィットネスフォーラム」（NFF）です。第1回の仙台市での開催に続いて宮城県、滋賀県、長野県、大阪府で行われ、2014年は沖縄県名護市で開催しました。参加対象は主に会員ですが、会員でない方も参加できます。会期は2日間で、1日目には講演やシンポジウム、パネルディスカッション、懇親会など、また2日目は参加者によるノルディックウォーキングが行われます。

こうした普及活動の結果、会員が全国的に広がり、それによって、現在は各地域での団体、サークルのまとまりが生まれてきました。

●情報提供事業―会報のほか、パンフレット、アプリの企画・開発

情報提供事業として、会報誌の発行を年4回行っています。また、ホームページ（http://www.jnfa.jp）での情報発信をしていますし、普及啓発用のツールとして、パンフレットやノルディックウォーキングアプリの企画、開発、作成、販売なども行っています。

さらに、学術機関などとの連携による研究事業への参加、協力を行い、それらの情報も本協会から発信しています。

●環境整備事業―公認コースの認定と更新

環境整備事業として、ノルディックウォーキングコース設定への協力や公認コースの認定とその更新認定を行っています。現在認定されている公認コースには、INWA／JNFA公認コースである「四季の花と庭園の大阪万博記念公園コース」があります。また、JNFA公認コースとしては、長野県リンゴのふるさと飯綱町「飯綱ノルディックウォーキングコース」と、愛知県蒲郡市の海を見ながら歩く「ラグーナ蒲郡ノルディックウォーキングコース」、新

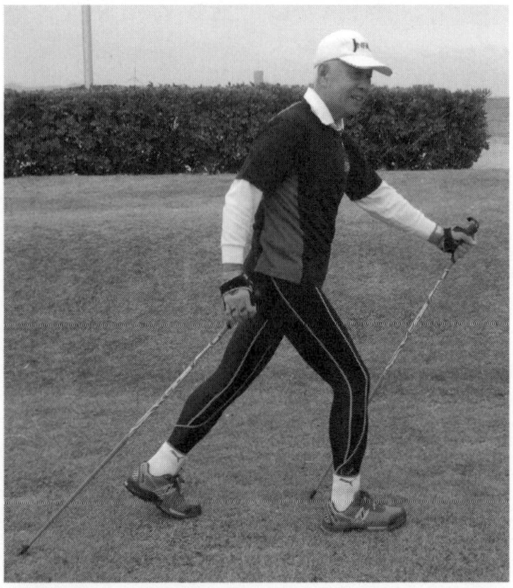

写真7-3-1 普通歩行できる人向けのフォーム（筆者）

潟県長岡市の国営越後丘陵公園のコースがあります。

JNFAにおけるノルディックウォーキングの指導

　ノルディックウォーキングの主な指導内容は、技術指導、ウォーキングによる持久力テスト、適正な運動の実施および安全な指導などです。

●ノルディックウォーキングの用具と技術指導

　ノルディックウォーキングの用具としては、人間工学的に開発されたウォーキング専用ポールがあり、この専用ポールを使うことをお勧めします。

　普通歩行ができる人を対象としたノルディックウォーキングの国際的な指導法として、INWAによる「10ステッププログラム」があります。このプログラムは、自然な歩行動作をもとにポールテクニックを段階的に習得する効果的な方法として開発されました（**写真7-3-1**）。

●普通歩行ができる人向けの「10ステッププログラム」

　写真7-3-1のように、ポールを斜め後ろに突いて、後ろへ押して歩くことにより、歩幅が広くなるスポーティな歩き方です。この技術指導においては、楽しみながら上達していただくことを目指します。「10ステッププログラム」における1～10の各ステップでは、技術がわかる、できる、上達する喜びと、ポールを押すことによって歩幅が広がる動きやリズム感を、楽しみながら習得していただきます。

　10ステッププログラムは、3つの要素すなわち、①姿勢、②ウォーキング、③ポールワークが基本となっています。これらは、バイオメカニクスや運動生理学的な分析結果（エビデンス）をもとに開発されました。JNFAでは、ベーシックインストラクター以上の指導者がこのプログラムを用いた指導を行うことができます。

●リハビリや高齢者への技術指導

　歩行障害を持っている方、リハビリ中やリハビリ後の方、高齢者の方や歩行が不自由な方向けの指導については、その個別例を指導者用テキストや資料などで述べています。

　これからは、本書でも述べられているように介護予防やロコモティブシンドローム予防としてのノルディックウォーキングが重要になります。そのため、こうした認識にもとづいて、それぞれの対象者に即したより良い指導プログラムの開発について、エビデンスを蓄積してさらに検討を進めていきます。

●ウォーキングテストと適正な運動処方

　アドバンスインストラクターには、指導者としてフィンランドで開発されたウォーキングテストを習得してもらっています。ウォーキングテストとは、6分間の速歩を行うことにより、歩行能力の判定や全身持久力の指標である最大酸素摂取量の推定ができるテストです。こうしたテスト結果や参加者へのアンケート、指導者からの質問結果などをもとに、各人に適したノルディッ

クウォーキングの適正な運動プログラム（運動処方）の作成を行うこととしています。

いつでも、どこでも、誰でもできるノルディックフィットネススポーツ

●いつでも

「いつでも」には、2つの意味があります。それは、季節と時間帯です。季節で例えると、春、夏、秋のシーズンに行う「ノルディックフィットネススポーツ」と、冬に雪上で行う「クロスカントリースキー」「スノーシュー」「雪上ノルディックウォーキング」などが挙げられます。

一方、時間帯としては1日の朝、昼、夕方、場合によっては夜であっても、いつでも各人の都合の良い時間帯を選ぶことができます。

●どこでも

基本的に安全に歩くことができる場所であれば、どこでもコースになります。身近にある公園、遊歩道、川に沿った道などで四季を楽しみながら、一人でも、仲間と一緒でも歩けます。最近では、ヘルスツーリズムと称し、健康スポーツとしてのノルディックウォーキングと旅行を組み合わせた企画もあります。また、世界遺産を歩く、国立（定）公園を歩く、街道や宿場町を歩くなど、思い出に残るノルディックウォーキングも有意義です。

●誰でもできる

ノルディックウォーキングは、子どもから高齢者まで誰にでもできます（**写真7-3-2、7-3-3**）。フィンランドでは小学生から高齢者まで広く行われており、軍隊でも新兵訓練にノルディックウォーキングが用いられています。

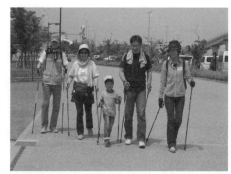

写真7-3-2 三世代ノルディックウォーキング

JNFAでは、このように幅広い年齢層に適用可能なノルディックウォーキングを含む、ノルディックフィットネススポーツを、人々の心身の健康増進に貢献することを目的として、これからも時代に合わせて普及させていく考えです。

何よりも参加者の充実感、幸福感の高まりを目指して——。

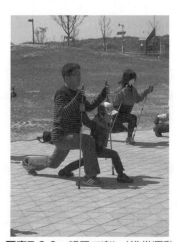

写真7-3-3 親子で楽しく準備運動

【問い合せ先】

特定非営利活動法人
日本ノルディックフィットネス協会 (JNFA)
〒981-0962　宮城県仙台市青葉区水の森三丁目24番1号
仙台フィンランド健康福祉センター研究開発館 2F
TEL：022-277-8477　URL　http://jnfa.jp/

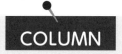

歩行スピード、歩き方をもとにした均質な「グループ編成」のための私案
―各人の歩行レベルに応じたポールテクニック指導のために

特定非営利活動法人日本ノルディックフィットネス協会名誉会長　**三浦望慶**

歩行レベル、歩行スピードと歩き方、ポールテクニック

　ノルディックウォーキングと総称されるポールを使ったウォーキングテクニックは、ポールを体の前に着く「ポールウォーキング」と、ポールを体の後ろに向かって突く「ノルディックウォーキング」に大別されます（本書第1章参照）。

　ポールウォーキングは、治療中やリハビリ中の方、あるいは膝・股関節障害などを持った方、高齢者なども対象とし、ポールを支持的に使って歩く、つまり前足より前方にポールを着いた支持歩行が中心と言えます。一方、ノルディックウォーキングは、ポールで後方に押して歩く技術が中心で、普通歩行より歩幅が広がり、速い歩行ができます。それにより、有酸素運動となり、脚力、脚筋持久力の向上にも効果的です。

　しかしながら、これらのポールテクニックに関し、指導現場はもちろん、習う方々にとっても一体どちらがいいか、混乱の声が聞かれます。

　では、ポールテクニックを決める根拠は、何でしょうか？　その根拠は、①対象者の年齢や身体能力、②歩くスピードと歩き方です。それらにより、ポールテクニックが決まります。バイオメカニクス（動作分析）の立場から捉えると、歩き方とポールテクニックは、歩行スピードによって決まります。

　そこで、**表**に歩行スピードと歩き方、およびポールテクニックについて示しました。この表は、100mを歩いたときの1分間の歩行スピード（分速）をもとに時速や秒速を計算し、レベルを1〜20までに分けたものです。また、歩行スピードによって歩き方やポールテクニックが決まることから、右側に歩行スピードに対応する歩き方やポールテクニックについて明記しました。この表から、歩行スピードと歩き方、ポールテクニックがお互いに関連していることがおわかりいただけると思います。

　この表を指導現場で用いれば、対象者の歩行能力、目的などに応じた歩行スピード、歩き方、ポールテクニックを的確に選ぶことができ、また対象者を同じレベルでグループ編成をすることができるので、効果的な指導が可能になると思われます。

歩行レベルにもとづく対象者のグループ編成

　ノルディックウォーキングの体験会やレッスン、大会などを行う際には、同じ程度の歩行能力を持つ人同士で等質なグループ編成を行うことが課題となりますが、この表がグループ編成の際

の有益な資料になるはずです。

　この表を用いれば、①普通歩行速度（60～70m／分）より遅い人たちのグループ、②普通歩行速度で歩ける人たちのグループ、③普通歩行速度より速く歩ける人たちのグループに大別してグループ編成ができます。いずれも、実際に歩いて決定したレベルに年齢などの条件で修正をしたレベル値でグループ分けをします。次に等質なグループ編成の手順について、具体的に記しておきますので、参考にしてください。

①普通歩行速度より遅い方は、リハビリレベルの方や下肢に障害などがある方、高齢者などです。この場合、測定距離を20mとし、普通に歩く速さで歩いてもらい、そのタイムを計ります。そして、距離とタイムから、分速、秒速を計算して、レベルの数値を決めます。

②一方、普通速度以上で歩ける方の場合は、速歩（大股さっさ歩き）で歩行してもらい、100mのタイムを測定して、表に示した1～20のレベル値を決めます。

③それらのレベルの数値をもとに、各人の性別、年齢、日常の運動の程度、本人の希望などを参考にして、レベルの数値を調節（＋1～2または－1から－2）をした値をグループ編成のレベルの最終値として、等質になるようにグループ編成をします。

表　歩行速度、歩き方およびポールテクニックとグループ編成―100m歩行テスト―

レベル	100mタイム 分・秒	時速 km/時	分速 m/分	秒速 m/秒	歩き方 （歩行）	ポール テクニック
1	5'03"	1.2	20	0.33	かなりそろそろ	4点支持、肘屈曲
2	4'03"	1.5	25	0.42		
3	3'20"	1.8	30	0.50	そろそろ歩行	4点支持
4	2'52"	2.1	35	0.58		
5	2'32"	2.4	40	0.67	かなりゆっくり	3点支持、肘伸展少
6	2'13"	2.7	45	0.75		
7	2'00"	3.0	50	0.83	ゆっくり歩行	3点支持、肘伸展少
8	1'50"	3.3	55	0.92		
9	1'40"	3.6	60	1.00	普通歩行（女性）	後方へ押す
10	1'33"	3.9	65	1.08		（肘ほぼ伸展）
11	1'26"	4.2	70	1.17	普通歩行（男性）	後方へ押す
12	1'20"	4.5	75	1.25		（肘ほぼ伸展）
13	1'15"	4.8	80	1.33	速歩1	押して歩く1
14	1'11"	5.1	85	1.42		（腕とポールはほぼ1直線）
15	1'07"	5.4	90	1.50	速歩2	押して歩く2
16	1'03"	5.7	95	1.58		（腕とポールは一直線に）
17	1'00"	6.0	100	1.67	急歩	強く押す1
18	57"	6.3	105	1.75		（肘は前方スイングでやや屈曲）
19	55"	6.6	110	1.83	強歩	強く押す2
20	52"	6.9	115	1.92		（肘は前方スイングでやや屈曲）

（三浦望慶作成）

前方着地と後方押出しを採用し、すべての人々の健康増進を目指す

一般社団法人
全日本ノルディック・ウォーク連盟（JNWL）

常務理事　本部長　木村健二

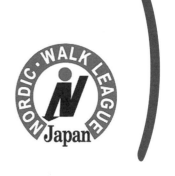

全国20都府県に公認支部を有する全日本ノルディック・ウォーク連盟

●設立と沿革

　アジア初のIVV（国際市民スポーツ連盟）オリンピアードの開催を招致するにあたり、ノルディックウォーキング発祥の地・ヨーロッパから多くのゲストをお迎えするため、主幹団体の日本ウオーキング協会が「ノルディック・ウォーク専門部会」を2007年12月に設置したのが、そもそもの発端でした。IVVオリンピアード大会当日には、320名もの指導員を誕生させ、世界各国からのゲストを全面的にサポートすることができました。

　そして2009年10月に、さらなる普及・啓発のスピード化と予防医療としての専門性を追求する必要性から、東京大学名誉教授の宮下充正氏を会長とし、一般社団法人全日本ノルディック・ウォーク連盟が設立されました。現在、47都道府県で20の公認支部が設立されています。

　IVVとの連携のもと、国際化とくにアジアにおける諸外国との連携強化に取り組むとともに、ジャパンノルディック・ウォークプレミアリーグを発足させ、2014年度には北海道から沖縄まで61大会を開催するなど、全国各地でノルディック・ウォーク愛好者が楽しめるフィールドづくりに注力しています。

　さらには、日本ノルディック・ウォーク学会をはじめとする組織や医療機関等との連携を密にしながら、予防医療の救世主としてノルディック・ウォークの普及・啓発に全力を挙げて取り組んでいます。

●目的と活動内容

　全日本ノルディック・ウォーク連盟では、「総ての人々に有益な北欧ウォーキングスタイル」（図7-4-1）という合言葉のもと、全国でノルディック・ウォークの普及・啓発に携わる個人および団体の一致協力によって正しい知識の普及と、熱意あふれる指導員の育成を図ることにより、すべての国民の健康増進活動を促進し、明るく豊かな国民生活の形成に寄与することを目的とし、次の活動を行っています。

【活動内容】

　定例ノルディック・ウォーク講習会の実施／全国各地での指導員の育成／全国各地でのノルディック・ウォーク大会の主催、共催／公認、認定事業／ポールをはじめとするノルディック・

ウォーク関連商品の企画および開発助言／セミナーおよび講習会等への指導員派遣／ノルディック・ウォークステーションの設置／ノルディック・ウォークを通じての国際交流（**写真7-4-1**）

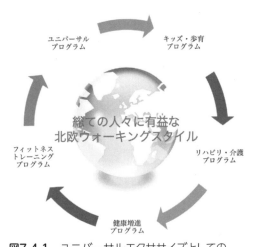

図7-4-1　ユニバーサルエクササイズとしてのノルディック・ウォークのイメージ

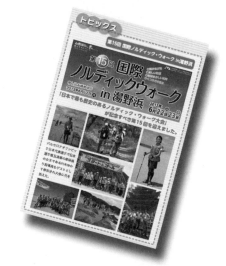

写真7-4-1　国際ノルディック・ウォークin湯野浜の報告（ニュースレターより）

●指導員養成：指導員資格と認定

指導員資格として、オピニオンリーダー、公認指導員、上級指導員、主任指導員、主席指導員、指導部講師（ウォーキングライフマイスター）があり、2014年度現在、全国で約3,100名が活躍中です（**図7-4-2**）。また、サイエンス委員会資格（専門資格）として、ユニバーサルウォーキングアドバイザー、自立体力検定士、子どもスポーツ指導士、SEIKOハートレートモニターガイド、ロコモプロテクトトレーナー、骨関節症アドバイザーの養成と認定も行っています。

指導員のバックボーンとしては、ウォーカーやスキーヤーをはじめとした運動指導者などが多くなっていますが、最近はとくに理学療法士や作業療法士などのリハビリ医療従事者や柔道整復師、さらには介護予防事業関係者の資格取得者が急増しています。

全日本ノルディック・ウォーク連盟における3つの基本スタイル

●フォームの特色

全日本ノルディック・ウォーク連盟では、ヨーロッパにおいてクロスカントリースキー選手の夏場の強化対策トレーニングとして行われている運動強度の激しいノルディックウォーキングの「アグレッシブスタイル」（ポールを後に着くスタイル）だけではなく、一般の人々にも使いやすいポールを前に着いて支持基底面を広げることで安定した歩行が可能になる「ディフェンシブスタイル」（ポールを前に着くスタイル）の両方のスタイルについて、日本ノルディック・ウォーク学会と連携しながら研究を進めるとともに、すべての対象者の個々の目的・体力レベル・健康状態に応じたスタイルでの指導を心がけています。

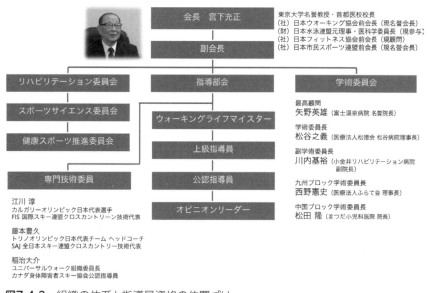

図7-4-2 組織の体系と指導員資格の位置づけ

●3つの基本フォーム

スタンダードスタイル（各スタイルの共通点。安全・楽しく・効果的な運動）

①グリップは柔らかく持ち、肩の力を抜きます。

②目線を上げます（20mくらい先を見るような意識）。

③足のローリングを意識します（かかとから柔らかく着床し、足裏を滑らかに使い、しっかりと指で踏ん張って歩くようにします）。

④骨盤から前に出すイメージで骨盤を回旋しつつ、長い脚を意識します。

⑤歩幅を広げる意識をしなくても、上記の点を押さえれば、自然に歩幅が広がります。

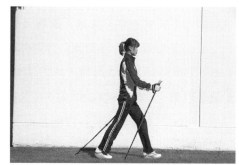

写真7-4-2 スタンダードスタイル

アグレッシブスタイル（ヨーロッパスタイル）

①ポールの長さの調整・ベルクロ面ファスナーの装着・グリップの握り方（キャッチとリリース）の確認をします。

②第1段階：肩の力を抜いて両手を真っ直ぐ下ろし、ポールを引きずって歩きます。

③第2段階：自然に手を振って引っかかりを感じるポイントで斜め後方に突いて歩きます。

④第3段階：肩を支点に振り子のように腕を前方に大きく振り出し、ポールを接地した地点からゆったりとした動作で腕を下ろしてきます。ポールを着地させる位置は、残った足のつま先あたりです。着地したポールに力を入れれば、それが推進力となって身体は前に押し出され、歩幅が一段と広がり、スピードがグングン上がります。手が身体の横を過ぎたところから、なめらかなフォロースルーをします。通常は、手を完全にリリースしないで、人差し指がポールにかかっている状態でフィニッシュします。プッシュフィニッシュではなく、なめらかなフォ

ロースルーを意識します。
⑤腕の振り方・ポールの着地のさせ方／意識・肘の角度・手と指の使い方・動作タイミング・運動強度調整の仕方等を確認します。

＊心臓への負担も大きいので、拍数をチェックしながら行う必要があります。

＊後続者に配慮し、ポールは決して後ろに突き出すようにしてはいけません。

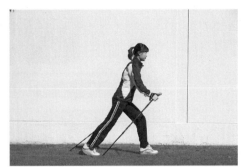
写真7-4-3　アグレッシブスタイル

ディフェンシブスタイル（ジャパニーズスタイル）

①ポールの長さの調整・ベルトの装着・グリップの握り方を確認します。

②第1段階（導入・低強度）：ポールを前足の土踏まずの横くらいの位置に、地面に対して直角に着地させて歩きます。まずは、自然な引き動作でリズムをつかみましょう。肩関節はあまり動かさず、肘は前に着く際に直角にし、引き手の際に自然に軽く伸びた状態にします。

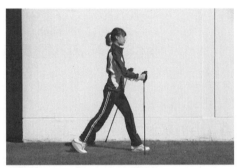
写真7-4-4　ディフェンシブスタイル

③第2段階（フィットネス・中強度）：前に出す手を肘から前に押し出し、引き手は真っ直ぐ後ろに引きます。ポールは、地面に対して直角のまま平行移動するイメージです。肩関節は45度屈曲から45度伸展の範囲で運動させ、肘関節は軽く伸びた状態から引き手の際には約45度とします。肩甲骨の外旋・内旋運動により、深層筋群（インナーマッスル）も活動します。

③第3段階（スポーツレベル・高強度）：さらに積極的に上肢を動かし、肩のラインも回旋運動させます。上肢と下肢の捻転が大きくなることにより、歩幅も最大となり、運動強度の高いエクササイズとなります。

④腕の振り方・ポールの着地のさせ方／意識・肘の角度・動作タイミング・運動強度調整の仕方等を確認します。

＊上記の3段階の使い分けにより、低体力者、けがや障がいがある人の保護・サポートのための歩行訓練など、目的に応じた運動強度を設定します。

＊対象者の状態に合わせ、安全・安心・安定（3安）を考慮したポールの位置と幅、歩隔、歩幅を見極めることが重要です。

　　例）ポール4点支持からポール3点支持、ポール4点支持からポール2点支持、ナンバ歩きから通常歩行など

・低体力者・障がいのある方の場合は、ポールの長さ調整に配慮する必要があります。本人が最も楽に立位を保持できるように調節した上で歩行指導を行います。

アグレッシブスタイル（後方押出し）と
ディフェンシブスタイル（前方着地）の考え方

　前述のようにノルディック・ウォークは、北欧においてクロスカントリースキー選手の夏場の体力維持・強化対策のトレーニングとして行われていたのがはじまりで、当時はノルディックスキーに使用するポールを代用し、「肩まである長さのポール」が使われていました。したがって、その運動強度は高く、慣れた人にしか実践できないトレーニングでした。

　そうしたなか、当連盟の宮下会長は1998年、山形県鶴岡市と連携して「市民の健康増進活動」と「新たな観光ツールの一つ」としてノルディック・ウォークを位置づけるため、ノルディック・ウォーク大会を湯野浜海岸で実施することを提唱しました。そしてその際、それまでのノルディックウォーキング用の長いポールではなく、一般の人々にも使いやすい「肘が直角になる程度の長さ」を選択したポールの使用を推奨し、とくに高齢者や関節障害を抱える歩行困難者においては、スキートレーニングのときのポールを斜めに突いて推進力を得るような歩き方ではなく、2本のポールを路面に対して直角に着地させることによって支持基底面を広げ、直立時の安定をもたらすとともに、転倒抑止につながるスタイルをとるべきであるということを説きました。

　それを契機として、老若男女を問わず、安全に楽しむことができる最新の歩行方法として当連盟の指導の根幹が築かれることになったわけです。

　この歩行術（ディフェンシブスタイル）と、それまでのスキースタイル（アグレッシブスタイル）については、日本ノルディック・ウォーク学会においても、多くの臨床医や大学研究者によって幅広い研究が進められており、それらのエビデンスをもとに指導法を確立しています。

観光＆健康という視点の新たな展開を目指す新制度

　全日本ノルディック・ウォーク連盟では2014年度より、国際市民スポーツ連盟（IVV）と日本市民スポーツ連盟（JVA）との連携で全国各地で開催しているジャパンノルディック・ウォーク

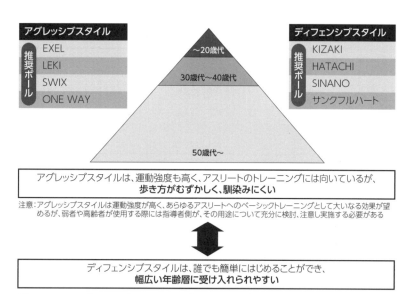

図7-4-4　アグレッシブスタイルとディフェンシブスタイルの考え方

プレミアリーグに加え、大手旅行各社と連携した「観光＆健康」という視点で各都道府県におけるノルディック・ウォークのイヤーラウンドコースの制定に着手しています。

イヤーラウンドコースには、ノルディック・ウォークガイドを配置し、コース内の歴史的観光スポットの案内や、草花や生き物の生態等についてのガイドを行うとともに、歩行補助を必要とする高齢者などリハビリとしてのノルディック・ウォークを必要とされる方々の歩行サポーターとしての役目を果たします。

当連盟としては、これを「観光＆健康」を具現化する事業と位置づけ、新資格制度としてスタートする考えです。

【問い合せ先】

一般社団法人全日本ノルディック・ウォーク連盟（JNWL）本部事務局
〒530-0001　大阪市北区梅田1丁目11-4 大阪駅前第4ビル B1F
TEL　06-6344-2277　FAX　06-6344-6234
URL　http://www.nordic-walk.jp/

COLUMN

COPDをはじめとする呼吸リハビリテーションとしてのノルディック・ウォーク

市立吹田市民病院呼吸器・アレルギー内科部長　辻 文生

COPD患者における臨床効果

ノルディック・ウォークは最近、リハビリテーション分野で取り入れられ、健常者だけでなく、多くの疾患患者への比較試験や観察研究において有用性が報告されています。

Breyerらは、60人のCOPD（慢性閉塞性肺疾患）患者（GOLD分類Ⅱ期27人、Ⅲ期14人、Ⅳ期19人）を無作為にコントロール群とノルディック・ウォーク群の2群に分け、ノルディック・ウォークの臨床効果を報告しています。ノルディック・ウォーク群は週3日（1日1時間）、3ヵ月間継続し、日々の身体活動、運動耐容能（6分間歩行テスト）、呼吸困難感（ボルグスケール）、健康関連QOL（SF-36）や抑うつ、不安等の心理的影響（HADS）、そして肺機能検査を評価しました。また、介入3ヵ月後、9ヵ月後までノルディック・ウォークの長期効果を検討しました。

その結果、肺機能検査については両群間で変化が見られませんでしたが、運動耐容能、呼吸困

表1　ノルディック・ウォーク群とコントロール群の運動耐容能、呼吸困難感、心理的影響、健康関連QOLの変化

	baseline mean (±SD)		3ヶ月後		6ヶ月後		9ヶ月後	
	NW (n=30)	Control (n=30)	NW	Control	NW	Control	NW	Control
6MWV(m)	461 (154)	436 (128)	540*† (159)	442 (133)	531*† (142)	428† (138)	519*§ (160)	422* (130)
BORG(点)	4.4 (2.2)	3.9 (1.9)	3.43* (1.76)	3.72 (1.53)	3.63* (1.79)	4.23 (1.89)	3.70* (1.60)	4.32 (1.92)
HADS(点)								
・不安(n=32) ※7点以下 正常	8.8 (2.4;n=15)	10.5 (3.6;n=17)	6.6*† (2.3)	10.2 (3.6)	7.3*† (2.1)	10.5 (3.8)	7.6*† (1.9)	10.9 (3.6)
・抑うつ(n=27) ※7点以下 正常	9.9 (3.2;n=12)	11.3 (3.1;n=15)	6.3*† (3.0)	11.6 (3.2)	6.8*† (3.0)	11.3 (3.3)	7.9*† (3.1)	11.7 (3.4)
SF36(点)								
・PCS(n=53)	32.2 (6.50;n=28)	31.7 (5.79;n=25)	42.5*† (9.62)	32.7 (6.39)	44.1*† (8.12)	30.8 (7.40)	43.6*§ (9.52)	29.9 (6.89)
・MCS(n=30)	42.8 (7.41;n=14)	39.2 (9.40;n=16)	47.2 (10.7)	41.53 (12.8)	47.4 (8.91)	40.7 (9.36)	46.3 (9.27)	38.7 (8.71)

6MWD:6分間歩行距離、BORG:6MWT後の呼吸困難、HADS:Hospital Anxiety and Depression Scale、SF36:Short From 36、PCS:Physical Component Score、MCS:Mental Component Score、NW:ノルディックウォーキング
郡内での統計比較（baselineとの比較）：＊P＜0.01、†P＜0.05
郡内での統計比較（NW vs Control）：‡P＜0.01、§P＜0.05

Breyer et all. Respiratory Research 2010, 11:112（一部改変）

(Breyer MK,Beryer-Kohansal R,Funk GC,et al.Nordic walking improves daily physical activities in COPD:a randomized controlled trial.Respir Res 2010;11:112より引用・改変)

難感、不安や抑うつ等の心理的影響、健康関連QOLがノルディック・ウォーク群では3カ月で有意に改善しました（表1）。また日々の身体活動においても、ノルディック・ウォーク群は座っている時間帯が減り、歩いているまたは立っている時間が増えていることが明らかになりました（図1）。

興味深いのは、ノルディック・ウォーク群は9カ月後も有意に臨床効果が持続しており、その63％がノルディック・ウォークを継続していた、という点です。つまり、ノルディック・ウォークの導入によって、呼吸困難が改善し、動くことが生活スタイルに定着したということです。

ノルディック・ウォークはほかに、パーキンソン病、糖尿病、末梢動脈疾患、急性冠症候群、乳がん、メタボリックシンドローム、変形性膝関節症等に対しても臨床効果を認めています。

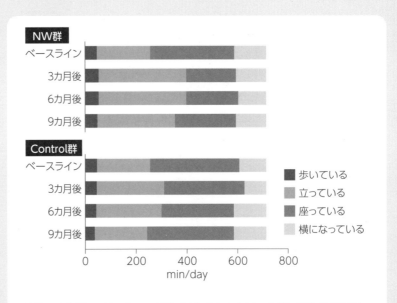

図1　ノルディック・ウォーク群（上）とコントロール群（下）における日々の身体活動の変化

(Breyer MK,Beryer-Kohansal R,Funk GC,et al.Nordic walking improves daily physical activities in COPD:a randomized controlled trial.Respir Res 2010;11:112より引用・改変)

市立吹田市民病院でも呼吸リハビリプログラムに導入

COPDを代表とする呼吸器疾患に対する呼吸器リハビリテーションの有用性は、多くの研究論文によって支持され、そのエビデンスは極めて高いとされています。とくに、呼吸リハの中でも下肢の運動が最も効果的で、日常の継続的な歩行が何よりも簡便な運動療法となります。最近では上肢のトレーニングの併用により、さらなる運動効果が期待されています。

しかし、呼吸器疾患患者は、息苦しさや歩行の不安などを理由に運動を避け、さらに息苦しさが増強し動かなくなる、という負の連鎖に陥りがちです。また、運動をはじめたとしても、いかにして継続してもらうかが医療者にとっても大きな課題となります。

そこで当院では2012年より、全日本ノルディック・ウォーク連盟が認定した指導員資格を持った医師、理学療法士、看護師が呼吸器リハの一環として、当院の包括的呼吸リハプログラムにノルディック・ウォークを導入・指導し、その臨床効果を報告してきました。

その結果、COPD患者では、呼吸困難や運動耐容能の改善、身体活動量の増加が認められ、またCOPD以外にも間質性肺炎、肺がん術後等の患者においても臨床効果が確認されました。さらに、筋電図を用いた検討では、ノルディック・ウォークの呼吸補助筋に与える負荷が通常歩

行と比較して2倍以上になることが確認されました（第22回・第23回日本呼吸器ケア・リハビリテーション学会、第1回・第2回日本ノルディック・ウォーク学会学術大会）。

大幅に身体活動量が増加し、呼吸困難感や前屈位も改善

ここで、症例を紹介しましょう。

中等症COPDの78歳の男性患者。在宅酸素使用中で、肺機能は肺活量2.65ℓ、％肺活量85.5％、1秒量1.44ℓ、1秒率51.9％、％1秒量70.2％でした。2週間の包括的入院呼吸リハプログラムにノルディック・ウォーク（ディフェンシブスタイル）を導入し、その後も在宅で継続し、退院1カ月後に下肢筋力（膝伸展筋力）、運動耐容能、身体活動量（スズケン社製の多メモリー加速度計測装置付き歩数計・ライフコーダー）、呼吸困難感、健康関連QOL（SGRQ）の機能評価を行いました。

その結果、もともと散歩などの運動習慣があった患者でしたが、ノルディック・ウォークの導入により、入院前より大幅に身体活動量が増加しました（**表2**）。また、酸素ボンベを背負って歩行していたため、体幹が前屈位になっていましたが、ポールの使用によって、それが軽減（**写真**）し、姿勢、呼吸困難感の改善が認められました。

表2 ある患者におけるノルディック・ウォーク導入後の各指標の改善状況

		導入前	導入後1カ月
膝伸展筋力（kg）		22.6	25.9
6分間歩行テスト	総歩行距離（m）	498	490
	ボルグスケール	4	4
1日平均歩数（歩）		6,025	10,244
最高歩数（歩）		10,288	28,440
SGRQ*	症状（点）	52	43
	活動（点）	47	41
	影響（点）	26	9
	総合（点）	37	24

*SGRQ　スコアが高いほど健康関連QOLは悪く、SGRQスコアの低下は改善を意味する。SGRQ総スコアで臨床的に意味のある最小の差は4点とされている。

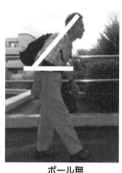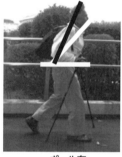

ポール無　　ポール有

写真　ポール未使用時と使用時の歩行姿勢の変化

医療者にとっても患者にとっても手軽で効果的な運動療法

最近は、ノルディック・ウォークがメディアに取り上げられる機会が増え、スポーツとして一般化して公園などで取り組む姿を見かけることが多くなってきました。当初は「杖みたいで嫌だ」「恥ずかしい」などの声がありましたが、今では「外に出かける機会が増えた」「ポールを使用することにより歩行の不安が減り、散歩が日課となった」「病院への外来通院も付き添いなしで可能となった」といった効果を私たちも実感するようになっています。ノルディック・ウォークは、通常のウォーキングより効果が期待でき、医療の立場からも患者にとっても手軽で安全、そして効果的な運動療法と言えます。

※『呼吸器ケア』2014 Vol.12.No4 P74-80（メディカ出版）より引用

おわりに

　霊長類はサル類とヒトの総称ですが、4足歩行であった霊長類の出現はおよそ7～8千万年前であったとされています。そして、2足歩行をはじめた人類の出現はおよそ350～400万年前であり、その進化には4つの段階（猿人―原人―旧人―新人）があったとされています。

　人類出現前の我々の祖先は4足歩行でしたが、現代の私たちが両手にポールを持って歩くノルディックウォーキング・ポールウォーキングも4足歩行の一種であると言えます。この事実は、私たちがポールを持つことによって、平地はもとより坂道や階段といった地形の変化にも対応した4足歩行の安定機能とさらなる推進機能を獲得したことを意味すると指摘できます。

　人類における特徴の1つは、2足歩行をすることです。人類は、2足歩行により、自由になった前肢（手）で道具を工夫し、火を使うようになり、そのプロセスを通して、人間としての大脳皮質の発達が促進され、現代の文明や文化が生み出されました。2足歩行は、こうして人間を進化させ、文化、文明社会を生み出す原動力となりました。東アフリカ、南アフリカに誕生した人類はまた、2足歩行によって世界各地へと移動し、世界中に人間が住むことになりました。

　こうした人類の歴史を振り返ると、基本運動としての2足歩行による進化の延長上に私たち、現代人が生存していることがわかります。そして、この2足歩行は、単に移動手段としてだけでなく、長い年月にわたって動物である人間の体力の維持・向上、健康づくりの基礎であり続けました。そのことを私たちは忘れてはなりません。

　現代生活を身体活動の側面から見ると、「省力化」のひと言で表されます。つまり、航空機や新幹線やモータリゼーションなどによる高速大量輸送時代となり、さらには労働、作業の機械化により、日常生活での（身体）生活活動や歩くことそのものが極端に少なくなってしまいました。その結果、運動不足となり、生活習慣病、ロコモティブシンドロームなどの現代病を引き起こしたわけです。これは、現代人が動物であること、歩くことを忘れた結果と言えるのかもしれません。

　このような時代にあって、ノルディックウォーキング・ポールウォーキングは、人類の基本運動である「歩くこと」の素晴らしさ、楽しさ、そして運動の必要性を再認識させてくれます。

*

　そうした中、2013年12月、日本国内において全国的な規模でノルディック・ポールウォーキングを普及し、指導者養成をしている4つの団体の関係者がはじめて集まり、ノルディックウォーキング・ポールウォーキング推進団体連絡協議会が発足しました。そして、それを機会として、本書が出版されることになったのでした。

　本書は、「現代人として歩くこと」が現代社会の健康危機を救い、健康寿命の延伸に貢献するということを再認識すべく、全国の人々に読んでいただきたい本です。各団体のノルディックウォーキング・ポールウォーキング指導者、全国のノルディックウォーカー・ポールウォーカー

はもとより、スポーツ団体や行政組織の方々、また日頃、運動には縁遠い人々などにも、この素晴らしい健康運動の活動と内容を紹介する本書を御覧いただきたい、と願っています。

第1章では、「ノルディックウォーキング・ポールウォーキングとは!?」と題して、その歴史、方法、超高齢社会で期待される指導者の役割などについて述べています。ノルディックウォーキングという言葉が1997年にフィンランドで誕生して、世界各国に広がると同時に、日本へも普及しました。本章では、現在、世界一の超高齢社会となった日本の課題と、その課題を解消し得るノルディックウォーキング・ポールウォーキングとの関連について、指導者はもとより、多くの人々に知ってもらいたい内容が書き込まれています。

第2章では、超高齢社会を迎えたわが国になぜ、シニア向けノルディックウォーキング・ポールウォーキングが必要なのかについて、人口構成の変化、そしてそれに伴い増大する医療や介護の負担の問題といった社会が抱える諸課題と関連させて説明しています。

第3章「シニア向けノルディックウォーキング・ポールウォーキングの基本―そのフォームとプログラム」では現在、4人に1人が高齢者となっている日本の超高齢社会におけるノルディックウォーキング・ポールウォーキングの価値、そして期待される効果として、健康寿命の延伸、高騰する医療費、介護費用の削減、地域活性化への貢献などを挙げつつ、高齢者に即したポールテクニックとして「後方押出しメソッド」「前方着地メソッド」をその用具なども含めて解説しており、指導者や実践者、さらには高齢者施策を担う行政担当者にとっても重要な内容となっています。

続く第4章では、各地域の先進的取り組みを取り上げ、東京都大田区、千葉県鋸南町、愛知県大口町、大阪府摂津市・八尾市の事例のほか、デイサービスでの導入例、総合型地域スポーツクラブの試み、江戸川区の運動施設を利用したハイリスク高齢者向けの取り組み、そして東日本大震災の被災地支援として展開されている岩手県や福島県での事例報告などを紹介しています。各地の取り組みがこんなにも広範囲かつ熱心になされているのかと驚かれるでしょう。今後の行政組織や各地域での取り組みにおいて、きっと多くの参考となるに違いありません。

第5章「シニア向けノルディックウォーキング・ポールウォーキングの効果」については、大田区での実践を科学的に検証された東京医療保健大学教授の山下和彦氏がその有効性を指摘しています。要介護要因の上位には転倒、関節疾患、衰弱等が含まれ、これらの可変因子を改善するのがまさしくシニア向けノルディックウォーキング・ポールウォーキングであるとし、その効果を「可視化」した上で、一次予防、二次予防、三次予防に有益と述べています。その中で「（指導には）リスクを察知する洞察力、障害を軽減する高い指導スキルが不可欠」と述べられており、指導者だけでなく、実践者にも参考になるでしょう。

第6章では、身体活動と高齢者の体と心、とくに高齢者に安全に運動を実施するための基礎知識などについて、東京都健康長寿医療センター研究所の桜井良太氏と藤原佳典氏がまとめてくださっており、大変参考になります。

第7章「知っておきたい!?わが国における主要4団体のスキル・指導方法の特色」では、4団体の設立経緯、指導者養成制度、活動内容などが概説されています。これまで、4団体があることさえ知らなかったという声が良く聞かれましたし、4団体がどのように設立され、指導者養成や普及・実践活動を展開しているかについてまとめられた本はありませんでしたから、指導者や

ユーザーも4団体の特徴が把握でき、重宝するでしょう。各団体の強み・弱みを認識しようとしないことは、2015年1月に逝去されたドイツの元大統領・ワイゼッカー氏の言葉「過去に目を閉ざす者は現在に対しても盲目になる」を借りるとすれば、「他の団体活動に目を閉ざす者は自己の団体活動にも盲目である」と言い換えられるのではないでしょうか。

＊

さて、過去を振り返ると、1964年の東京オリンピックでみんなのスポーツ（Sports for All）としてウォーキングが普及して、後に一般社団法人日本ウオーキング協会となる「歩け歩けの会」が同じ1964年に設立されたのは、ご存知の通りです。

2020年に予定されている次の東京オリンピックでは、今度はみんなのスポーツとして「ノルディックウォーキング・ポールウォーキング」を4団体が全国へさらに広く深く普及させる契機とすることが期待されます。本書が「みんなの健康スポーツ」としてのノルディックウォーキング・ポールウォーキングのこれからのさらなる発展の基礎となることを著者一同、心から願っています。

最後に、本書が出版される運びになったのは、膝を突き合わせて議論してきたノルディックウォーキング・ポールウォーキング推進団体連絡協議会のメンバー、先進的な取り組み事例を紹介くださった現場の各執筆者のみなさん、さらにはシニア向けノルディックウォーキング・ポールウォーキングに関心を示してくださった東京都健康長寿医療センター研究所の桜井良太氏、藤原佳典氏、そして何より自らもノルディックウォーキング・ポールウォーキングの教室に通われ、「これこそ日本を救う！」と賛同し、無償で連絡協議会の立ち上げに尽力された大阪大学名誉教授、日本公衆衛生協会会長の多田羅浩三氏ら、多くの関係者がこの時代に一緒におられたからこそです。支えてくださったみなさまに深謝申し上げます。また、本書の企画から編集に至る多大なる出版の労をおとりいただいた株式会社ライフ出版社代表取締役の徳田武氏にも深甚の感謝を申し上げます。

2015年3月
まだ固き桜の蕾眺むる名古屋市八事（やごと）にて
上越教育大学名誉教授（医学博士）
NPO法人日本ノルディックフィットネス協会名誉会長
三浦望慶

ポールウォーキング専用 REVITA レビータ

大反響！

本誌でご紹介中の

- 大田区地域包括支援センター **みま～も**様
- 千葉県安房郡 **鋸南町**様
- 愛知県 **大口町**様
- 福島県 **伊達市**様 などなど…

多くの方にご愛用頂いております。

安全な品質と、安心をお届け

1919年創業以来、スキーポールやトレッキングポールなど、厳しい自然環境の中で使われる製品を作り続けています。その技術を活かし開発したウォーキングポールや介護用補助杖は、ご利用者の皆様から「安心・安全な品質」と、高い評価を頂いております。

幅広い商品ラインナップの中から

「あなたに合った商品選び」をサポートします！

使い方が分かるDVD付きで、買ったその日からすぐに始められる！

商品名：レビータ ステップ＋
価　格：¥9,000/組（税抜）

夜間・早朝のウォーキングが安全になる

この部分が、車のライトに反射して**クッキリと光る！**

商品名：レビータ トゥインクル
価　格：¥9,500/組（税抜）

他にもたくさん！ご利用シーンに応じてお選び下さい。

〈webサイトで商品情報発信中！〉

- もっと他の商品が見たい方
- 詳しい使い方が知りたい方
- ご利用者の声が聞きたい方

1つでも当てはまったら、今すぐアクセス！

sinano.co.jp/revita/

〈商品に関するお問い合わせはこちら〉

まずはお気軽にお電話下さい。
☎ 0267-67-3321
営業時間：月～金曜日 AM8:00～PM5:00

販売元：株式会社シナノ（営業部）

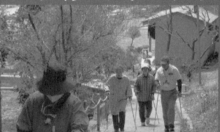
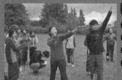

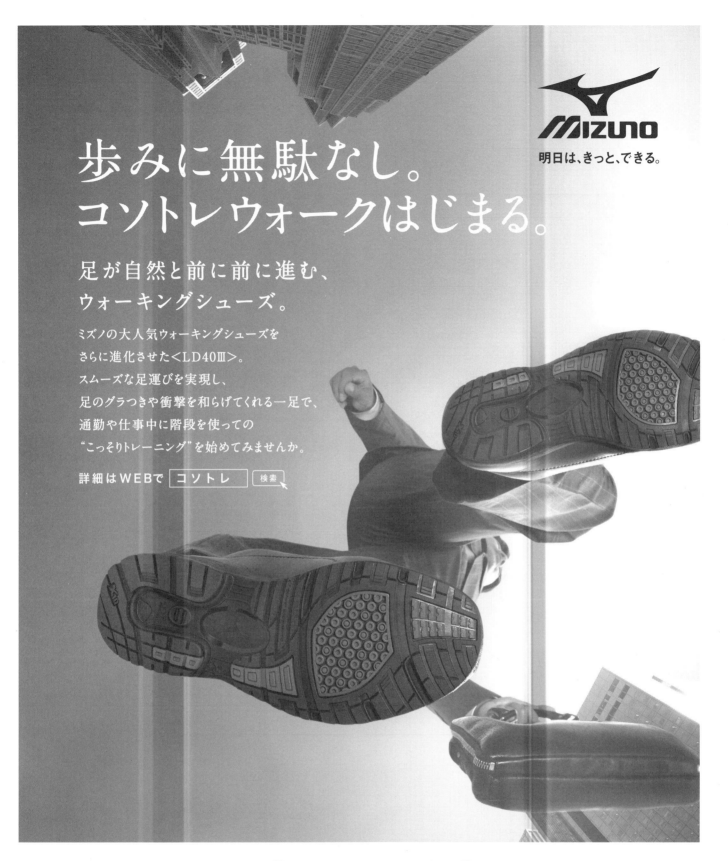

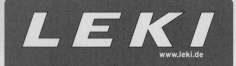

負担が軽く 効果の高い ノルディックウォーキング

- 下半身の負担軽減
- 効果的な全身運動
- 歩行姿勢の改善効果

使いやすさの秘密は
"LEKI トリガーストラップ"
スムースな動作をサポートし
あらゆるスタイルの
ノルディックウォーキングに
対応します

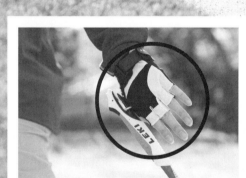

商品や体験会・イベントのお問合せは

株式会社キャラバン
ノルディックウォーキング営業課

東京本社
〒170-0002
東京都豊島区巣鴨1-25-7
TEL：03-3944-2347
FAX：03-3944-6540

大阪営業所
〒564-0051
大阪府吹田市豊津町15-11 石周ビル5階A
TEL06-6338-3557
FAX06-6338-3564
http://www.caravan-web.com/nw/

地域の健康づくりを考えるご担当者のために

全国105か所のスポーツクラブを基点に地域の健康づくりをサポート

H26年度経産省委託事業
「認知機能の低下予防プログラム」を実施、効果が実証されました。

東京都健康長寿医療センターの監修のもと、運動、食事、睡眠の統合プログラムを構築。
東京都豊島区、香川県三豊市それぞれの地域にて合計157名にプログラムの提供を行い、
プログラムの効果検証、及び投資効果の試算を行いました。

統合プログラムの効果

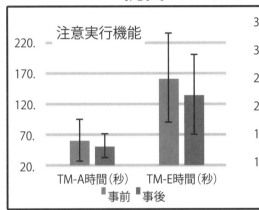
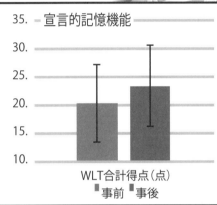

投資対効果（ROI）は157％
詳しくはお問い合わせください。

全国116の自治体様の事業実績（2014年度）

介護予防複合型・総合型事業	メタボ対策事業
認知機能低下予防事業	職員向けメンタルヘルス対策
転倒予防事業	スポーツ施設運営（指定管理）
栄養・口腔ケア事業	ぜん息児水泳教室事業
サポーター養成事業 他	子供向けかけっこ教室

～お気軽にご相談ください。～

ご連絡先

株式会社ルネサンス 東証一部：証券 No.2378
地域健康営業部
〒130-0026
東京都墨田区両国2-10-14 両国シティコア3階

📞 **03-5600-5451（直通）** 営業時間：平日9:30～18:30

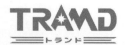

膝間力計測器
SPKN-01

ふんばり力チェッカーくん

バランス機能を簡便に計測！

運動継続のモチベーション向上に！

転倒予防等の筋力評価に！　　　介護予防事業の前後評価に！

ロコモ、サルコペニアの早期発見に！

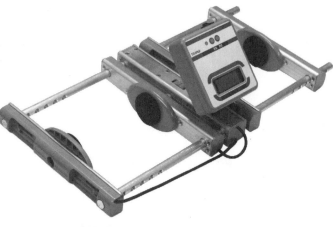

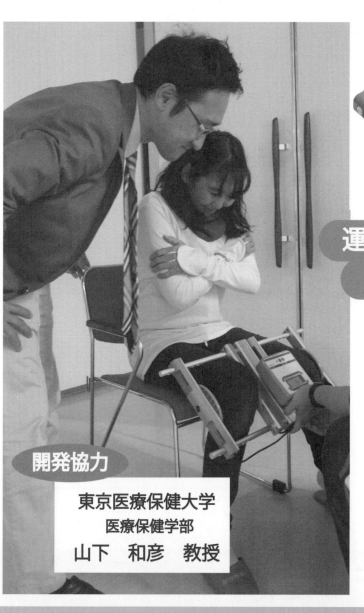

運動後の筋力の向上の把握にも！

・数値ではっきり確認できる
　　　　　　　　（見える化）
・簡単に測定できる
・数値管理でモチベーションの継続
・継続測定でスポーツ障害予防に

本体価格　　100,000円（税別）
保障期間　　ご購入から1年

特約店募集中！
お問合せ下記へ

開発協力

東京医療保健大学
医療保健学部
山下　和彦　教授

製造・販売元　株式会社三陽プレシジョン　　TEL　03-3491-2811　　FAX　03-3491-1451
141-0033　東京都品川区西品川1-10-2　　　　E-Mail　infoc@sanyoprecision.co.jp

CLEAR ボディバランスで
ポールウォーキングでいつまでも楽しく!!

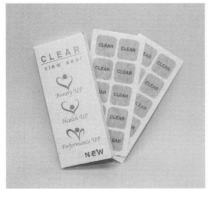
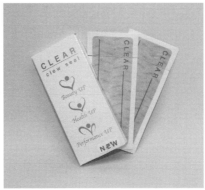
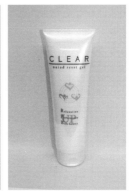
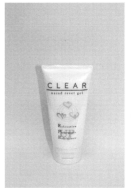

CLEAR製品取扱治療院・エステサロン募集中！

CLEAR製品は、全国の鍼灸院・整骨院・カイロプラクティック・理学療法士に治療の中で使用されています。
身体のポイント（ツボ）にCLEARのシールを貼って、オリジナルのジェルを塗布するだけで、身体のバランスをとります！
今までにないノルディックウォーキング・ポールウォーキングを実感してください。

【肥満】　【冷え性】

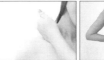
【肩こり】　【腰痛】　【不眠症】

【低代謝】　【偏頭痛】

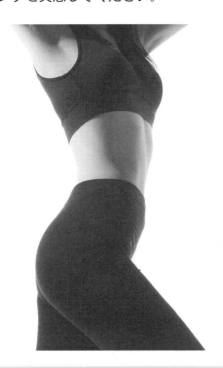

沖縄マラソンの会場でもご利用いただいています

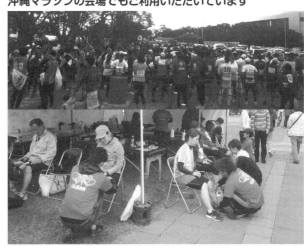

お気軽に
お問い合わせ
ください

株式会社　ミスディナ・ジャポン
クリア事業部

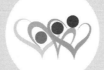

住所　長崎県長崎市大園町9-14
TEL　0120-394-564
FAX　0120-715-787
http://clear-japon.com/

ライフ出版社の既刊本

書籍

超高齢社会を生きる医療保健福祉従事者なら知っておきたい!!
生活を分断しない医療
医療に「依存」する時代から 医療を生活資源として「活用」する時代へ

欧米が70年代、80年代に「医療の限界」を経験したのと対照的に、そのプロセスを踏まずに来たわが国が直面する超高齢社会における健康づくり、介護予防をはじめとした医療保健福祉の方向性をわかりやすく解説。患者の生活を分断しない病院、事業所、地域のあり方を急性期病院で改革に当たる行政経験豊富な筆者が提言する。

愛媛大学医学部附属病院医療福祉支援センター長　櫃本真聿
四六判変形・256頁　　定価2,000円（本体）＋税　　ISBN978-4-9903996-5-8

書籍

地域包括ケアに欠かせない
多彩な資源が織りなす地域ネットワークづくり
高齢者見守りネットワーク『みま～も』のキセキ

専門職たちが地元密着型の百貨店や商店街などの地域資源とつながり合って高齢者を見守り、地域全体で支えていく「おおた高齢者見守りネットワーク・みま～も」。話題沸騰の「SOSキーホルダー」「みま～もレストラン」といったユニークな取り組みのプロセスを余すところなく紹介。地域を超高齢社会仕様に変容させるネットワークづくりのヒント満載の一冊。

大田区地域包括支援センター入新井センター長、牧田総合病院医療福祉部・在宅医療部部長　澤登久雄／東京都健康長寿医療センター研究所社会参加と地域保健研究チーム　野中久美子　ほか
A4判・120頁　　定価2,500円（本体）＋税　　ISBN 978-4-9903996-4-1

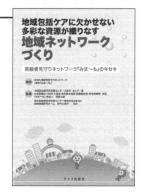

書籍

人々を健康にするための戦略
ヘルスコミュニケーション

WHOが戦略として位置づけたヘルスコミュニケーション。本書では、行動変容のステージモデル、行動経済学、ソーシャル・マーケティング、イノベーション普及理論、組織変容の4段階モデルなど40を超える理論やモデルをわかりやすく解説。「個人」「集団」「社会」の行動変容に不可欠な「戦略としてのヘルスコミュニケーション」を学ぶための待望の一冊。

健康社会学者・博士（保健学）　蝦名玲子
A5判・288頁　　定価 4,000円（本体）＋税　　ISBN978-4-9903996-1-0

書籍

地域を変えた「絵本の読み聞かせ」のキセキ
シニアボランティアはソーシャルキャピタルの源泉
現役シニアボランティアが選んだ子どもたちに何度でも読んであげたい絵本 続々101選

子どもから高齢者まで地域を丸ごと元気にするヘルスプロモーションプログラムとしてのシニアによる絵本の読み聞かせ徹底ガイド。超高齢社会を乗り切るための「社会参加」「健康づくり」「認知症予防」の切り札である読み聞かせシニアボランティアの10年間のキセキ（軌跡・奇跡）を網羅。子どもたちや子育て世代、はもちろん高齢者をも支えるこれからのシニアの「社会参加」のあり方を実践活動から提言する。

東京都健康長寿医療センター研究所社会参加と地域保健研究チーム研究部長　藤原佳典　ほか
四六判変形・336頁　　定価2,000円（本体）＋税　　ISBN978-4-9903996-9-6

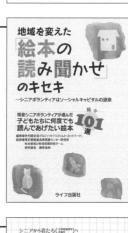

書籍

シニアから君たち（小学校高学年・中学生）へ
「読み聞かせ」に託すこころのリレー

生涯発達、介護予防、健康づくり、子育て支援、コミュニティ再生の切り札としてのシニアによる絵本の読み聞かせ活動。その実録本第2弾。シニアが地域の子どもや現役世代に貢献する機会を子ども、シニア、コーディネーター、教員、保健医療福祉関係者、学術機関がみんなで創出したプロセスを網羅した地域づくりに関わるすべての関係者必読の一冊。

東京都長寿医療センター研究所社会参加と地域保健研究チーム研究副部長　藤原佳典、
和光大学講師　山崎翠　ほか
四六判変形・280頁　　定価2,000円（本体）＋税　　ISBN978-4-9903996-3-4

ライフ出版社の既刊本

書籍

健理学のススメ
― これからの健康支援活動を考えるヒント

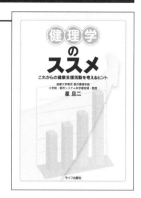

健理学とは、疾病有病の有無に拘わらず、豊かに生きるための健康支援方法を支える基礎理論の一つ。暮らしを重視し、リスク因子よりもサルート因子を重視し、Informed Choice を活用し、セルフケア、エンパワメント、SOC理論を応用し、専門家による価値付けをせずに、本人と支援者が相互に成長していくプロセスを尊重する。脱・医療モデルを意図した新しい時代の健康支援活動に向けて「想い」と「夢」を支援する専門職のためのガイドブック。

首都大学東京 都市環境学部 大学院・都市システム科学専攻域・教授 星 旦二
A5判・144頁　定価2,000円（本体）＋税　ISBN978-4-9903996-7-2

CD-ROM

すぐにできる共分散構造分析

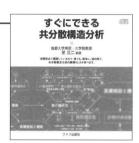

さまざまな物事の関連性を構造的に探ることができる共分散構造分析を短時間でマスターするための専門職必携のCD-ROM。共分散構造分析ソフトウェアAMOSを用いて、実際の論文に使用した統計データを使って演習することができる。共分散構造分析の演習用のモデル図や解析に用いた統計データも収載。

首都大学東京大学院教授　星 旦二　　定価 4,000円（本体）＋税

書籍

複雑系解析データマイニングとは!?
― 医療系ビッグデータの利活用に向けたヒント

疾病等の将来予測や医療保健介護の基盤整備等での利活用が期待されるレセプト情報・特定健診等の「ナショナルデータベース」や患者臨床情報＋診療行為の「DPC データ」といった医療系ビッグデータの解析に欠かせないインテリジェンス採掘のためのデータマイニング。健康医療分野での活用事例が少ない中、複雑系解析手法データマイニングに詳しい編著者が超高齢社会における医療保健介護の最適解を導く。

株式会社MBI 代表取締役/元国際医療福祉大学大学院医療経営管理分野特任准教授/金沢工業大学虎ノ門大学院客員教授/Healthcare Innovation 21研究会事務局長　成田徹郎
B5判・116頁　定価3,000円＋税　ISBN978-4-9903996-6-5

書籍

新型インフルエンザ騒動から学ぶ　本当の感染症対策

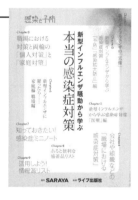

「新型インフルエンザ騒動」を検証しつつ、普遍的な感染症対策について、わかりやすく解説。新型インフルエンザの解説はもちろん、人の行動を利用しながら拡大する「感染症の特性」や、「職場における対策」の具体的な方法、「手洗いのエビデンス」など感染症予防のための「個人対策」や「家庭対策」、かかった場合の対処法のほか、動物由来感染症等の身近な「感染症ミニノート」や「備蓄品リスト」も掲載。

元仙台市副市長、元厚生労働省仙台検疫所長 岩﨑恵美子、独立行政法人労働者健康福祉機構海外勤務健康管理センター所長代理 濱田篤郎、渡航医学センター西新橋クリニック院長 大越裕文、独立行政法人国立病院機構三重病院臨床研究部国際保健医療研究室長 中野貴司
B6判・221頁　　定価1,000円（本体）＋税　　ISBN978-4-9903996-2-7